中国医务人员从业状况调查报告（2018）

张新庆　著

中国科学技术出版社

·北　京·

图书在版编目（CIP）数据

中国医务人员从业状况调查报告（2018）/ 张新庆著 .
—北京：中国科学技术出版社，2020.5
　ISBN 978-7-5046-8387-8

　Ⅰ．①中…　Ⅱ．①张…　Ⅲ．①医药卫生人员—从业人员—调查报告—中国— 2018　Ⅳ．① R192

中国版本图书馆 CIP 数据核字 (2019) 第 217899 号

责任编辑	李双北
装帧设计	中文天地
责任校对	焦　宁
责任印制	李晓霖

出　　版	中国科学技术出版社
发　　行	中国科学技术出版社有限公司发行部
地　　址	北京市海淀区中关村南大街 16 号
邮　　编	100081
发行电话	010–62173865
传　　真	010–62173081
网　　址	http://www.cspbooks.com.cn

开　　本	787mm×1092mm　1/16
字　　数	335 千字
印　　张	13.5
版　　次	2020 年 5 月第 1 版
印　　次	2020 年 5 月第 1 次印刷
印　　刷	北京华联印刷有限公司
书　　号	ISBN 978-7-5046-8387-8 / R·2471
定　　价	65.00 元

目　录

引　言

2009 年，中共中央国务院发布了《关于深化医药卫生体制改革的意见》，吹响了新一轮医改的号角。2016 年，全国卫生与健康大会提出了要将健康融入所有政策；党的十九大明确了要实施健康中国战略。国家的医改顶层设计及相应配套的改革举措剑指群众看病就医难题，努力实现人人病有所医，改革成效逐步显现[1][2]。自 1990 年至 2015 年，我国医疗质量和可及性的全球排名从第 110 位上升到第 60 位[3]。2016 年与 2017 年相比，我国居民人均预期寿命由 76.5 岁提高到 76.7 岁，婴儿死亡率从 7.5‰下降到 6.8‰，我国居民主要健康指标总体上达到中高收入国家的平均水平。新一轮医改实施十年来，我国基本完成立柱架梁任务，以医疗、医保、医药联动为框架的医疗卫生服务体系托起了每一个中国人的健康梦。"中国式医改"诠释着以人为本的理念，提供了解决世界性难题的新思路。

同时，我们也应该清醒地认识到，国家层面的医疗卫生体制改革是一个世界性难题，我国医改进入深水区所伴随着的一系列深层次问题层出不穷。医疗体制改革必将伴随着资源和利益重新分配和平衡。如何兼顾好多方的利益关乎新医改的成败。医务人员肩负着"救死扶伤、治病救人"的神圣使命，也具体承担着落实新医改方案各项政策措施的重任。如果医务人员工作满意度不高、合法权益得不到有效保障、身心健康状况不佳、职业认同感不强，就无法全心全意为患者服务，也就难以真正解决看病就医问题，深化医改的目标就难以实现。

因此，新医改成效的评价是一个系统工程，涉及方方面面的考量因素。评价新一轮医改成功与否的基本逻辑框架就是要测量改革前后医疗卫生体系绩效的变化，分析这种绩效的变化和改革之间的因果关系。医疗卫生改革政策的设计、实施和评价要建立在循证基础上，用数据说话很有说服力。评价新医改方案及相关政策法规的实施效果不能单靠国家和地方的卫生统计数据，也要兼顾诸如"工作满意度""医患关系紧张状况""患者就医满意度"等社会指标。

2017 年年末，全国卫生人员总数达 1174.9 万人，其中：卫生技术人员 898.8 万人，其他技术人员 45.1 万人，管理人员 50.9 万人。卫生技术人员中，执业（助理）医师 339.0 万人，注册护士 380.4 万人。因此，无论从总量和结构、还是从业态度、从业状况和从业环境，国家均应该定期考察这支保障广大人民群众健康福祉的人才队伍从业

---

① 应亚珍. 公立医院改革现里程碑意义［J］. 中国卫生，2015，6：46-49.

② 邓大松，刘振宇. 中国县级公立医院公益性评价［J］. 江西社会科学，2018，1：236-245.

③ GBD 2016 Healthcare Access and Quality Collaborators. Measuring performance on the Healthcare Access and Quality Index for 195 countries and territories and selected subnational locations: a systematic analysis from the Global Burden of Disease Study［J］. Lancet，2018，391（10136）：2236-2271.

状况，识别并帮助解决医疗执业中存在的诸多困难，营造良好的执业氛围，推进健康中国建设。实际上，一线医务人员的从业条件、从业环境和从业态度是考察新医改实施效果好坏的一个重要方面，而作为医疗服务的提供者、医改的亲历者和主力军的医务人员以及患者群体应该是新医改效果评价的主体之一。

借助全国性的医务人员从业状况调查有助于回答如下问题：新一轮医改实验10年来，我国医务人员的从业状况发生了哪些深刻的变化；其从业态度、价值取向、对改革的认知以及实际医疗行为又有何新的特点和趋向；广大医务人员的从业环境、从业条件、从业态度和从业行为又有何特点。在2008年和2013年组织的同类医务人员从业状况调查中，课题组对这些问题做了系统回答[1][2]。2018年，受中国科学技术协会调研宣传部委托，中国医学科学院/北京协和医学院课题组在全国九省市开展了第三次"全国医务人员从业状况调查"，调查内容涵盖了医务人员队伍的结构性特征、工作压力、身心健康、工作满意度、医患关系、从业环境等。与前两次调研相比，本题调查加强了对不同临床科室从业状况的考察[3]。

在全国九省市45家医院的大样本医患问卷调查数据分析及与5年前的同类调查比较之上，课题组提炼出了积极的和消极的两类从业态度变化。医务人员实际收入普遍提高，具有明确的职业发展规划，执业环境有所改善。5年来我国医务人员总量快速增长，学历结构和职称结构不断优化，儿科、妇产科、护理等短板专业人员的实际收入也普遍得到显著改善。近八成医务人员有明确的职业发展规划，超过七成医务人员称医院提供了继续教育的便利。医务人员中感到"疲劳和不适"的占69.4%，比5年前降低了6个百分点。

医务人员普遍感到工作压力大、职业满意度低，医患关系紧张、互信程度低、对医改成效的认可程度较低。医务人员日工作时间在9小时及以上的占52.3%，其中医生达70.7%。71.2%感到工作压力较大，身心健康状况不佳。仅20.4%的医务人员对当前工作感到满意，71.3%的有薪酬不公平感，38.2%称合法权益保障状况较差，63.2%称不会再次选择当前职业，80.6%称医患关系紧张，78.1%称去年被患者辱骂过。医生专业自主性受限。53.4%的医务人员称医疗执业环境较差，61.8%称大众媒体报道医疗纠纷事件时总是偏袒患方。

对策建议包括如下方面：一是统筹协调医疗政策的贯彻措施，保障体面的收入待遇，切实改善医疗执业环境；二是尽快出台医疗卫生领域的母法，推进现有法律法规修订或细化；三是保障医务人员身心健康，缓解工作压力，提高工作积极性和专业自主性；四是探索综合治理机制，遏制伤医案高发事态，促进医患沟通互信；五是加强医德医风建设，自律与他律相结合，重塑职业理想；六是加强对媒体舆论的引导，提高全民科学素养，促进文明就医。

---

① 张新庆，王洪奇，陈晓阳. 中国医务工作者从业状况调查［J］. 科技导报，2009，18：118-119.

② 张新庆. 中国医务人员从业状况调查报告［M］. 北京：中国科学技术出版社，2016：203-209.

③ 高文慧，张新庆，李闪闪，等. 九省市45家医院临床科室医务人员对医患关系紧张状况的认知分析［J］. 东南大学学报（哲学社会科学版），2018，20（4）：124-129.

第1章 调研思路和主要发现

1.1 调研背景

1.1.1 我国医务人员从业状况调查的现状

国家卫生健康委员会发布的年度卫生统计数据因缺少收入待遇、职称晋升、才能发挥、教育培训、医患关系等方面的数据资料，难以全面反映医务人员从业条件、态度和环境状况及变化。2016年至今，国家卫健委委托北京协和医学院公共卫生学院开展的"改善医疗服务行动计划"第三方评估，全面地考察了全国31省市公立医院的医疗质量提高和服务态度改变，以及医务人员参与度[①]。中国医师协会不定期发布过医师从业状况调查，但缺乏对医生、护士、医技人员、管理人员等不同类型医务人员数据的横向比较。现有在不同省市开展的针对一家或多家医院的从业状况调查，往往会针对某种从业态度（如工作满意度）开展调查，缺少群体间和不同地区医院的横向比较。中国科学技术协会持续资助开展的"全国医务人员从业状况调查"在很大程度上弥补了医务人员从业状况调查数据方面的欠缺。

1.1.2 工作压力和身心健康不佳的诱因及变化

新一轮医改方案实施以来，基本医疗服务覆盖面扩大，人民群众的就医需求高涨。各级公立医院工作负荷加大，工作压力增加，由此也影响到医务人员的身心健康状况。近年来的调研成果也对此进行佐证。对广东省3所综合性三甲医院435名医生调查显示：焦虑、抑郁的检出率分别为16.09%和23.45%，焦虑、抑郁与不成熟防御方式、中间型防御方式及掩饰因子均呈正相关[②]。对温州市不同等级医院急诊科医生（$n=188$）调查显示：二、三级医院急诊科医生承受压力更大[③]。上海市产科医生（$n=118$）调查显示：躯体化、强迫、抑郁和焦虑4个症状因子方面产科医生得分高于常模，心理健康问题不容乐观[④]。临床医生的工作量巨大，紧张的工作和快节奏的生活，难以在家庭和工作间寻找到平衡，甚至还时常遇上相处难、沟通难的家属和病人

① 张新庆，赵琪，马晶，等. 我国医务人员对改善医疗服务行动计划的认知与参与情况调查［J］. 中华医院管理杂志，2016，32（6）：419–422.

② 陆斯琦. 临床医生焦虑、抑郁与其防御方式的关系［J］. 中国健康心理学杂志，2018，2：244–247.

③ 缪心军，杨晓丽，邱贤克，等. 不同等级医院急诊科医生心理健康的对比调查［J］. 中国高等医学教育，2017，6：66.

④ 胡淑怡，杜莉，朱蓉，等. 上海市产科医生心理健康状况的调查研究［J］. 中国妇幼保健，2016，16：3341–3344.

等问题。

综合访谈和文献分析结果，我们归纳出了导致身心健康状况不佳的主因：①工作负荷重，作息时间无规律；②工作压力大；③医患矛盾突出；④从业环境不佳；⑤工资收入较低。随着医保覆盖面扩大引发了患者就医"井喷"，不同类型医院医务人员的工作负荷、工作压力也有差异性。

1.1.3 医务人员工作满意度现状及诱因

2013年全国医务人员状况调查结果显示：医务人员对当前工作感到满意的均不超过四分之一，离职意向较强。工作满意度不高的原因主要有：薪酬不公平、晋升不公平、职业发展空间有限、医生社会形象受挫、从业环境不佳等[1]。广州、南京、汕头等地公立医院医务人员工作满意度偏低的状况并没有明显改观[2]。近年来全国范围内工作满意度基本状况没有发生显著变化，总体偏低。相对而言，英国和澳大利亚的医生助理（PAs）对当前工作较为满意，但对收入和使用技能的机会少感到不满意[3][4]。美国医生虽有高收入但工作满意度也不高，主因是专业自主权在下降。

1.1.4 群体性职业倦怠，职业认同感偏低，离职意向偏高

2013年开展的全国医务人员状况调查结果显示：医务人员的执业倦怠感明显，自称职业高尚或有价值的不超过六成，有离职意向的超过七成[5]。我国医务人员职业倦怠比例高达52.4%，医疗体制、医保制度、文化背景和个人因素导致了中美医师职业倦怠的差异[6]。工作负荷大、工作压力大、薪酬水平偏低、医院关系紧张等原因职业倦怠、职业认同感偏低[7]。基于群体性从业态度消极，我国医务人员尤其是护士群体的离职意向偏高。Medscape网站发布的"Medscape心脏病科医师生活方式报告2017"显示：自2013年以来，美国医生的职业倦怠比例一直呈上升趋势，2017年有52%的心脏病科医生报告有倦怠感。心脏病科医师产生倦怠的主要原因是：官方工作任务、工作时间过长和电脑化办公[8]。

1.1.5 我国医患关系紧张状况没有得到根本缓解

2010年国家实施了《侵权责任法》，构建医疗责任风险保障机制。随后我国医患

---

① 王丽，张新庆，李恩昌，等. 我国45家医院医务人员工作满意度状况调查［J］. 医学与社会，2014，12，87-89.

② 吴雪峰，区永锦. 汕头市三甲医院医生工作满意度调查与分析［J］. 中国卫生质量管理，2014，4.

③ Tamara S Ritsema, Karen A Roberts. Job satisfaction among British physician associates［J］. Clinical Medicine，2016，16（6）：511-513.

④ Catherine M Joyce, Stefanie Schurer, Anthony Scott, etc. Australian doctors' satisfaction with their work：results from the MABEL longitudinal survey of doctors［J］. MJA，2011，194（1）：30-33.

⑤ 张新庆. 中国医务人员从业状况调查报告［M］. 北京：中国科学技术出版社，2016，72-79.

⑥ 沙蔚然，尹梅. 中美医师执业倦怠状况对比分析［J］. 中国医学伦理学，2017，1，38-34.

⑦ 员辉，王明旭. 陕北地区基层医生职业认同现状调查及影响因素分析［J］. 中国医学伦理学，2015，6.

⑧ Carol Peckham. Medscape Cardiologist Lifestyle Report 2017：Race and Ethnicity, Bias and Burnout［J］. Medscape. January 11, 2017.

关系紧张状况略有好转，但恶性医患纠纷案件仍屡屡发生，尤其是在急诊和外科[1][2]。2013 年 10 月 25 日发生在浙江温岭的杀医案令人震惊[3]。李克强总理对此事件十分关注并做出重要批示，要求有关部门高度重视因医患矛盾引发的暴力事件，采取切实有效措施维护医疗秩序。2013 年年底，浙江温岭杀医案震惊全国，原国家卫计委等 11 部委联合印发了《关于维护医疗秩序打击涉医违法犯罪专项行动方案》，2014 年最高人民法院等 5 部门又联合引发《关于依法惩处涉医违法犯罪维护正常医疗秩序的意见》，2018 年 10 月，我国施行了《医疗纠纷预防和处理条例》。那么，近年来我国伤医事件是否得到有效遏制？

　　导致医患关系紧张的诱因有：体制弊端、医疗市场化、医患沟通、医患信任、舆论导向等。那么，近年来医患关系紧张的主因是否发生变化？在对策方面，若医患沟通顺畅，医患信任度增加，会有效缓和医患矛盾；而医疗责任险会减小医护人员的执业风险和心理压力[4]。国外调研偏重于实证研究和概念探讨，针对特定病种和科室的医患关系状况质量对就医行为的影响。

1.1.6　教育培训、才能发挥状况

　　医务人员需要终身学习。一项跨国急诊科医生调查显示：人们最关心的是"继续教育"（26.7%）、"领导艺术"（18.8%）和"科研能力"（18.3%）[5]。年轻医生应掌握与运用医学知识、技能和职业精神与素质，提高学术研究能力和岗位胜任力。对广西全科医生的调查显示，他们希望定期到大医院学习和轮流定期到大医院学习，但感到现有的培训内容及方式与实际脱节[6]。医务人员才能发挥状况不佳[7]。

1.1.7　医学专业精神缺失的表现、诱因与对策

　　医患关系紧张、医疗纠纷增多，人身安全受到威胁、医务人员士气较为低落，医生趋于保守疗法。医务人员薪酬公平感普遍较差，心理落差大，服务热情不高，自律意识松懈。有些医生不敢主动报告医疗差错，有些医生滥用抗生素。有些医生收受"红包"和"回扣"，模糊了"治病救人、救死扶伤"的宗旨[8]。2016 年 12 月底，央视播出的"6 家大型医院医生回扣占药价 30%～40%"的新闻在社会引发强烈反响。

　　① 李娜，卢青，戎文慧. 2006—2013 年"医闹"类群体性事件研究论文的调查分析［J］. 中华医学图书情报杂志，2014（5）：50-52.

　　② 张新庆，刘延锦，涂玲，等. 当前我国医患关系紧张状况总体评价［J］. 现代医院管理，2014，12（4）：6-9.

　　③ 林玲，张新庆，陈虹. 温岭杀医案的伦理反思［J］. 现代医院管理，2014，12（4）：2-5.

　　④ 王安安，周梅芳，范阳东，等. 医生对医疗责任保险的认知和需求调查——以广州某三甲综合医院为例［J］. 中国卫生政策研究，2015，10：51-56.

　　⑤ Patel MB, Laudanski K, Pandharipande PP. An international career development survey of critical care practitioners［J］. Crit Care Med, 2014, 42（4）：e300-303.

　　⑥ 申颖，左延莉，李虹，等. 广西基层医疗机构全科医生基本医疗工作现状调查［J］. 中国全科医学，2016，19（22）：2719-2723.

　　⑦ 张一红，张新庆，王丽. 我国医务人员才能发挥状况不佳的诱因与对策［J］. 现代医院管理，2015，13（4）：6-9.

　　⑧ Gao C, Xu F, Liu GG. Payment reform and changes in health care in China［J］. Soc Sci Med, 2014 Jun; 111：10-16.

医学专业精神的缺失有着复杂的诱因，当前多数医疗机构需要探索加强职业道德、弘扬救死扶伤精神建设的新思路。国外研究显示：通过调整支付政策激励医生提升医疗价值，而不是医疗服务数量；消除医疗资源浪费和不恰当医疗，节约医疗资源 [1]。

1.1.8　医疗执业环境和医疗卫生体制改革现状总体评价

医疗从业环境包括医疗制度、政策法规、工作环境和社会文化环境等。不同性质医院从业环境差异较大。深化公立医院改革涉及面广、难度大，遏制大医院扩张，加强基层医疗卫生服务能力建设与推进分级诊疗之间存在着错综复杂的关系 [2]。医保、医疗体制改革和药品生产流通体制三方面的改革要统筹兼顾、同步展开；总量控制医药费用、调整结构 [3]。在深化医改中，中央政府需要重新定位、职能转换，探索政事分开、管办分开的机制。同时，医改举措要得到广大医务人员的理解和支持，调动工作积极性，提高医疗服务。

1.1.9　患者对医疗服务、医患关系和医改的看法

近年来，伴随着广大患者在健康保健意识、就医习惯和医疗维权意识等方面的变化，患者群体对医疗服务、医患关系和医改的认知和态度也在变化。我们开展的患者调查结果显示：患者群体对医患关系紧张状况和医患信任状况均没有医务人员糟糕。实际上，医患双方对医疗服务、医生生存状态、公报回扣、社区首诊和分级诊疗、基本药物制度和基层公共卫生等诸多问题上有自己的看法 [4]。在新的医学模式下，医患关系应平等相待，增加病人的自主性，鼓励相互参与，缓解医患紧张关系，从"以疾病为中心"向"以病人为中心"转变 [5]。在广大患者中也应该营造尊重劳动、尊重人才的良好社会氛围。

当前，我国医务从业人员面临诸多困惑、疑虑、担忧和抱怨，整个医疗队伍士气较为低落。全面考察广大医务工作者在生活、工作和思想方面的现状、问题和困难，了解他们对医改的态度和期望，赢得这个群体对新医改的理解、支持，进而充分调动其工作热情，培养敬业爱岗的精神。

---

① Berwick DM, Hackbarth AD. Eliminating Waste in U.S. Health Care [J]. Journal of the American Medical Association, 2012, 307 (14): 1513-1516.

② Millar R, Jian W, Mannion R, etc. Healthcare reform in China: making sense of a policy experiment? [J]. J Health Organ Manag, 2016, 30 (3): 324-330.

③ 吴静娴，何荣鑫，王雪，等. "三医"联动视角探究我国公立医院医疗服务价格改革 [J]. 中国卫生经济，2016，7：44-46.

④ 刘盈，刘霞，石美智，等. 上海市4家医改试点医院门诊患者对"医药分开"政策的满意度调研 [J]. 中国药房，2015，36：5055-5057.

⑤ Dale J, Sandhu H, Lall R, etc. The patient, the doctor and the emergency department: a cross-sectional study of patient-centredness in 1990 and 2005 [J]. Patient Educ Couns, 2008, 72 (2): 320-329.

1.2　调研思路

1.2.1　调研内容

（1）目标医院及被调查者人口学信息

九省、自治区、直辖市（下文简称"九省市"）45 家目标医院的基本信息，具体包括：历史沿革、产权性质、医院规模、床位数、特色专科、教育培训、科研状况、文化建设、规章制度、医患关系、医改探索。被调查医务人员的总量及性别、年龄和职称结构；健康状况、所在科室、月均收入、用工性质。被调查患者的性别、年龄、学历、工作单位、健康状况、就诊科室、医保状况。

（2）工作压力和身心健康

了解不同级别医院及科室工作时间、夜班数的分布，考察工作忙碌程度。考察工作压力感、识别工作压力源及分布，对比分析医生群体和其他医务人员在工作压力差异。考察身体不适状况和心理症状表现，辨识诱因，寻找工作压力与身心健康状况不佳的内在联系。对比分析 5 年来医务人员工作压力和身心健康变化，探寻引发变化的主要因素，提出对策建议。

（3）工作满意度及离职意向

考察医务人员工作满意度总体状况，在不同医院之间的差别，分析 5 年来不同类型医务人员工作满意度变化情况。考察薪酬待遇及公平感、识别主要的影响因素，考察在新医改背景下被调查群体对公立医院绩效工资改革的思路和看法。了解医务人员的技术职称晋升状况及公平感。考察医务人员的择业动机、再次择业意向、离职意向和实际离职状况。

（4）教育培训、职业发展空间和人员流动

考察医务人员在岗教育培训的内容和形式，重点考察住院医师培训制度的落实状况、医技人员及管理人员的专业化培训现状和问题。了解目标医院"传、帮、带"氛围、学术和科研氛围。识别限制医务人员职业发展的内外因素，探索医院的规章制度和文化环境、国家政策导向及个人主观因素之间的关系。考察医生"多点执业"的现状及限定因素。

（5）医学职业精神与权益保障

考察医务人员对医学宗旨、道德规范等方面内容的认知和态度，开展职业精神的内涵、缺失的表现及诱因分析；考察科研伦理意识、伦理审查和伦理决策的认知程度及教育培训；考察编制外医护人员在职称晋升、继续教育培训、带薪休假、工资待遇等权益保障状况。

（6）医患关系紧张状况、诱因与对策

对当前我国医患关系紧张状况做出总体判断，考察我国医患关系紧张状况的变化，对针对医护人员严重暴力侵袭事件的个案剖析，考察医护人员人身安全得不到保障的表现、原因及后果。识别医患双方对医患冲突诱因的差异性看法，包括医疗体制、医院、医生、患者、医学局限性和社会舆论环境等方面。医患沟通、互信的现状、问题与对策。考察医患双方对"第三方调解""医学鉴定"和"司法诉讼"等解决医患纠纷途径的态度。

（7）执业环境和医改的认知与评价

考察不同地区、不同性质医院的医务人员对从业环境的总体评价。识别不同类型医疗机构面临的主要环境因素，包括：医疗体制及其变革、政策法规的调整、医院内部运行及管理、医患人际环境、医务人员工作环境、舆论媒体环境。考察医务人员和患者对"白衣天使"形象的认知变化、舆论媒体影响、家庭支持等。考察医务人员对"双向转诊"、医联体的看法。

（8）患者对医疗服务的认知和态度以及医改获得感

考察患者群体对医患关系紧张状况、医患互信、医务人员的道德修养等方面的认知。考察患者对舆论媒体、医护人员的社会地位、就医文明等从业环境因素的态度和认知。考察患者对"看病难、看病贵""双向转诊""医保"等医改议题的看法。

参见表1-1。

表1-1 医务人员从业状况调查要点一览

编号	调查选项	调查内容
1	个人信息	性别、年龄、学历、技术职称、技术职务类型、月薪、医院类型、医院等级、所在科室、从医年限、所在省市
2	工作压力与身心健康	日平均工作时间、兼职、人员配备、医护比例、工作压力及根源、心理症状等
3	薪酬、职称晋升公平性	薪酬待遇、薪酬公平感、职称晋升公平感、职称评定考核
4	工作满意度与职业忠诚度	择业动机、再次择业态度、离职意向；职业自我认同，社会地位；工作满意度总体评价
5	教育培训与职业发展	继续教育机会、职业发展规划、青年医生成长
6	职业精神、科研诚信	"以病人为中心"、知情同意与抢救、过度检查、学术不端行为、科研诚信、利益冲突、医院文化
7	医患关系	医患关系紧张状况；暴力侵权、医患互信度、解决医患纠纷的策略
8	从业环境	从业环境的总体评价、社会地位、媒体舆论
9	医改看法	分级诊疗、医联体、健康中国、医联体、多点执业
10	患者对医疗和医改看法	个人信息、医护工作性质、特点、职业风险；权利和义务；医患关系紧张、医患互信、就医环境、对医改认知的看法

1.2.2 研究目标

第一，全面考察当前我国医务人员在学历、职称、年龄方面的结构性特征，剖析5年来的显著变化、未来走势、影响因素及对从业态度的影响。

第二，考察医务人员的工作压力状况及影响因素、身心健康、薪酬公平感、晋升公平性、离职意向、权益保障、人员流动、才能发挥、进修培训、职业发展规划。

第三，系统分析我国医患关系的现状，并对 5 年来的变化作出总体判断、对比不同类型医院及科室医患关系紧张的差异；通过对典型医患纠纷事件和"医闹"的整理和研讨，提出缓解医患关系恶化情形的对策；在医患问卷调查之上探寻加强医患沟通、互信的可行机制。

第四，总体判断当前我国医疗执业环境变化，识别不同类型医院从业环境的差异；探索医院文化建设现状、问题与对策；了解医务人员对公立医院改革的态度和建议。深入考察当下我国医务人员在价值观、思想道德观念、职业精神的实际状况及影响因素。

1.2.3 主要考核指标

课题组将在全国九省市 45 家医院医护人员、医技人员和管理人员中开展从业状况调查，全面、准确掌握全国医务人员在队伍结构、工作压力和身心健康、薪酬公平感、职称晋升、才能发挥、思想道德、教育培训和职业发展等方面的状况与需求，反映医护人员对从业条件、从业环境和新医改的意见、呼声和要求，维护医护人员合法权益，提供经验数据支撑和政策建议。主要的考核指标如下：

第一，能否按照课题任务书进度有序推进调研，能否按期保质保量完成调研。

第二，设计的问卷要能覆盖预期调查内容，又能符合问卷设计的一般要求。

第三，有效回收的问卷数量是否达到要求，回收问卷的质量是否达到要求。

第四，问卷数据信息录入无误，统计方法选择恰当；访谈和研讨质量；数据分析质量。

第五，总报告和主报告是否反映本次调研的基本内容；专报是否具有决策咨询价值。

1.2.4 调研方法

系统搜集中英文期刊论文、调研报告、政策法规文件，获得丰富的中外医务人员从业状况调研资料，开展政策法规的文本分析。结合课题申请指南所规定的调研内容，剖析"医务人员从业状况"相关的概念并形成概念框架，结合新医改医疗卫生政策文件和调研文献分析，构建三级条目名称和内容。采用文献分析、访谈、问卷调查、座谈会和个案分析等方法。

访谈方法。在问卷设计、问卷结果分析等环节均采用访谈方法，以便获得第一手资料。在设计问卷初期，开展深度访谈，识别医务工作者从业中面临的困难和问题。被访谈对象包括医院管理者、医护人员、患者代表。访谈方式包括开展专家研讨会和访谈，分析问卷结果，提炼政策性建议。

案例分析法和实地考察。系统收集 2013 年以来，我国网络媒体公开报道的伤医案，剖析其肇事者特征、发生月份、科室、诱因、伤害程度，探寻伤医案的诱因和对策；开展对北京协和医院、苏州大学一附院、北京三环肿瘤医院等不同类型医院的实地考察。

问卷调查方法。

第一，目标省市和目标医院的选取

考虑到我国东、中、西部省市的经济、社会差异和调研组织实施实际便利，课题组采用分层抽样方法，确定了北京市、辽宁省、宁夏回族自治区、陕西省、江苏省、广东省、广西壮族自治区、河南省、四川省等九省市。每个被调查省市的医院类型有：①中央或省级公立三甲综合性医院一家；②市属或区属公立二甲综合医院一家；③市属或区属中医医院一家；④县属公立二级综合医院一家；⑤大型民营医院一家。

选择理由是：①三甲综合医院诊疗科目全面、任务繁重，为区域临床、科研、教学中心等特点；②中医医院的服务理念和方式、医患关系特殊性、医院文化；③市属、区属公立二级综合医院改革问题；④县级医院乃农村医疗卫生服务网络的龙头；⑤在新"医改"背景下，民营医院的"补充"作用凸显。

上述九省市选择同样类型的医院，有利于省际间对比分析。本次问卷调查排除了下列类型的医疗机构：乡镇卫生院、村医疗诊所、军队医院、中西医结合医院、妇幼保健院、小型民营医院。但结合专家访谈、个案分析和实地考察等方法对城市社区卫生服务中心、乡镇卫生院医务人员进行调研。按照上述入选和排除标准，课题组在九省市确定了45家目标医院（表1-2）。

表1-2 全国九省市45家目标医院一览

类型\省市	中央、省属综合医院	市属或区属综合医院	县属综合医院	市属或区属中医医院	大型民营医院
	三甲	二甲	二甲	三甲或二甲	二级
北京	北京协和医院	北京市垂杨柳医院	平谷人民医院	北京市第一中西医结合医院	北京三环肿瘤医院
广东	中山大学一附院	番禺区人民医院	番禺沙湾人民医院	番禺区中医院	东莞市东华医院
宁夏	宁夏回族自治区人民医院	石嘴山市第一人民医院	贺兰县人民医院	银川市中医院	银川市国龙医院
河南	河南省人民医院	安阳市人民医院	永城人民医院	河南省中医学院二附院	河南宏力医院
陕西	西安市第一医院	铜川人民医院	西安高陵区人民医院	西安市中医院	西安唐城医院
广西	广西医科大学一附院	河池市人民医院	南丹县人民医院	田东县中医院	河池九洲医院
江苏	苏州大学附属第一医院	苏州市立医院	昆山人民医院	苏州市中医院	苏州九龙医院
四川	自贡市人民医院	成都市武侯区人民医院	西充县人民医院	成都市新都区中医医院	成都平安医院
辽宁	中国医科大学盛京医院	沈阳市第一人民医院	辽中县人民医院	海城市中医院	沈阳安联妇婴医院

第二，临床科室的随机整群抽样

按照卫生部的统计口径，卫生人员包括卫生技术人员、管理人员和工勤人员。其中，本次调查对象是指：执业医师、注册护士、药剂人员和检验人员和卫生管理人员，以及这些目标医院的门诊病人和住院病人。在被调查者的选取方面，课题组在目标医院内按科室随机抽样，这主要考虑到下列情况：①根据全国医疗机构级别和数量的不同而确定样本在不同目标医疗机构的分布；②在各级公立医院、中医医院和大型民营医院中，均按一定比例在病房、门诊、急诊、手术室和其他科室随机选择被调查对象。针对每个省市被调查医院护士实际人数、科室分布，编制问卷发放表及发放标准说明。按一定比例，在目标医院的临床科室进行整群随机抽样。这些科室主要包括内科、外科、妇产科、儿科和其他临床科室。

2015 年，全国卫生人员总数达到创纪录的 1069.4 万人，其中卫生技术人员 800.8 万人；执业（助理）医师为 303.9 万人，注册护士为 324.1 万人，医技人员和药剂人员称合计 252.8 万人。本次调查医务人员抽样比例为医生∶护士∶医技人员∶管理人员 = 4.5∶4∶1∶0.5。所有被调查的省市医护比均接近 1∶1。

第三，样本量的大小

医患问卷合计发放问卷 16425 份，回收有效问卷为 14715 份，总回收率为 89.6%；其中发放医务人员问卷 13015 份，有效回收 11771 份，回收率为 90.4%；发放患者问卷 3410 份，有效回收 2944 份，回收率为 86.3%。

第四，问卷调查的组织实施及误差防范

借助手机微信和纸质版相结合的方法填写问卷。为保证调研质量，在目标省市分别确立子课题负责人，全权负责本省的问卷发放和回收工作；专门培训各省问卷发放员，撰写问卷调查工作手册，进行独立的问卷发放和回收；通过回访建立监督机制，确保问卷发放和回收质量。

1.2.5　技术路线图

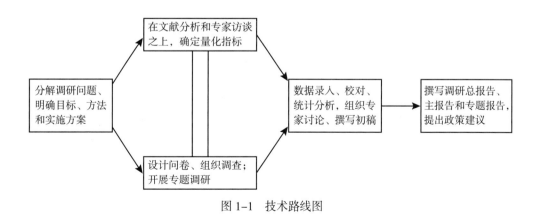

图 1-1　技术路线图

1.3 调研执行状况

1.3.1 计划进度及执行

本次调研思路的形成和完善是一个不断调整的过程，具体分为 4 个阶段。

第一阶段：从课题申报到开题报告形成。2017 年 3 —7 月，课题组开展了前期访谈和文献分析，收集并整理了大量的问题，初步形成了课题研究的基本框架。在开题报告与会专家修改意见基础上，课题组基本明确了本次研究的目标、重点和实施方案。有 9 个省市医学院校专家或附属医院承担了子课题研究，课题组邀请了统计学专家。目标省市课题成员构成和分工如表 1–3。

表 1–3 九省市课题人员构成和分工一览

省市	子课题负责人	所在单位	课题组成员
北京	张晓静	北京协和医院护理部	高文慧、陆莉娜、张梅林、张平、梅志红、李闪闪、林玲、甘冬慧
辽宁	赵 群	中国医科大学人文社会科学学院	杜英杰、任丽艳、蔡晓华、陈晓红
河南	郭舒婕	河南省人民医院	张一红、刘晓辉、王一冰、张新华、卢保军
广西	崔妙玲	广西医科大学第一附属医院	韦彩素
四川	王玉琼	成都市妇幼保健院	姜晓燕、高德华、庞贵林、陈玉琼
广东	陈 虹	中山大学附属第一附属医院	方锦标、彭志强、陈卫明、郭现辉、陈洁贞
江苏	侯建全	苏州大学第一附属医院	李红英、眭文洁、周蕾、陈竞纬、史克咏、袁莺、滕昭晖、金倍伊、李群
陕西	李恩昌	西安交大医学院	严首春、郭惠莉、刘峰、怀娜和王蓉
宁夏	何裕隆	宁夏回族自治区人民医院	盛伟、陈建、杨国华

第二阶段：调查问卷表的酝酿、修改和预调查。2017 年 8 —10 月，课题组着手设计、修改问卷和访谈大纲。课题组设计了一份半开放性的访谈问卷，这些半结构访谈结果为设计问卷和构思专题调研报告提供基本素材。为了全面、准确地识别从业问题，课题组综合运用文献分析、专家访谈和小型座谈会等方法，对"医务人员问卷"进行了 5 轮修改完善（**附件 1**）。在此基础上，设计了患者问卷，力求从不同侧面考察医务人员从业中的实际状况和现实问题（**附件 2**）。2017 年 8 —11 月，课题组组长及子课题负责人开始开展专家访谈。

2017 年 10 月中旬，课题组完成了问卷的最终修改完善。北京、河南和江苏三地的五类医院开展预调查，发放医生问卷 180 份。对预调查的结果进行信度效度分析，并在北京召开一次小型研讨会，确定问卷调查的最终内容。课题组提出如下提高问卷回收质量的建议：①子课题组负责人亲自到场，开展问卷发放和回收，问卷回收后要签字保证。②赠送小礼物增加答题者的重视程度，提高问卷质量。

　　第三阶段：问卷的发放回收。2018 年 1 月，课题组通过手机微信版和纸质版两种方式在目标医院发放、回收问卷。按照医院层面随机整群抽样的思路，为每类被调查医院撰写"问卷发放回收要求"，并要求目标省市课题组成员负责监督检查。

　　第四阶段：开展数据分析，撰写调研报告，提炼调研专报。2018 年 2—3 月，开展数据分析。3 月初结合问卷调查数据和分析结果，形成本次调研报告初稿，并将各类专题报告的初稿发送到各子课题负责人和一线医生、管理者征求修改意见。3 月底完成了最终调研报告的撰写，4 月接受中国科协结题评审后，课题组进一步修改了总报告，补充文献，提炼专报，撰写学术论文。2018 年 6 月，6 份调研专报经中国科协上报中央，得到中央领导的重视和批示。

1.3.2　被调查医务人员和患者基本信息

（1）被调查医务人员基本信息及分布

表 1–4　九省市医务人员有效问卷分布状况

项目		百分比（%）	样本量
总计		100.0	11771
目标省市	北京	8.1	951
	辽宁	10.8	1270
	河南	21.9	2581
	陕西	10.8	1268
	宁夏	6.1	720
	四川	10.1	1194
	广西	7.7	909
	江苏	13.8	1628
	广东	10.6	1250

　　在医务人员问卷调查中（表 1-5），男性占 29.9%，女性占 70.1%。年龄在 25 岁以下的占 10.7%，25 ~ 34 岁的占 49.0%，35 ~ 44 岁的占 26.1%，45 岁及以上的占 14.2%。学历为大专及以下的占 21.4%，本科学历的占 58.8%，研究生学历的占 19.8%。技术职称为初级的占 42.9%，中级职称的占 35.3%，高级职称的占 16.3%，未定级的占 5.5%。用工性质为在编的医务人员占 53.1%，非在编的占 46.9%。

表 1-5 九省市医务人员基本信息

个人信息		百分比（%）	样本量
总计		100.0	11771
性别	男	29.9	3520
	女	70.1	8251
年龄（岁）	小于 25	10.7	1262
	25～34	49.0	5765
	35～44	26.1	3067
	44～54	12.3	1449
	大于 54	1.9	228
最高学历	中专及以下	2.5	295
	大专	18.9	2224
	大本	58.8	6921
	硕士	16.3	1924
	博士	3.5	407
技术职称	初级	42.9	5046
	中级	35.3	4155
	副高级	12.3	1449
	正高级	4.0	468
	未定级	5.5	653
月均收入（元）	2000	6.5	770
	2001～4000	28.8	3394
	4001～6000	28.2	3322
	6001～8000	17.6	2068
	8001～10000	9.9	1167
	10001～12000	4.6	539
	12000	4.3	511
用工性质	在编	53.1	6254
	非在编	46.9	5517

本次调查的医生占 5316 人，占 45.2%；护士为 4626 人，占 39.3%、药剂人员和医技人员为 1089 人，占 9.3%，管理人员为 740 人，占 6.3%。本次调查的抽样与预期的比例基本吻合。

表 1-6　被调查医务人员类型分布状况

医务人员类型	百分比（%）	样本量
总计	100.0	11771
医师	45.2	5316
护士	39.3	4626
医技 / 药剂人员	9.3	1089
管理人员	6.3	740

国家卫健委直属或省属三甲综合医院有效调查人数为 3196 人，占 27.2%，市（区）属综合医院为 4608 人，占 39.1%，县人民医院为 1996 人，占 17.0%，公立中医医院为 1070 人，占 9.1%，民营医院为 901 人，占 7.7%。

表 1-7　不同类型医院医务人员分布

医院类型	百分比（%）	样本量
总计	100.0	11771
国家卫健委直属或省属综合医院	27.2	3196
市（区）属综合医院	39.1	4608
县人民医院	17.0	1996
中医医院	9.1	1070
民营医院	7.7	901

三甲医院的被调查者占 55.8%，三乙的占 14.5%，二甲的占 22.8%，二乙和未定级的各占 3.4%。

表 1-8　不同级别医院医务人员分布

医院级别	百分比（%）	样本量
总计	100.0	11771
三甲	55.8	6573
三乙	14.5	1703
二甲	22.8	2685
二乙	3.4	405
未定级	3.4	405

在问卷调查设计时医务人员科室分布如下：大外科占 20%，大内科占 20%，其他临床科室 45%，医技人员占 10%，管理人员占 5%。实际调查的抽样与预期基本吻合：大外科的医务人员占 20.8%，大内科的占 16.3%，妇产科和儿科分别占 7.7% 和 4.7%，

急诊科和麻醉科分别占 6.3% 和 9.0%，其他临床科室占 18.0%，医技科室占 11.2%，管理科室占 6.2%。不同类型科室分布状况见表 1-9。

表 1-9　被调查医务人员的科室分布

科室分布	百分比（%）	样本量
总计	100.0	11771
大外科	20.8	2445
大内科	16.3	1918
妇产科	7.7	902
儿科	4.7	550
急诊	6.3	736
麻醉科	9.0	1056
其他临床科室	18.0	2118
医技科室	11.2	1319
管理科室	6.2	727

（2）被调查患者基本信息及分布

被调查患者来自九省市的被调查医院，分布见表 1-10。

表 1-10　被调查患者分布状况

选项		百分比（%）	样本量
总计		100.0	2944
目标省市	北京	11.4	337
	辽宁	5.0	146
	河南	20.0	590
	陕西	10.2	301
	宁夏	1.6	48
	四川	19.6	578
	广西	4.1	122
	江苏	17.0	501
	广东	7.2	212
	其他	3.7	109

在患者问卷调查中，男性占 35.4%，女性占 64.6%。年龄在 25 岁以下的占 21.2%，25～34 岁占 31.9%，35～44 岁占 19.8%，45 岁及以上的占 27.1%。学历为初中及以下的占 19.6%，高中/中专学历的占 19.2%，大专学历的占 23.5%，大学及

以上学历的占 37.8%。患者的职业类型、医保状况、就诊医院类型、患者类型信息具体见表 1-11。

表 1-11　患者基本信息一览

		百分比（%）	样本量
总计		100	2944
性别	男	35.4	1043
	女	64.6	1901
年龄（岁）	<25	21.2	624
	25～34	31.9	938
	35～44	19.8	584
	45～54	13.3	392
	>54	13.8	406
最高学历	初中及以下	19.6	577
	高中/中专	19.2	564
	大专	23.5	691
	大学及以上	37.8	1112
职业类型	工人	12.2	360
	农民	11.2	329
	干部	12.3	361
	职员	26.6	782
	自由职业者	10.9	322
	学生	9.9	291
	其他	16.9	499
医保状况	职工医保	48.9	1441
	城镇居民医保	19.9	587
	新农合	21.5	634
	商业保险	1.9	56
	无	7.7	226
就诊医院类型	三级综合	67.7	1994
	二级综合	15.2	447
	中医医院	10.2	299
	民营医院	1.9	57
	基层医疗机构	5.0	147
患者类型	住院病人	46.7	1374
	门诊病人	25.0	737
	急诊病人	1.9	55
	出院病人	3.6	105
	患者家属	12.3	361
	其他	10.6	312

1.3.3 质量控制与误差防范

（1）问卷表的发放和回收

为防止偏倚，所有资料都由子课题负责人派人到医院现场发放问卷。被调查者在填写量表和问卷前，研究者采用统一性指导语说明填写要求。对问卷有疑问时，采用一致性的解释。专门培训各省的问卷发放员，建立调查工作手册，统一发放和回收问卷，并宣传调研的目的、意义，赢得信任和合作。通过回访来建立一种监督机制，来确保调研质量控制。

（2）资料录入与逻辑排查

对收集的纸质版问卷进行逐一检查，缺失项在15%以上的问卷视为无效问卷。对于网络版的问卷，剔除了应答时间小于4分钟的问卷。将资料录入Excel数据库时，设置合理数值界值和逻辑检查项，数据录入完成后进行逻辑检查并加以更正。

（3）问卷调查的信度和效度分析

效度主要评价问卷表的准确性、有效性，即测量定值和目标真实值的偏差大小。信度主要评价的是问卷测验结果的可靠性与稳定性。第一，内容效度。经过课题组专家评议，被调查医务人员对问卷涉及问题的理解和回答与条目设计者希望咨询的条目是一致的。第二，由于目前国内外不存在公认的医务人员从业状况调查量表，因而无法开展现有量表与标准量表测量结果的相关性分析。第三，信度评价。内部一致性信度评价的是多个调查项目的和谐水平，即各变量之间的平均相关性。最常见的指标是克朗巴赫 a 系数，相关系数要大于0.6。例如，"出现身体疲劳、不适"与"出现易紧张、神经过敏、心神不定或烦躁""出现力不从心、难决定或需反复检查""出现苦闷、兴趣减退、悲观或易哭泣"的 Alpha=0.863。第四，本次问卷表均设计了一项开放性问题，近三成医务人员或患者填写了建议，参与积极性较高。

1.4 被调查医务人员的结构性特征及变化

内容提要：

- 女性医务人员占65.8%；年龄在35岁及以下的占56.3%，"80后"已成为我国医疗队伍的中坚力量；大学本科及研究生学历者占70.9%。
- 医务人员的职称结构大致呈现为金字塔形，其中13.9%的人有高级职称。

2016年年末，全国卫生人员总数达1117.3万人，其中：卫生技术人员845.4万人，其他技术人员42.6万人，管理人员48.3万人。卫生技术人员中，执业（助理）医师319.1万人，注册护士350.7万人。2017年发布的《"十三五"全国卫生计生人才发展规划》提出，到2020年，全国卫生计生人员总量达到1255万人，全科医生达到30万人以上，每万人口执业（助理）医师达到25人以上、注册护士达到31人以上。到2020年，城乡每万名居民有两名以上合格的全科医生，农村每千服务人口至少有一名乡村医生。同时，还将加强中医药人才队伍建设，启动中医药传承与创新"百千万"

人才工程。公平配置、充分支持和运行良好的卫生人力队伍是保障我国国家实现"十三五"和实现健康 2030 规划的重要保障。2016 年 WHO 发布报告《卫生人力资源全球战略 2030：人才队伍》指出：卫生人力资源投入会促进健康促进、拉动经济增长 ①。

　　医疗队伍结构合理、从业条件良好、从业环境宽松、从业态度积极，是维系人民群众健康的基本保障。卫生人力状况会影响到医疗卫生体系的正常运行及医疗目标的实现 ②。医改背景下医院人力资源存在的管理层对医院人力资源的认识不足、人力资源管理制度不够完善 ③④。本节将考察当前我国医务人员在性别、年龄、学历、职称结构等方面的结构性状况，以及新医改以来的变动特征。

1.4.1　医务人员在性别、年龄、学历和职称上的结构性分布

（1）性别分布

表 1–12　不同类型医务人员的性别分布

医务人员类型	性别		样本量
	男（%）	女（%）	
总计	29.9	70.1	11771（100.0）
医师	50.8	49.2	5316（100.0）
护士	4.0	96.0	4626（100.0）
医技 / 药剂人员	35.4	64.6	1089（100.0）
管理人员	33.2	66.8	740（100.0）

（2）年龄结构

　　在被调查的医师群体中，年龄在 25 岁以下的占 4.1%，25 ~ 34 岁占 47.6%，35 ~ 44 岁占 32.1%，45 岁及以上的占 16.2%。护士和医技人员中，25 ~ 34 岁占了近五成。护士、医技 / 药剂人员、管理人员的年龄分布具体见表 1–13。

（3）学历结构

　　医务人员学历为大专及以下的占 21.4%，本科学历的占 58.8%，研究生学历的占 19.8%。医疗机构是知识分子密集的区域。现代化的医院更是对高学历人才趋之若鹜。拥有研究生学历的医务人员占到被调查者的两成。一方面，各类医学院校本科生、研

　　① WHO. Global Strategy on Human Resources for Health：Workforce 2030. 2016. http：//who.int/hrh/resources/globstrathrh–2030/en/.Accessed 9 June 2016.

　　② Cometto G，Witter S. Tackling Health Workforce Challenges to Universal Health Coverage：Setting Targets and Measuring Progress. *Bull World Health Organ*. 2013；91：881–885.

　　③ 舒童. 医改背景下医院人力资源存在的问题及对策探析［J］. 人力资源管理，2017，3：164–165.

　　④ Haines A，Cassels A. Can the Millennium Development Goals be attained？［J］. *BMJ*，2004；329（7462）：394–397.

究生招生规模的扩大为各类医院挑选人才提供了强大的储备；另一方面医疗机构之间的日趋激烈的竞争也使得医院领导对高学历人才的引进力度加大，同时相当比例的医院在岗医务人员也通过脱产或半脱产的方式获得进一步深造的机会。

表 1–13　不同类型医务人员的年龄分布情况

人员类型	年龄（%）				样本量
	<25	25 ~ 34	35 ~ 44	≥ 45	
总计	10.7	49.0	26.1	14.2	11771（100.0）
医生	4.1	47.6	32.1	16.2	5316（100.0）
护士	18.2	52.5	19.3	9.9	4626（100.0）
医技人员	12.2	51.4	22.1	14.2	1089（100.0）
管理人员	8.9	33.6	30.4	27.0	740（100.0）

医院类型不同，学历构成也有显著差异。城市二甲医院研究生学历占 7.1%，而 2013 年的为 5.2%。民营医院研究生学历者占 10.3%，略低于 5 年前的 11.6%，省级三甲医院中有研究生学历者占 36.7%，比 5 年前高了一个百分点。中医院中大专及以下人员的比例占 28.5%，在所有被调查公立医院中比例最高。三甲综合医院人才济济，也是高学历、高素质医学毕业生的首选。拥有名牌医学院校博士学位是三甲医院人事部门招聘新人重要指标。

表 1–14　不同类型医院中医务人员学历分布

项目		最高学历（%）			样本量
		大专及以下	本科	研究生	
总计		21.4	58.8	19.8	11771（100.0）
医院类型 **	省级综合医院	11.5	51.8	36.7	3196（100.0）
	市区综合医院	22.0	62.7	15.3	4608（100.0）
	县人民医院	28.5	63.9	7.6	1996（100.0）
	中医医院	23.5	57.2	19.3	1070（100.0）
	民营医院	35.4	54.3	10.3	901（100.0）

注：** 表示 $p<0.01$。

在被调查的医生中，研究生学历的占 38.1%，远高于管理人员（10.5%）、医技人员（14.3%）和护士（1.6%）的水平。护士群体中大专及以下的比例占 36.7%，而医生群体中仅占 6.2%。相对而言，医生群体中高学历的比例高于护士和医技人员的水平。医院不断提高学历门槛，中心城市的二级公立医院已基本上不再录用临床医学专业的本科生。

表 1–15　不同种类医务人员的学历分布情况

项目		最高学历（%）			样本量
		大专及以下	本科	研究生及以上	
总计		21.4	58.8	19.8	11771（100.0）
医务人员类型**	医务人员	6.2	55.7	38.1	5316（100.0）
	护士	36.7	61.7	1.6	4626（100.0）
	医技药剂人员	25.1	60.6	14.3	1089（100.0）
	管理人员	29.6	59.9	10.5	740（100.0）

注：** 表示 *p*<0.01。

我国每千人口医师数已超过世界平均水平，在数量稳步增长同时，更关键的是提高质量。随着公众对卫生服务需求不断提高和传统医学模式的转变，对医学人才的知识结构、能力要求都有很大变化，这也对生源质量提出更高要求。临床医学专业逐渐实现"一本"招生，在人才培养起点提高门槛，来满足民众卫生服务需求和健康中国战略的实现。医学院校要合理确定招生规模，抑制盲目升格和扩招的冲动，持续提升教学质量，加强专业建设。

1.4.2　职称结构

调查显示：医务人员中技术职称为初级的占 42.9%，中级职称的占 35.3%，高级职称的占 16.3%，未定级的占 5.5%。在省级三甲医院的医务人员中，17.7% 的人有高级职称，初级职称和中级职称比例基本持平。县人民医院和民营医院中职称结构呈明显的金字塔形，其中民营医院的高级职称占 12.0%。民营医院医务人员的职称结构呈现"两头多、中间少"的局面。

表 1–16　不同类型医院的医务人员职称分布

项目		技术职称（%）				样本量
		初级	中级	高级	未定级	
总计		42.9	35.3	16.3	5.5	11771（100.0）
医院类型**	省级综合医院	39.8	38.3	17.7	4.3	3196（100.0）
	市区综合医院	44.3	34.2	16.9	4.6	4608（100.0）
	县人民医院	44.6	32.5	15.4	7.5	1996（100.0）
	中医医院	41.5	38.1	14.7	5.7	1070（100.0）
	民营医院	44.5	33.2	12.0	10.3	901（100.0）

注：** 表示 *p*<0.01。

高级职称者在医生群体中，占 25.1%，护士中占 6.2%，医技人员中占 10.9%，管理人员中占 23.5%，其他详见表 1–17。

表1-17 不同类型医务人员职称分布

项目		技术职称（%）				样本量
		初级	中级	高级	未定级	
总计		42.9	35.3	16.3	5.5	11771（100.0）
医务人员类型**	医师	31.4	37.5	25.1	6.0	5316（100.0）
	护士	59.0	31.6	6.2	3.2	4626（100.0）
	医技药剂人员	45.9	36.0	10.9	7.2	1089（100.0）
	管理人员	20.4	41.2	23.5	14.9	740（100.0）

注：** 表示 $p<0.01$。

1.5 调研发现及对策建议

1.5.1 5年来我国医务人员从业状况发生的积极变化

（1）我国医务人员总量大幅增加，学历结构以本科学历为主，技术职称结构趋于合理

2017年发布的《"十三五"全国卫生计生人才发展规划》提出，到2020年，全科医生达到30万人以上，每千人口执业（助理）医师达到2.5人以上、注册护士达到3.14人以上。医务人员总量的快速增加为新医改提供了强有力的人才保障。调查显示：医务人员学历为大专及以下的占21.4%，本科学历的占58.8%，研究生学历的占19.8%。医务人员的学历结构已过渡到以大学本科学历为主的学历结构。城市二甲医院中研究生学历占7.1%，而2013年的为5.2%。省级三甲医院中研究生学历者占36.7%，比5年前高1个百分点。在医生群体中，研究生学历的占38.1%，远高于管理人员（10.5%）、医技人员（14.3%）和护士（1.6%）的水平。

（2）5年间医务人员收入水平有较大幅度的提高，薪酬公平感增加了4个百分点

调查显示：月收入在2000元及以下的占6.5%，比5年前下降了10.5个百分点。月收入在4000元以上的占64.6%，比5年前增加了26个百分点。医生和管人员中月收入超过8000元的均超过两成。医技人员月薪在4000元及以上的占60.7%，而5年前占41.6%。5年间各临床科室医务人员实际收入有较大幅度的增加。虽说医务人员的实际收入状况有较大的改善，但考虑到工作负荷的增加、职业风险暴露程度大和生活成本的攀升，仍有71.3%的人称自己对工作的付出大于收入。但是，18.4%的医务人员感到薪酬公平，比5年前增加了6个百分点。月薪水平越高，工作不满情绪越低。月收入在8000元以上的医务人员中，29.4%的人对当前工作感到满意，而月薪在4000～6000元的人中，仅占17.3%。

（3）八成医务人员有明确的职业发展规划，护士和管理人员的离职意向比5年前有明显下降

近八成的医务人员有明确的职业发展规划，不同类型医院医务人员的发展规划有

所不同。医务人员中职业发展首要选择的是提高专业技能占 73.7%，县人民医院医务人员选择比例最高，达 80.1%，省综合医院的选择比例最低。两次调查中，"提高专业技能"均排在首位。选择进修或攻读学位的占 49.6%，比 5 年前提高了 3 个百分点；提高人文素养的占 53.5%，5 年前为 36.8%。不同类型医院的医务人员均将"提高操作技能"视为其在职业发展上的首要选择，省综合医院排在第 2 位的是"参与科研"。若能再次选择，63.2% 的医务人员称不会再次选择当前职业，与 5 年前基本持平。相比 5 年前，当有再次择业机会时，护士、医技人员和管理人员的离职意愿均有不同程度的下降。

（4）5 年间医务人员心理症状发生率有所下降

医务人员中感到"疲劳和不适"的占 69.4%，比 5 年前降低了 6 个百分点；5 年间医务人员中"焦虑"和"抑郁"症状的比例增加。在心理健康方面，57.7% 的人时常感到焦虑，5 年前为 59.2%。44.1% 的人时常有强迫症状，与 5 年前基本持平。抑郁症状的占 35.3%，比 5 年前降低了 6 个百分点。5 年间医务人员的焦虑症状、强迫症状和抑郁症状均呈明显减少的趋势。当前我国医务人员的身心健康状况不佳的现状有所改观。身心健康状况不佳的主因是：工作负荷重、暴力侵权、收入待遇低、职业环境不佳等。那些认为医患关系紧张的医务人员中，47.7% 的人有"力不从心、难决定或需反复检查"等症状，而那些称医患关系和谐的医务人员中，24.2% 的人有同感。那些遭受患方肢体暴力的医务人员中，45.0% 有"苦闷、兴趣减退，悲观或易哭泣"等症状，而那些没有遭受患方肢体暴力的人中，33.2% 有同感。

（5）我国医务人员执业环境恶化趋势得到一定缓解，舆论媒体环境有所改善

调查显示：53.4% 的医务人员称医疗执业环境较差，5 年间降低了 3 个百分点。男性医务人员中 66.9% 的人认为从业环境差，高出女性 19 个百分点。各级公立医院医务人员中称执业环境总体较差的比例均超过五成，而民营医院中仅为 43.7%。医生群体中感到从业环境差的占 2/3（69.4%），高出护士和医技人员 19 个百分点。那些称工作压力大的医务人员中，59.8% 的人称我国我国当前医疗执业环境状况较差，那些认为工作压力小的人中，有 40.9% 的人有同样的判断。当前医疗执业环境好坏显著影响了工作满意度。那些自称从业环境好的人中，10.2% 的人对工作表示不满意，而自称从业环境不佳的人中，33.1% 有同感，二者相差 23 个百分点。53.4% 的医务人员称，当前我国医务人员执业环境的总体较差；22.0% 的患者有同样的判断；4.3% 的医务人员称，当前我国医务人员执业环境的总体较好；24.3% 的患者有同样的判断。医患之间对医疗执业环境状况的总体判断存在显著差异，患者群体的判断好于医务人员的判断。61.8% 的医务人员称，大众媒体报道医疗纠纷事件时总是偏袒患方，比 5 年前降低了 4 个百分点。54.8% 的医务人员称，媒体舆论对医务人员形象总是带来负面影响，与 5 年前持平。我国医务人员仍处于一个相对不友善的舆论媒体环境之中，但在逐渐好转。

1.5.2　5 年来我国医务人员从业状况发生的消极变化

（1）仅有两成医务人员对当前工作感到满意

调查显示：23.0% 的医务人员对当前工作感到不满，20.4% 的人感到满意。三成

（29.5%）的医生对当前工作不满，高出管理人员15个百分点。三甲综合医院医务人员工作满意度为21.4%，中医医院对工作不满的人占14.9%，二甲综合医院为27.5%，民营医院为16.4%。16.6%的医生对当前工作感到满意，而管理人员中却达到35.7%，二者相差19个百分点。月收入在2000元及以下的医务人员中，30.7%的人称对当前工作感到不满意，而月收入在4000~6000元以及6000元及以上的人中，分别有20.4%和18.6%的人有同感。月薪水平越高，工作不满情绪越低。那些对当前工作感到不满的医务人员中，23.4%的人时常感到焦虑，而对工作感到满意的人中5.3%的人有同感。那些对当前工作感到不满的医务人员中，18.9%时常感到抑郁，而对工作感到满意的人中3.4%有同感。那些对当前工作感到不满的医务人员中，79.5%的人感到焦虑，而对工作感到满意的人中，32.5%的人有同感。

（2）当前我国医患关系紧张状况有所加剧，暴力伤医事件屡禁不止

80.6%的被调查医务人员认为当前我国医患关系很紧张或紧张，17.1%的人感到一般，感到和谐的不足3%。新一轮医改实施以来，我国医院医患关系紧张状况没有得到根本改观。而2013年的调查显示：四分之三（74.9%）的医务人员认为当前我国医患关系紧张，35.7%的人感到一般，仅有3.6%的人感到和谐。调查显示：三分之一（33.1%）的患者称医患关系紧张，认为医患关系和谐的占34.4%，32.5%的人不置可否。5年前，30.8%的患者称医患关系和谐，23.8%的患者称医患关系紧张，45.4%的人感到一般。患者群体也感受到医患关系总体在恶化。39.7%的医务人员称自己被辱骂过1~2次，28.4%的人被辱骂过3次及以上，31.9%的医务人员称去年未被患者辱骂过。急诊科医务人员遭受患方语言辱骂的比例最高，占82.6%，其中遭受语言侮辱4次及以上的超过三分之一（34.1%）；其次为大外科（75.7%）、大内科（74.2%）和儿科（71.1%）等。9.8%的人称自己在去年与患者发生过肢体冲突，1.7%的人甚至称患者与自己发生"肢体冲突"的次数在3次及以上。

（3）医务人员职业声望自我评价不高

医疗卫生是一种神圣的职业，救死扶伤，悬壶济世，但现实生活中的"白衣天使"越来越淡化了当初报考医学院校的医学梦想，回归到严峻的执业现实。调查显示：7.8%的务人员称当前职业"神圣"，31.2%的人称当前职业"有价值"，这两个选项均比5年前下降1个百分点。47.1%的人称"谋生手段"，比5年前少了1个百分点。医生群体中称自身工作神圣或有价值的占37.5%，而认为仅仅是一种谋生手段的占47.6%，甚至有14.9%的人称职业低下。患者调查显示：44.5%的人称医生职业神圣，42.6%的人称职业有价值，二者合计为87.1%，一成多的人称医生职业是谋生手段，几乎没有人认为医生职业低下，远远高于医务人员群体的自我评价。

1.5.3 从业态度不佳的诱因分析

（1）医务人员工作压力大，超负荷工作现象突出，而主要的工作压力源是"收入待遇低"和"担心医疗差错"

四分之三（71.2%）的医务人员感到工作压力大；年龄在35~44岁的中高级职

称者或儿科及门急诊医务人员中均有八成感到工作压力大。78.4% 的医生称工作压力大，护士中为 68.6%，而 5 年前分别为 81.7% 和 75.4%，医护人员工作压力感有所下降。医务人员感到最大的工作压力源分别是"收入待遇低"（58.5%）和"医疗差错"（57.4%）。六成医生感到最大的工作压力源是"医疗差错"，45.1% 的护士把"加班、值夜班"视为最主要工作压力源；医技人员面临的最大工作压力源为"收入待遇低"，占 64.0%。52.6% 的医务人员日工作时间在 9 小时及以上，男性日工作时间超过 10 小时的占 36.2%，高出女性 19 个百分点；医生日工作时间在 9 小时及以上的占七成（70.8%），日工作时间在 10 小时及以上的占 37.6%。7.5% 的医务人员参与了科研，41.6% 的人参与了教学，30.4% 的人参与了管理。六成（59.6%）的医务人员称，本科室医务人员配备短缺。

（2）诱发医患关系不和谐的多重因素

调查显示：89.8% 的医务人员称"医患沟通不畅"是造成医患关系紧张的主因，排在第二、三位的分别是"医学局限性"（64.2%）和"工作压力大"（60.0%），而选择"多开药、多检查""服务态度差"的均不超过三成。在对医患关系紧张的认知上，无论医生、护士、管理人员，或是不同科室医生，均认为医患沟通不畅是导致医患关系紧张的第一因素。调查显示：69.4% 称"与医方沟通不畅"是导致医患关系紧张的主因，紧随其后的是"不信任医护人员"（47.5%）、"疗效不尽如人意"（44.0%）、"对医护人员的态度和行为不满"（41.6%）。其他选项均不超过四成。

医患关系紧张的根本原因是人民群众日益增长的健康需求和医疗卫生资源的稀缺性之间的矛盾。改革医疗卫生体制，破除"以药养医"的局面，切断医院/医生与药商之间的黑色利益链条，让公立医院回归公益性，这些均是缓和医患关系紧张的必然之策，也是当下公立医院改革的必然要求。医患关系不和谐宏观因素有：医疗保障制度不完善、政府财政补助不足、医疗资源分布不合理、政府监管不到位、医疗服务补偿不合理，法律制度不健全、媒体舆论导向等。

（3）七成医务人员称在利益冲突面前"患者利益至上"的理念难贯彻，半数医务人员称本院文化建设流于形式

面对医患利益冲突，69.6% 的医务人员称自己会把患者的利益放在首位，其中女性医务人员中选择把患者利益会放在首位的占 72.7%，比男性医务人员高出 10 个百分点。医务人员中年龄越小，越是在发生医患利益冲突时把患者利益放在首位；学历越高，越将个人利益放在首位。对个人合法权益得到保障的状况、执业环境状况评价越好的医务人员，面临医患冲突时，越倾向于选择将患者利益放在首位。那些认为医患关系和谐的医务人员中，71.4% 的人称当医患之间发生利益冲突时，那些认为医患关系紧张的人中，70.2% 称会把患者的利益会被放在首位。感到自身合法权益得到较好保障的人中，75.3% 的人称会把患者利益放在首位，但认为较差的人中，67.4% 的人有同样的判断。那些认为当前我国医疗执业环境的总体状况好的人中，72.1% 的人称面对医患利益冲突，患者利益被放首位。认为当前我国医疗执业环境的总体状况差的人中，68.3% 的人称面对医患利益冲突，患者利益被放首位。

分别有 51.7% 和 50.9% 的医务人员称医院在"精神文化"和"制度文化"上做得相对较好，仅有 17.5% 的人称医院正在物质文化方面做得较好。按医务人员类型分组，

管理人员选择医院在各个方面做得好的比例均最高，对医院文化建设不满意的比例最低，而医生群体选择医院在各个方面做得好的比例均最低，对医院文化建设不满意的比例最高。在医院文化建设中存在的突出问题上，"流于形式"是医务人员选择比例最高的选项。被调查的医务人员中，65.6%的人称本医院文化建设流于形式。

（4）超过四成医务人员对公立医院改革效果感到不满意，四分之一称新医改"保基本、强基层和建机制"的目标未实现

对目前我国实施的公立医院改革效果感到满意的占6.7%，45.2%的人感到不满意。三分之二（64.5%）的男性医务人员对当前公立医院改革效果感到不满意，比女性高出了27个百分点。45.8%的医务人员称，新一轮深化医改"保基本、强基层和建机制"目标的部分实现或已经实现，28.4%的人表示说不清45.8%的医务人员称，25.8%的人称未实现。超过三分之一（36.3%）的医生称，当前新一轮医改"保基本、强基层和建机制"目标尚未实现，高出其他医务人员17个百分点之上；医生群体中认为部分实现的仅占34.3%，只有2.4%的人称"基本实现"。县人民医院医务人员中称当前新医改"保基本、强基层和建机制"目标没有实现的占29.0%，而市区综合医院为23.7%。

（5）分级诊疗制度尚未有效实施，四分之一的患者称"看病难、看病贵"问题未得到有效缓解

当问及当前本院实施分级诊疗时碰到的主要困难时，排在前三位的分别是"上下转诊渠道不畅"（57.1%）、"病人不配合"（50.1%）和"基层诊疗能力不足"（49.1%）。分级诊疗带来的大医院病源流失现象正成为限制大医院积极参与分级诊疗的重要影响因素。调查显示：24.1%的患者称当前我国"看病难、看病贵"问题得到有效缓解，50.4%的人称一般。高中及以下的患者中，31.6%的人称我国"看病难、看病贵"问题得到有效缓解，大学及以上学历者中，17.6%的人有同样的判断。学历越高，越不觉得"看病难、看病贵"问题得到有效缓解。

1.5.4 政策建议

当前我国医务人员工作满意度不高、离职意向较强，医患关系较为紧张，医疗执业环境不佳。如果这种群体性低落情绪得不到充分的重视和及时的调整，则一系列设计良好的医改举措因得不到广大医务人员的认同与配合而无法贯彻实施。深入推进医改，靠制度创新，补短板，完善医疗队伍建设，巩固已有成果。为此，课题组提出如下方面的政策建议。

一是统筹协调各项医疗政策的贯彻措施，保障体面的收入待遇，切实改善医疗执业环境。进一步明确的国国家卫生健康委员会、国家医疗保障局的职能分工，实施第三方评估，考察2012年以来我国医疗卫生政策设计及措施对广大医务人员从业条件、从业态度和从业环境的影响；指导、推动、督促有关公立医院改革政策措施的组织落实，切实推进三医联动，确立医联体建设标准，促进分级诊疗政策落实。公立医院改革的顶层设计中，把"提高医务人员工作满意度、改善执业环境"作为考核公立医院改革成败的重要指标。

二是尽快出台医疗卫生领域法，推进现有法律法规修订或细化。建议在广泛征求意见基础上，全国人大常委会在"基本医疗卫生与健康促进法"草案征求意见稿基础

上，尽快出台这部医疗卫生领域中基础性、综合性、全局性法律，从法律层面明确医疗卫生事业性质、卫生基本制度、政府卫生投入，在法律上规范、固化政府责任，立法巩固公立医院改革经验。落实新修订的《劳动合同法》《侵权责任法》，研究制定《护士条例》实施细则，依法保障同工同酬。

三是保障医务人员身心健康，缓解工作压力，提高工作积极性和专业自主性。落实分级诊疗制度，加速构建跨区域医联体，促进大医院患者向基层的合理分流，减轻大医院医护人员的工作负荷。推行临床医生的强制性带薪休假制度。积极探索适应医疗行业特点的薪酬制度，实现多劳多得，优绩优酬，提高工作主动性和能动性。逐步建立、健全医疗责任分担制度，建立医疗损害限制性赔偿制度，完善医疗保险和劳动保险制度，探索医务人员执业安全的社会治理机制，为医生专业自主性的发挥提供良好执业氛围。

四是探索综合治理机制，遏制伤医案高发事态，促进医患沟通互信。医院要有合法预案和正当防卫措施。司法部门、行政主管部门或第三方调解委员会在受理医疗过失责任事件时要程序公正、公开。政府要有告诫制度和处罚措施。卫生主管部门要设立专职部门，健全患者投诉管理系统，监督检查，汇总医院的患者投诉信息资料，作为政府信息公开的内容。修改《社会治安管理处罚条例》，将医疗机构纳入公共场所，条件成熟后制定《医疗机构治安管理条例》，构建警医联动机制，保障医务人员人身安全，营造良好的医疗政策法规环境。

五是加强医德医风建设，自律与他律相结合，重塑医务人员职业理想。深化医改既需要机制创新，更需要精神引领、价值支撑和道德坚守。挖掘发现典型，总结提炼感人事迹和高尚品德，升华成为医疗卫生职业精神的表述。卫生系统的核心价值观是卫生文化的精髓。医学职业精神有着共同的价值观。病人健康的利益高于一切。政府加强对医疗服务的监管职能，整肃医药购销领域中的不正之风，重塑医疗队伍的纯洁。弘扬职业精神，让医务人员意识到对生命的敬重，对职业的忠诚，敬业爱岗。

六是加强对媒体舆论的引导，提高全民科学素养，促进文明就医。媒体舆论要加强正面宣传，树立白衣天使形象。政府要强化主流言论。政府部门应启动应急机制，降低网络舆论碎片化的影响。建立网络敏感领域预判预警制度，对网络群体性事件的负面影响监控。医院善于同媒体打交道，不回避媒体的负面报道，构建医院新闻发言人制度。卫生主管部门定期发布网络造谣违法医疗犯罪事件，及时查处发布虚假恐怖信息，纠正片面或错误的媒体报道。造成恶劣社会影响的媒体要自查自纠，承担责任，用法律思维治理网络媒体舆论。倡导人民群众文明就医，促进人民群众对医疗工作和医护人员的正确理解。

第 2 章 工作压力和身心健康

2.1 工作负荷

内容提要

■ 52.6% 的医务人员日工作时间在 9 小时及以上，男性日工作时间超过 10 小时的占 36.2%，高出女性 19 个百分点；医生日工作时间在 9 小时及以上的占七成（70.8%），日工作时间在 10 小时及以上的占 37.6%。

■ 7.5% 的医务人员参与了科研，41.6% 的人参与了教学，30.4% 的人参与了管理。

■ 59.6% 的医务人员称本科室医务人员配备短缺，医生群体中为 66.3%。

2.1.1 日均工作时间

（1）超过五成医务人员日工作时间超过 8 小时

调查显示：52.6% 的医务人员日工作时间超 8 小时，日工作时间在 9 ~ 10 小时的占 29.5%，超过 10 个小时的占 22.8%。

表 2–1　医务人员日工作时间分布

日均工作时间（小时）	百分比（%）	样本量
总计	100.0	11771
<8	7.5	888
8	40.1	4724
9	15.4	1815
10	14.1	1659
>10	22.8	2685

男性医务人员的日工作时间多于女性。在性别分布上，女性日均工作时间在 8 小时或以下的比例为 53.9%，高于男性的 33.2%。护士中女性占绝大多数，护士日工作时间为 8 小时的居多。男性日工作时间超过 10 小时的占 36.2%，高出女性 19 个百分点。在年龄分布上，35 ~ 44 岁的医务人员日工作时间超过 8 小时的占 94.1%，其中超过 10 个小时的占 26.6%，远高于其他年龄组。高级职称医务人员日工作时间在 8 小时以上的

占 95.4%，其中日工作时间在 10 小时以上的占 27%，高于中级和初级职称者的水平。这也是年龄在 35～44 岁或高级职称者工作压力感受最大的原因之一。

表 2-2 不同性别、年龄、技术职称医务人员日工作时间情况

类型		日工作时间（小时）（%）				样本量
		<8	8	9～10	>10	
总计		7.5	40.1	29.5	22.8	11771（100.0）
性别	男	5.9	27.3	30.6	36.2	3520（100.0）
	女	8.3	45.6	29.0	17.1	8251（100.0）
年龄（岁）	<25	12.8	27.3	26.2	11.2	1262（100.0）
	25～34	7.3	38.8	29.6	24.3	5765（100.0）
	35～44	5.9	36.0	31.5	26.6	3067（100.0）
	>44	7.5	45.1	28.1	19.4	1677（100.0）
技术职称	初级	8.8	44.1	27.3	19.8	5046（100.0）
	中级	6.8	37.8	30.3	25.2	4155（35.3）
	高级	4.6	33.6	34.7	27.0	1917（100.0）
	未定级	11.2	43.6	26.2	19.0	653（100.0）

（2）七成医生日工作时间超 9 小时

调查显示：六成（60.3%）护士的工作时间在 8 小时及以内，管理人员占 58.8%；超过四分之三的医技人员的日工作时间是在 8 小时及以内。医生日工作时间在 9 小时及以上的占七成（70.8%），日工作时间在 10 小时及以上的占 37.6%。医生群体人工作时间远高于其他群体的水平。一位北京某三甲医院的心胸外科的主任医师称自己每周至少有 1～2 次上夜班，周末值班，加上门诊、查房、手术、写病历、写论文；自己已经不记得上一次和朋友聚会的时间。

表 2-3　医务人员日工作时间超 8 小时 5 年对比分析　　　　　（%）

医务人员类型	9~10 小时		>10 小时	
	2013 年	2018 年	2013 年	2018 年
医生	36.8	33.1	39.3	37.6
护士	32.8	27.8	8.0	11.9
医技人员	23.3	17.2	11.7	5.7
管理人员	33.6	32.2	16.8	10.0

注：2013 年被调查医务人员为 5852 人；2018 年为 11771 人。

日工作时间是衡量医务人员工作负荷的一个重要指标。工作适度超负荷有其积极作用，意味着患者看病就医得到更好的满足，但却是以医务人员的工作倦怠、身体不适、健康状况下降、工作满意度降低为代价。我国劳动法第三十六条明文规定：国家实行劳动者每日工作时间不超过 8 小时、平均每周工作时间不超过 44 小时的工时制度。日工作时间超 8 小时本身就是工作超负荷的重要表现。2015 年发布的《中国医师执业状况白皮书》显示：52.7% 的医师平均每周工作时间在 40~60 小时，32.7% 的医师在 60 小时以上。医生的工作时间主要分配给门诊、查房、医患沟通、继续学习、业内交流、科研和教学。

（3）三成省级三甲医院医务人员日工作时间达到 10 小时

2013 年的数据显示：二甲和三甲综合医院日工作时间超过 10 个小时的比例分别为 27.3% 和 22.4%，高于中医医院和民营医院的水平。超过半数的民营医院医务人员日工作时间在 8 小时以内，19.9% 的人日工作时间在 10 小时以上。与民营医院相比，三甲综合医院的工作负荷要重得多，工作超过 8 小时的占 61.7%，其中超过 10 个小时的占 27.3%。

表 2-4　不同类型医院日工作时间情况　　　　　（%）

医院类型	日工作时间（小时）				样本量
	<8	8	9~10	>10	
总计	7.5	40.1	29.5	22.8	11771（100.0）
省级三甲综合	5.6	32.4	32.9	29.1	3196（100.0）
城区综合医院	7.6	43.5	28.8	20.2	4608（100.0）
县人民医院	7.8	41.7	27.9	22.5	1996（100.0）
中医医院	9.6	40.8	27.3	22.2	1070（100.0）
民营医院	10.9	46.1	27.7	15.3	901（100.0）

2018 年 1 月，中国医师协会发布的《中国医师执业状况白皮书》显示：二、三级医院的医师平均每周工作 51.1 小时，一级医院医师平均每周工作时间是 48.2 小时。初级职称医师平均每周工作时间（52.2 小时）高于中级职称医师（50.6 小时），中级职称

医师又显著高于副高（49.1 小时）和正高（49.3 小时）职称医师。三级医院和二级医院医师每周工作时间上没有显著差异，但显著高于一级医院的医师。

国外医生也很忙碌。欧盟工作时间指南对其成员国医生工作时间进行了限制[1]。12% 的被调查英国医生（n=4136）称执行欧盟的"欧洲工作时间指令"（EWTD）促进了 NHS 的发展，9% 的人称有利于年长的医生，31% 的人称有利于年轻医生。不同专业领域的医生的回答差异较大[2]。政策制定者要考虑到医务人员超负荷工作带来的医疗安全和人身安全隐患[3]。因此，要限制住院医师的工作时间[4]。

（4）近三成大内科和麻醉科日工作时间在 10 小时及以上

不同类型医疗机构医务人员的日工作时间不尽相同。工作的超负荷状况因性别、技术类别、科室、职称和医院类型的不同而有差异。大内科医务人员日工作时间在 10 小时及以上的占 29.2%，其次为麻醉科（28.7%），这两个科室远高于医技科室（10.0%）和管理科室（8.3%）的水平。

表 2-5 不同临床科室日工作时间 （%）

医院类型	日工作时间（小时）				样本量
	<8	8	9～10	>10	
总计	7.5	40.1	29.5	22.8	11771（100.0）
大外科	5.6	37.9	33.1	23.3	2445（100.0）
大内科	5.5	34.9	30.4	29.2	1918（100.0）
妇产科	6.7	40.8	28.3	24.3	902（100.0）
儿科	7.8	41.3	30.7	20.2	550（100.0）
急诊	6.9	37.2	30.7	20.2	597（100.0）
麻醉科	5.3	23.5	42.5	28.7	1056（100.0）
其他临床科室	8.2	41.0	28.1	22.7	2118（100.0）
医技科室	13.6	57.4	19.0	10.0	1319（100.0）
管理科室	11.3	52.8	27.6	8.3	727（100.0）

2013 年数据显示：76.1% 的人称日工作时间在 8 小时以上。很多三甲医院出门诊的医生上班很少喝水，担心水喝多了去卫生间的次数增多。一位医生家属讲：做

① European Parliament and Council. Directive 2000/34/EC. Official Journal of the European Community, 2000, L195：41-45.

② Jenny J Maisonneuve, Trevor W Lambert, Michael J Goldacre. UK doctors' views on the implementation of the European Working Time Directive as applied to medical practice：a quantitative analysis ［J］. BMJ Open, 2014, 4：e004391 doi：10.1136/bmjopen-2013-004391.

③ Rodriguez-Jareño MC, Demou E, Vargas-Prada S, et al. European Working Time Directive and doctors' health：a systematic review of the available epidemiological evidence ［J］. BMJ Open, 2014, 4（7）：e004916. doi：10.1136/bmjopen-2014-004916.

④ Philibert I. What Is Known：Examining the Empirical Literature in Resident Work Hours Using 30 Influential Articles ［J］. Grad Med Educ, 2016, 8（5）：795-805.

医生的妻子也很辛苦，孩子从生活到学习都是自己管，做医生的丈夫根本没有时间和精力照顾家人。因医学知识更新较快，逼着医务人员在劳累的临床工作之余还要看专业书籍、文献，写论文，投课题标书。对 7900 名美国外科医生学会医生调查发现：30% 周工作时间为 60 小时，44% 为 80 个小时，50% 的人为 80 个小时。那些周工作时间超过 80 小时的人中有 10.7% 的人称出现过医疗差错，而周工作时间在 60 小时的人中，仅为 6.9%[①]。工作负荷与医疗质量和安全呈负相关性，工作负荷直接或主要通过职业倦怠来间接影响医疗质量和安全[②]。医院及卫生部门应切实降低医生负担，以保障医疗安全。

2.1.2 医务人员身兼数职，导致多重角色冲突

调查显示：27.5% 的医务人员参与了科研，41.6% 的人参与了教学，30.4% 的人参与了管理，院外会诊（7.0%）比国家倡导的多点执业（2.8%）比例要高。

表 2-6 医务人员的兼职状况一览

选项	百分比（%）	样本量
总计	100.0	11771
科研	27.5	3235
教学	41.6	4892
管理	30.4	3574
外院会诊	7.0	828
多点执业	2.8	333
以上皆不选	43.7	5149

2013 年的调查显示：29.2% 的人称参与了教学工作，40.5% 的人参与了科研工作，25.0% 参与了管理，院外会诊和多点执业。5 年来我国医务人员承担教学工作的比例增加了 22 个百分点，而参与科研的人数降低了 13 个百分比。

在医生群体中，参与科研和教学的比例均超过四成，与 5 年前相同。护士群体中参与教学的占 37.9%，但参与科研的较少，仅占 14.7%。现在的教学医院都要有科研课题，而课题申请竞争相当激烈，医生除了要应付繁忙的医疗任务，还要投入精力搞科研申报，开展研究并力争发 SCI 论文。绩效考核量化指标、评职晋升、定岗评职。

---

① Charles M Balch, Tait D Shanafelt, Lotte Dyrbye. Surgeon Distress as Calibrated by Hours Worked and Nights on Call [J]. Journal of the American College of Surgeons, 2010, 211（5）：609-619.

② 喻文菡，陶红兵，林小军，王曼丽. 医护人员工作负荷与医疗质量和安全的相关性探讨 [J]. 中国卫生质量管理, 2017, 1：23-26.

表 2-7 不同类型医务人员兼职状况

医务人员类型	您是否参与了下列工作?(%)			样本量
	科研	教学	管理	
总计	27.5	41.6	30.4	11771(100.0)
医生	40.0	48.0	26.9	5316(100.0)
护士	14.7	37.9	27.3	4626(100.0)
医技人员	20.8	28.9	26.1	1089(100.0)
管理人员	27.3	36.8	80.4	740(100.0)

2.1.3 科室人员配备状况

调查显示:六成(59.6%)的医务人员称,同现有工作量相比,本科室医务人员配备短缺,38.5% 的人称人员配备适当。

表 2-8 科室医务人员配备状况

选项	同现有工作量相比,本科室医务人员配备状况	
	百分比(%)	样本量
总计	100.0	11771
短缺	59.6	7019
适当	38.5	4531
超编	1.9	221

调查显示:超过六成的三甲和三乙医院医务人员称,本科室人员配备不足,而未定级医院医务人员中仅有不足五成的人有同样的判断。

表 2-9 医院级别与医务人员配备状况

医务人员类型	同现有工作量相比,本科室医务人员配备状况(%)			样本量
	短缺	适当	超编	
总计	59.6	38.5	1.9	11771(100.0)
三甲	61.3	36.8	1.9	6573(100.0)
三乙	61.2	36.8	2.0	1703(100.0)
二甲	56.8	41.6	1.6	2685(100.0)
二乙	55.6	43.2	1.2	405(100.0)
未定级	49.4	47.4	3.2	405(100.0)

医生群体中称医务人员短缺的占三分之二,高于其他类型医务人员 10 多个百分点。尽管医护人员仅有不足四成的人称本科室医务人员配备适中,但医技人员和管理人员所在科室中却有近五成的人感到本科室人员配备适中。

表 2-10　不同技术职务类别对医务人员配备状况的认知　　　　（%）

医务人员类型	同工作量相比，本科室医务人员配备状况			样本量
	短缺	适当	超编	
总计	59.6	38.5	1.9	11771（100.0）
医生	66.3	31.4	2.3	5316（100.0）
护士	56.3	42.8	0.9	4626（100.0）
医技人员	48.5	48.2	3.3	1089（100.0）
管理人员	48.9	48.1	3.0	740（100.0）

医院通常按床位定人员编制，但现在床位周转快，门诊量更是爆满，工作量增加，医生们形容是"从鸡叫做到鬼叫"。日夜不分的 24 小时"轮班制"，以及加班加点，使很多医务人员不堪重负，出现各种生理和心理问题。

2.2　工作压力

内容提要

- 四分之三（71.2%）的医务人员感到工作压力大；35～44 岁、中高级职称者或儿科及门急诊医务人员中均有八成的人感到工作压力大。
- 78.4% 医生称工作压力大，护士中为 68.6%，而 5 年前分别为 81.7% 和 75.4%，医护人员工作压力感有所下降。
- 六成医生感到最大的工作压力源是"医疗差错"，45.1% 的护士把"加班、值夜班"视为最主要工作压力源；医技人员面临的最大工作压力源为"收入待遇低"，占 64.0%；二乙医院医务人员中，均有超过六成选择了"医疗差错"和"收入待遇低"。

工作压力是指：当医务人员的能力与需求不能与工作环境相匹配时，就会引起身心压力状态改变。工作压力过大会导致医务人员体力、情绪和精神上的疲惫。工作压力大小取决于下列因素：①压力性质、强度、频率、影响范围；②压力可控性及应对方式；③个体对压力的感受。工作压力对不同层面的满意度、组织承诺、动机和行为方式均有影响[①]。

2.2.1　工作压力感

（1）超过七成医务人员感到工作压力大

调查显示：46.0% 的人感到工作压力大，25.2% 的人称压力很大，二者合计超过了七成，仅有极少数人称工作压力小。

---

① Donald F Parker Thomas. A Decotiis Organizational Determinants of Job Stress［J］. Organizational Behavior and Human Performance，1983，32（2）：160–177.

表 2-11　医务人员感受到的工作压力大小

选项	百分比（%）	样本量
总计	100.0	11771
很小	0.6	67
小	0.9	104
一般	27.3	3218
大	46.0	5419
很大	25.2	2963

被调查医务人员对工作压力有强烈的认知。这个调查结果与中国医师协会于 2018 年发布的《中国医师执业状况白皮书》结果一致，该白皮书称 70.7% 医师感到工作压力大。

男性医务人员中，77.8% 称工作压力大，比女性医务人员高了 9 个百分点。年龄在 35～44 岁的人中，78.2% 的人称工作压力大，而年龄在 25 岁以下的人中仅为 56.3%。高级职称的医务人员中，81.0% 的人称工作压力大，远高于初级职称者和未定级者。

表 2-12　不同性别、年龄、技术职称医务人员工作压力情况

项目		工作压力（%）			样本量
		小	一般	大	
总计		1.5	27.3	71.2	11771（100.0）
性别**	男	1.5	20.7	77.8	3520（100.0）
	女	1.4	30.2	68.4	8251（100.0）
年龄（岁）**	<25	3.1	40.6	56.3	1262（100.0）
	25～34	1.3	28.1	70.6	5765（100.0）
	35～44	1.0	20.7	78.2	3067（100.0）
	>44	1.6	26.8	71.7	1677（100.0）
技术职称**	初级	1.6	31.3	67.1	5046（100.0）
	中级	1.4	24.9	73.8	4155（100.0）
	高级	1.1	17.9	81.0	1917（100.0）
	未定级	2.0	40.1	57.9	653（100.0）

注：①** 表示 $p<0.01$；②问卷中采用了 5 分法，1=“很小”，2=“小”，3=“一般”，4=“较大”，5=“大”，本表进行了合并。

年龄、技术职称是决定工作压力大小的因素。技术职称越高，岗位职责越重，感受到的工作压力越高。中、高级职称者感到工作压力大的人占八成，而初级职称和未

定级者中，则分别有75.3%和58.1%的人有同感。

（2）三甲综合医院医护人员的工作压力最大

调查显示：不同类型医疗机构的医务人员感受到的工作压力也不尽相同。省级三甲综合医院的医务人员中，76.7%的人感到压力大，高出市区综合医院5个百分点，民营医院中感到工作压力大的占56.7%，低于省级综合公立医院20个百分点。

表2-13　不同类型医院工作压力状况情况　　　　　　　　（%）

项目		工作压力			样本量
		小	一般	大	
总计		1.5	27.3	71.2	11771（100.0）
医院类型 **	省级综合医院	1.2	22.1	76.7	3196（100.0）
	市区综合医院	1.5	27.0	71.5	4608（100.0）
	县人民医院	1.7	28.5	69.8	1996（100.0）
	中医医院	1.5	30.2	68.3	1070（100.0）
	民营医院	1.9	41.4	56.7	901（100.0）

注：** 表示 $p<0.01$。

三甲医院和三乙医院医务人员中称工作压力大分别占74.5%和72.2%，高出二甲医院和二乙医院的水平，医院级别越高，感到的工作压力越大。

表2-14　不同级别医院工作压力　　　　　　　　（%）

项目		工作压力			样本量
		小	一般	大	
总计		1.5	27.3	71.2	11771（100.0）
医院级别 **	三甲	1.1	24.4	74.5	6573（100.0）
	三乙	2.1	25.7	72.2	1703（100.0）
	二甲	1.4	31.4	67.2	2685（100.0）
	二乙	2.0	40.5	57.5	405（100.0）
	未定级	3.7	42.0	54.3	405（100.0）

注：** 表示 $p<0.01$。

省级三甲综合医院急症重症病人集中，门（急）诊和病房病人多，工作压力也大，不少医院的病床使用率达到百分之百。医务人员工作压力不堪重负，病人安全堪忧。被调查的9家民营医院均为当地二级医院，工作负荷远不及各级被调查的公立医院的水平，门（急）诊和病房病人较少。某三甲医院调查显示：49.5% 的人称自己工作负荷大，52.4% 称自己压力大；70.1% 的人每天工作 8 小时以上[①]。

（3）5 年间医务人员工作压力感有所缓解

调查显示：78.4% 医生称工作压力大，护士中为 68.6%，医技人员为 51.8%，管理人员为 64.6%。相对而言，医技 / 药剂人员和管理人员感到工作压力大的分别为 65.4% 和 64.6%。主治医师直接诊治病人，面对和处理病人，主任医师的压力大主要体现在解决疑难、指导下级医生。2013 年的调查显示：分别有 81.7% 和 75.4% 的医生和护士感到工作压力较大。显然，医护人员的工作压力感有所下降。

（4）不同科室工作压力感差异较大

临床科室医务人员中均有超过七成的人感到工作压力大，而儿科和门急诊科工作压力最大。在科室分布上，大内科（78.1%）、急诊（76.6%）和大外科（75.7%）中均有超过四分之三的人称工作压力最大。

表 2–15　不同科室医务人员工作压力情况

项目		工作压力（%）			样本量
		小	一般	大	
总计		1.5	27.3	71.2	11771（100.0）
科室类型 **	大外科	1.4	22.9	75.7	2445（100.0）
	大内科	0.6	21.3	78.1	1918（100.0）
	妇产科	2.1	27.5	70.4	902（100.0）
	儿科	1.6	28.5	69.8	550（100.0）
	急诊	0.8	22.6	76.6	597（100.0）
	麻醉科	1.4	24.0	74.6	1056（100.0）
	其他临床科室	1.5	9.3	69.2	2118（100.0）
	医技科室	1.8	40.9	57.2	1319（100.0）
	管理科室	2.8	36.5	60.8	727（100.0）

注：** 表示 $p<0.01$。

急救中心医生除了昼夜颠倒的体力支出，时常处于危急重险现场，需要瞬间要做出判断，不安全感、疲惫、紧张、焦虑，冷漠、抑郁普遍存在。其他临床科室医务人员中均有超过七成的人有同感，管理科室和医技科室则分别有 60.8% 和 57.2% 的人称工作压力大。同 5 年前的调查相比，大外科医务人员感到工作压力大的降低了 5 个百分点，急诊科和儿科医务人员降低的更为明显，分别降低了 7 个和 14 个百分点。国外

① 丁璐，胡冬梅. 某三甲医院医务人员健康现状及影响因素调查［J］. 医学教育管理，2017，1：77–82.

同类调查显示：急诊科医护人员工作压力巨大，职业倦怠感强[1]。

2.2.2 工作压力源分析

（1）不同医院医务人员工作压力源差异分布

调查发现：医务人员感到的最大工作压力源是"收入待遇低"（58.5%）和"医疗差错"（57.4%）；40.9%的医务人员称面临的最大工作压力源是"工作负荷大"，42.2%的人称最大的压力源来自"加班、值夜班"，37.9%称"患者投诉"，29.7%的人称面临最主要的压力源是健康损害，感到前途渺茫、知识技能缺乏或际关系紧张均在两成及以下。

表 2-16　医务人员面临的主要工作压力源

选项	百分比（%）	样本量
总计	100.0	11771
担心医疗差错	57.4	6753
担心患者投诉	37.9	4459
收入待遇低	58.5	6882
加班、夜班	42.2	4971
前途渺茫	16.2	1903
健康损害	29.7	3500
同事关系紧张	3.3	392
工作负荷大	40.9	4814
知识技能缺乏	12.7	1490
其他	1.3	149

注：限选3项。

性别不同，压力源也不尽相同。64.5%的男性医务人员称工作负荷大，女性中占58.6%；男性中60.5%的人称收入待遇低，女性占57.9%；男性对医疗差错和患者投诉的担心分别是23.3%和32.4%，均比女性多5个百分点。医生群体中感到"医疗差错"的占六成，而管理人员仅为43.6%；护士群体中45.1%的人把"加班、值夜班"视为最主要的工作压力源；医技人员面临的最大工作压力源为"收入待遇低"，占64.0%。

---

① Bragard I, Dupuis G, Fleet R. Quality of work life, burnout, and stress in emergency department physicians: a qualitative review [J]. Eur J Emerg Med. 2015, 22（4）: 227-234.

表 2-17 不同类型医务人员工作压力源分布 （%）

人员类型	医疗差错	患者投诉	收入待遇低	加班、夜班	前途渺茫	健康损害	人际关系紧张	工作负荷大	知识技能缺乏	其他	样本量
总计	48.9	37.9	58.5	42.2	16.2	29.7	3.3	40.9	12.7	1.3	11771（100.0）
医生	60.3	35.4	61.8	43.9	16.7	28.7	2.3	39.4	10.0	1.5	5316（100.0）
护士	56.6	39.0	54.5	45.1	13.3	33.0	3.7	42.6	11.4	0.8	4626（100.0）
医技人员	55.6	42.6	64.0	29.0	24.0	22.7	4.2	34.0	22.6	1.4	1089（100.0）
管理人员	43.6	42.2	51.5	31.6	18.6	27.0	6.6	51.4	25.5	1.9	740（100.0）

注：限选 3 项。

　　医生的工作是治病，责任较重，关系到病人的安危。对我国 10 个省市 46 家医院临床医生（n=1537）调查发现：每日人均门诊患者数为（22.17±20.95）人，每日人均住院患者数为（13.24±11.13）人，每周工作时间为（54.06±10.76）小时。医生每日门诊患者数的影响因素为性别、雇佣关系、医院等级、年龄、职称及区域分布；医生每日住院患者数的影响因素为医院等级、职称及区域分布，每周工作时间的影响因素为科室分类、医院等级、年龄、学历和区域分布[1]。

　　不论医院类型如何，均有超过五成的医务人员称"医疗差错"或"收入待遇低"是最重要的工作压力源。在选择"医疗差错"方面，二乙医院（61.0%）最高，而三甲医院（56.9%）最低；在选择"收入待遇低"方面，二乙医院（64.9%）最高，而三甲医院（55.5%）最低。

表 2-18 不同级别医院工作压力源分布 （%）

医院级别	医疗差错	患者投诉	收入待遇低	加班、值夜班	前途渺茫	健康损害	人际关系紧张	工作负荷大	知识技能缺乏	其他	样本量
总计	57.4	37.9	58.5	42.2	16.2	29.7	3.3	40.9	12.7	1.3	11771（100.0）
三甲	56.9	37.1	55.5	44.2	15.9	31.6	3.4	43.5	10.4	1.5	6573（100.0）
三乙	58.4	37.1	61.1	41.7	15.7	29.7	2.9	40.0	12.2	1.2	1703（100.0）

① 文进，郝天佑，胡秀英. 中国医生工作负荷的现况研究 [J]. 中国循证医学杂志，2015，2：133-136.

续表

医院级别	医疗差错	患者投诉	收入待遇低	加班、值夜班	前途渺茫	健康损害	人际关系紧张	工作负荷大	知识技能缺乏	其他	样本量
二甲	57.6	38.8	62.8	41.3	15.6	27.3	3.0	37.4	15.6	0.7	2685（100.0）
二乙	61.0	42.7	64.9	28.4	20.2	19.5	3.5	34.6	24.2	1.0	405（100.0）
未定级	56.0	42.7	61.2	31.9	21.0	26.4	5.7	32.6	20.5	2.0	405（100.0）

注：限选3项。

三甲医院工作人员身心压力来源主要有：①长期超负荷的工作量、医疗纠纷、为了晋升发表论著、申请到科研经费难；②患者或患方不满意（多来自生活或工作的压力、就医的困难、患病的不适或痛苦、无亲人或独生子女无法照顾、缺乏医学或就医常识、医务人员不热情、语言难听或环境不良等）；③工资收入较低，生活较困难；医务人员的劳动付出与工资收入不成比例；年轻医生压力大、工作条件差、严重影响身心健康。

表2-19　不同科室医务人员工作压力源　　　　　　　　（%）

医院级别	医疗差错	患者投诉	收入待遇低	加班、值夜班	前途渺茫	健康损害	人际关系紧张	工作负荷大	知识技能缺乏	其他	样本量
总计	57.4	36.2	58.5	42.2	16.2	29.7	3.3	40.9	12.7	1.3	11771（100.0）
大外科	60.6	40.0	56.2	44.5	12.4	30.1	2.9	42.0	10.2	1.1	2445（100.0）
大内科	60.9	38.6	56.9	45.4	15.1	29.6	2.8	41.7	7.5	1.4	1918（16.3）
妇产科	61.9	44.5	52.3	44.7	11.0	28.5	3.7	40.9	11.6	1.0	902（100.0）
儿科	60.2	36.5	63.3	44.0	16.0	27.6	3.1	35.8	12.0	1.5	550（100.0）
急诊	52.6	39.8	57.9	54.5	12.5	34.0	2.3	38.6	6.5	1.4	597（100.0）
麻醉科	56.2	22.3	65.5	48.4	19.3	33.7	2.6	41.3	9.6	1.1	1056（100.0）
其他临床科室	57.5	38.1	59.7	36.8	18.0	30.2	3.9	40.6	14.2	0.9	2118（100.0）

续表

医院级别	医疗差错	患者投诉	收入待遇低	加班、值夜班	前途渺茫	健康损害	人际关系紧张	工作负荷大	知识技能缺乏	其他	样本量
医技科室	57.8	41.3	62.4	34.2	20.2	26.3	3.1	34.3	18.8	1.4	1319（100.0）
管理科室	34.7	35.2	53.6	31.1	24.6	26.7	6.9	53.4	31.4	2.5	727（100.0）

注：限选3项。

排在前三位的压力源之间又有内在的联系。工作负荷大的一个突出表现是日工作时间超8小时，以及频繁的加班和值夜班。医务人员的加班费或夜班费少得可怜。工作负荷大，没有带薪休假，身心健康状况不佳；收入待遇并没有因工作负荷加重而大幅度提高，因而不公平感强烈。

5年间我国医务人员的工作压力源也发生了哪些显著变化呢？

表2-20　5年来我国医务人员工作压力源变化情况　　（%）

压力源	2013年	2018年
医疗差错	20.4	57.4
患者投诉	30.1	37.9
收入待遇低	58.6	58.5
加班、值夜班	45.6	42.2
前途渺茫	21.1	16.2
健康损害	30.9	29.7
人际关系紧张	10.5	3.3
工作负荷大	60.5	40.9
知识技能缺乏	14.1	12.7
其他	6.1	1.3

注：限选3项；2013年被调查医务人员为5852人，2018年被调查医务人员为11771人。

5年间医疗差错、患者投诉、收入待遇低、加班、值夜班、健康损害、人际关系紧张、工作负荷大、知识技能缺乏的压力源分布均不相同，说明5年间压力源发生改变。例如，选择医疗差错、患者投诉、知识技能缺乏导致工作压力的比例下降，选择收入待遇低、加班、健康损害、人际关系紧张、工作负荷大导致工作压力的比例上升。但5年间因感到前途渺茫而造成的工作压力分布没有改变。

（2）医务人员工作源定性分析

第一，影响工作压力的相关因素分析

医务人员的工作压力大小与日均工作时间呈正相关（$r=0.335$），而与人员配备

（r=−0.317）和执业环境（r=−0.202）呈负相关。

表 2-21　影响工作压力状况的相关因素

	r_s	P
日均工作时间	0.335**	<0.001
人员配备	−0.317**	<0.001
合法权益保障状况	−0.199**	<0.001
医患关系紧张状况	−0.196**	<0.001
语言侮辱	0.199**	<0.001
肢体冲突	0.071**	<0.001
执业环境优劣	−0.202**	<0.001
媒体舆论导向	0.225**	<0.001

第二，工作负荷大，工作压力大

新一轮医改政策激发了广大患者的就医需求，各级公立医院的门诊和住院诊疗人数大幅攀升，人满为患，导致日工作时间延长。医院级别越高，医生人均日担负诊疗人次和住院床日越多，拥挤的就诊人流、嘈杂的诊疗环境，让人头昏脑涨。"一上午至少要看 30 到 40 病人，中午吃不到饭。"2015 年，全国医疗卫生机构总诊疗人次达 77.0 亿人次，比 2012 年增加 8.1 亿人次。2015 年居民到医疗卫生机构平均就诊 5.6 次，2012 年为 5.1 次。2015 年总诊疗人次中，医院 30.8 亿人次（占四成）。2016 年，我国医生群体日均诊疗次数为 34 人次，其中 30.6% 的人日均诊疗人数超过 40 人次及以上。新增的门诊和住院病人主要集中在大中型公立医院中。大中型公立医院被调查者的日工作时间较长，负荷重，其成因在于门诊和住院诊疗人数的大幅攀升，教学、科研等非临床工作也有所增加。

第三，城市生活成本高，收入待遇低

收入增加了，但物价飞涨、房价高、教育成本高，仅靠工资收入来维持在大城市的生计已成为一个难题。医学生的学费高，学制时间长。一位刚工作的医学博士说，当 IT、金融、建筑等专业研究毕业后月薪 5000 元时，处于规范化住院医师培训阶段的医学生只能拿着两三千元不等的收入，当初高分考入医学院的价值得不到体现。同其他技术行业有相同技术职称者相比，医生薪酬水平较低。学历较高者，职称较高者多半认为最大压力是工作量大。工资收入较低，生活较困难。

第四，对"医疗差错"和"患者投诉"的担忧

由于医学的局限性或不确定性，以及知识技能的欠缺，医务人员难免会出现客观的或人为的医疗差错，诊疗服务是一种高技术风险的职业。由于医疗机构并没有普及医疗意外责任险，一旦出现医疗差错并由此演变成医患纠纷，医务人员得不到医疗机构的有力保障。访谈中发现：耳鼻喉科、儿科、妇产科和外科医生对"医疗差错"和

"患者投诉"的担忧尤为明显。

医疗执业环境的急剧变化增加了医务人员的工作负荷。社会环境的变化，给医务人员带来了巨大的压力。公众对医务人员的期望值很高，但医学科学的发展还没有达到挽救所有患者生命的水平，或者不能使患者完全康复。不良的情境因素长期刺激，使医务人员的身心健康受到了负面影响。医务人员面对的是躯体与心理存在着相应障碍的特殊人群，患者与家属痛苦焦虑的情绪，包括失去家人的悲痛，这些负面的情景因素会导致医务人员的情绪消极。

2.2.3 对策建议

首先，减轻医师的工作负荷。医师工作负荷过重，是患者日益增长的就医需求和目前医疗供给发展不平衡、不充分所导致的。根据岗位的需求招聘新职工，增加医师助理或文员，或招聘退休护士充当医生助理，帮助医师处理一些事务性工作。在某些工作量较大的科室，可安排一些人协助做好分诊、沟通等工作。根据患者的就诊量，合理排班，分时段预约，以减轻医师工作负荷。

其次，积极鼓励医师进行体育锻炼。医院可通过开展运动会，或鼓励医师跑步、游泳等，促进医生的身心健康。广大医师由于长期过劳，处于亚健康状态，通过体检可以及早发现问题，及时干预，避免由亚健康发展为不健康。对一些早期发现的疾病，也可以及时加以治疗，适当调整工作岗位，以便能早日康复。导致医务人员工作压力偏大的外在因素：操作技能差、缺乏社会支持，引发抑郁、倦怠和其他心理问题，生活品质降低。医疗机构要更好地降低特殊的关键的压力因素[①]。

2.3 身心健康

内容提要

- 69.4% 的医务人员常常或几乎一直感到身体疲劳、不适，比 5 年前降低了 6 个百分点；
- 57.7% 的人时常感到焦虑。44.1% 的人时常有强迫症状，抑郁症状的占 35.3%。
- 认为医患关系紧张的医务人员中，47.7% 有强迫症状；而认为医患关系和谐的人中，仅为 24.2%。遭受患方肢体暴力的医务人员中，45.0% 的人有抑郁症状，而那些没有遭受患方肢体暴力的人中为 33.2%。

心理健康是指心理的各个方面及活动过程处于一种良好或正常的状态。它是一个人健康水平的重要方面。按理，作为人民群众健康守护者，广大医务人员的心理健康水平应高于普通大众，但调查结果并不支持这一推测。

———————
① Ruotsalainen J H, Verbeek J H, Mariné A, Serra C. Preventing occupational stress in healthcare workers［J］. Cochrane Database Syst Rev. 2015（4）：CD002892. doi：10.1002/14651858.CD002892.pub5.

2.3.1 身心健康总体自评

（1）躯体化

调查显示：69.4%的医务人员称过去一个月中，自己常常或几乎一直感到身体疲劳、不适。

表2-22 医务人员出现"身体疲劳、不适"症状的程度 （%）

选项	过去一个月内，您出现"身体疲劳、不适"等症状的程度	
	百分比	样本量
总计	100.0	11771
几乎没有	3.8	450
少有	26.8	3145
常有	53.0	6241
几乎一直有	16.4	1926

调查显示：35～44岁的医务人员的身体不适感最明显。25～34岁的医务人员中，16.9%的人称过去一个月内一直有身体疲惫和不适症状，35～44岁的为18.6%，这两个年龄组大于25岁以下（10.9%）和44岁以上（14.7%）的水平。

表2-23 不同年龄组的医务人员出现"身体疲劳、不适"等症状的程度 （%）

选项		过去一个月内，您出现"身体疲劳、不适"等症状的程度				样本量
		几乎没有	少有	常有	几乎一直有	
总计		3.8	26.8	53.0	16.4	11771（100.0）
年龄（岁）**	<25	7.3	41.0	40.9	10.9	1262（100.0）
	25～34	3.6	26.1	53.5	16.9	5765（100.0）
	35～44	3.0	22.0	56.4	18.6	3067（100.0）
	>44	3.5	27.5	54.3	14.7	1677（100.0）

注：** 表示 $p<0.01$。

调查显示：医生的心理症状最明显。57.4%的医生称自己时常感到"身体疲劳、不适"，19.6%的人更是称"几乎一直有"，二者合计77.0%，明显高出护士（66.3%）、医技人员（57.0%）和管理人员（52.5%）的水平。

表 2-24 不同类型医务人员出现"身体疲劳、不适"症状的程度 （%）

项目		过去一个月内，您出现"身体疲劳、不适"等症状的程度				样本量
		几乎没有	少有	常有	几乎一直有	
总计		3.8	26.8	53.0	16.4	11771（100.0）
医务人员类型**	医生	2.6	20.4	57.4	19.6	5316（100.0）
	护士	3.8	29.9	51.1	15.2	4626（100.0）
	医技人员	6.4	36.5	46.9	10.1	1089（100.0）
	管理人员	8.5	38.9	42.4	10.1	740（100.0）

注：** 表示 $p < 0.01$。

作为"健康守护者"的医师群体本身的健康状况不容乐观，医师猝死的报道不时见诸报端。另外，医务人员还常患有因过劳导致的各种疾病，如由长期饮食不规律导致的肠胃炎，长时间伏案或手术工作导致肩颈炎、腰肌劳损、腰椎间盘突出，或因精神压力导致的偏头痛等疾病。在绝大多数的医生为别人健康逐一排查隐患，却忽略了自己的安危。医生健康状况不佳受到现有制度及医改发展阶段等客观因素的影响，单靠医生自己较难改变。医生职业有高强度特点，没有自己的健康时间表，要以战胜疾病为轴心，随时待命。

（2）焦虑状况

调查显示：57.7% 的医务人员称过去一个月中，常常或几乎一直感到"易紧张、神经过敏、心神不定或烦躁"。

表 2-25 医务人员出现"紧张"症状的程度 （%）

选项	过去一个月内，您出现"易紧张、神经过敏、心神不定或烦躁"症状的程度	
	百分比	样本量
总计	100.0	11771
几乎没有	6.9	809
少有	35.4	4171
常有	46.4	5465
几乎一直有	11.3	1326

调查显示：年龄在 25 岁以下的医务人员中，43.4% 的人称有焦虑症状。随着年龄增加，焦虑症状感在加大，35 ~ 44 岁的达到 62.0%。医生群体中有焦虑症状的占 64.4%，护士群体次之，占 54.7%，医护人员比医技人员（47.4%）和管理人员（44.0%）的焦虑症状明显高。

表 2-26　不同年龄、医务人员类型的焦虑症状程度　　（%）

选项		过去一个月内，您出现"易紧张、神经过敏、心神不定或烦躁"症状的程度				样本量
		几乎没有	少有	常有	几乎一直有	
总计		6.9	35.4	46.4	11.3	11771（100.0）
年龄**	<25	11.6	45.0	34.2	9.2	1262（100.0）
	25～34	6.2	34.1	48.2	11.4	5765（100.0）
	35～44	5.5	32.5	49.0	13.0	3067（100.0）
	>44	8.2	38.1	44.7	9.0	1677（100.0）
医务人员类型**	医生	4.8	30.8	51.0	13.4	5316（100.0）
	护士	7.3	38.0	44.0	10.7	4626（100.0）
	医技人员	10.9	41.7	40.4	7.0	1089（100.0）
	管理人员	12.8	43.2	37.6	6.4	740（100.0）

注：* 表示 $p<0.05$；** 表示 $p<0.01$。

临床工作容不得半点马虎。如若有失误，真会吓出一身冷汗。张孝骞前辈的那句"如临深渊，如履薄冰"，无时无刻不反映了医生最真实的心声。医生时常处于一种精神紧绷，嘴巴、耳朵、手脚并用，一刻不停歇的状态，每一个疏忽大意都可能导致严重后果，给自己及病人带来麻烦，因而不敢懈怠、走神和麻痹大意。

（3）强迫症状

调查显示：44.1%的医务人员称过去一个月中，常常或几乎一直感到"力不从心、难决定或需反复检查"。

表 2-27　医务人员出现强迫症状的程度　　（%）

选项	过去一个月内，您出现"力不从心、难决定或需反复检查"等症状的程度	
	百分比	样本量
总计	100.0	11771
几乎没有	13.3	1562
少有	42.6	5018
常有	36.1	4254
几乎一直有	8.0	937

调查显示：年龄在25岁以下的医务人员中，34.5%的人称常有或几乎一直有强迫症状。随着年龄增加，强迫症状在加大，年龄在35～44岁的达到46.0%。医生群体中

有强迫症状的占 49.3%，护士群体次之（42.4%），医护人员要比管理人员（31.7%）的比例高。

表 2-28　不同年龄、医务人员类型的强迫症状情况　　（%）

选项		过去一个月内，您出现"力不从心、难决定或需反复检查"等症状的程度				样本量
		几乎没有	少有	常有	几乎一直有	
总计		13.3	42.6	36.1	8.0	11771（100.0）
年龄 **	<25	21.2	44.4	26.9	7.6	1262（100.0）
	25 ~ 34	11.7	42.0	37.8	8.5	5765（100.0）
	35 ~ 44	12.2	41.8	37.9	8.1	3067（100.0）
	>44	14.8	45.0	34.0	6.2	1677（100.0）
医务人员类型 **	医生	10.2	40.6	40.4	8.9	5316（100.0）
	护士	15.2	42.5	34.3	8.1	4626（100.0）
	医技人员	16.8	48.5	29.0	5.7	1089（100.0）
	管理人员	18.4	49.9	27.8	3.9	740（100.0）

注：* 表示 $p<0.05$；** 表示 $p<0.01$。

（4）抑郁症状

调查显示：36.3% 的医务人员称，在过去一个月中，自己常常或几乎一直感到"苦闷、兴趣减退，悲观或易哭泣"。

表 2-29　医务人员出现抑郁症状的程度　　（%）

选项	过去一个月内，您出现"苦闷、兴趣减退，悲观或易哭泣"等症状的程度	
	百分比	样本量
总计	100.0	11771
几乎没有	18.1	2136
少有	46.5	5474
常有	29.1	3428
几乎一直有	6.2	733

医院要求"视患者为亲人"，无论自己心情如何，均要心平气和地对待每一名患者，但有时还得不到患者的理解。有时医务人员也会把这些无名的愤懑发泄到自己的家人身上，事后又很懊悔。医生群体中常有或几乎一直感到"苦闷、兴趣减退，悲观或易哭泣"等症状比例接近四成（39.8%），而医技人员和管理人员中的比例均不超过三成。

表 2-30　不同年龄、医务人员类型的抑郁情况　　　　（%）

选项		过去一个月内，您出现"苦闷、兴趣减退，悲观或易哭泣"等症状的程度				样本量
		几乎没有	少有	常有	几乎一直有	
总计		18.1	46.5	329.1	6.2	11771（100.0）
年龄（岁）**	<25	22.4	46.3	25.3	6.0	1262（100.0）
	25～34	15.9	46.9	30.4	6.8	5765（100.0）
	35～44	17.3	45.8	30.6	6.2	3067（100.0）
	>44	24.1	46.5	24.7	4.7	1677（100.0）
医务人员类型**	医生	15.5	44.8	32.1	7.7	5316（100.0）
	护士	18.7	47.7	27.8	5.8	4626（100.0）
	医技人员	23.7	47.3	25.5	3.5	1089（100.0）
	管理人员	25.5	50.3	21.4	2.8	740（100.0）

注：* 表示 $p<0.05$；** 表示 $p<0.01$。

医疗服务是技术含量高、风险高、压力大的工作，医务人员长期的超负荷工作、持久的"过劳"状态会危害其身心健康，增加慢性疾病的患病率，甚至会倒在手术台上。医疗卫生是一个成就感与挫折感并存的职业。患者的高期望使得医护人员对自身的期望高。对丽水市 6 家综合性医院 1006 名医务人员调查发现：39.2% 的人有心理问题，其中躯体化占 36.8%，强迫占 23.5%，抑郁占 28.5%，焦虑占 30.6%，昂素 SCL-90 因子得分均显著高于国内正常人的水平。女性在躯体化、抑郁、焦虑、强迫因子得分高于男性[1]。法国对 189 个 ICU 的 901 名医生的调查结果显示：23.8% 的人称有抑郁症状。在这些有抑郁症状的医生中，58% 的人有离职意向，而那些称自己没有抑郁症状的人中，33% 的人有离职意向。连续高强度的工作以及工作倦怠是主因[2]。

（5）5 年间医务人员心理状况发生积极改变

医务人员中感到"疲劳和不适"的占 69.4%，比 5 年前降低了 6 个百分点；在心理健康方面，57.7% 的人时常感到焦虑，5 年前为 59.2%。44.1% 的人时常有强迫症状，与 5 年前基本持平。40.9% 的人时常感到抑郁，而 5 年前为 37.3%，增加了 4 个百分点。抑郁症状的占 35.3%，比 5 年前降低了 6 个百分点。5 年间医务人员的焦虑症状、强迫症状和抑郁症状均有明显的减少趋势。

① 林美琴，曾长佑，陈洁. 医务人员心理健康与工作满意度研究［J］. 中国健康教育，2014，2：147-150.
② Nathalie Embriaco, Sami Hraiech, Elie Azoulay, Symptoms of depression in ICU physicians［J］. Annals of Intensive Care July 2012, 2：34.

表 2-31　5 年间医务人员心理症状情况对比分析　　　　　　（%）

选项		2013 年	2018 年
疲劳、不适	几乎没有	2.9	3.8
	少有	22.0	26.8
	常有	54.8	53.0
	几乎一直有	20.2	16.4
焦虑	几乎没有	7.1	6.9
	少有	33.7	35.4
	常有	47.6	46.4
	几乎一直有	11.6	11.3
强迫	几乎没有	11.7	13.3
	少有	42.1	42.6
	常有	38.7	36.1
	几乎一直有	7.6	8.0
抑郁	几乎没有	16.3	18.1
	少有	42.7	46.5
	常有	33.2	29.1
	几乎一直有	7.7	6.2

注：2013 年的被调查医务人员为 5852 人，2018 年被调查医务人员为 11771 人。

因医务人员的工作负荷增强、工作压力增大，工作竞争加强，身心受到损害，使医务人员处于亚健康状态，医务人员心理症状的情况有所恶化。我国医务人员身心健康状况不佳的现状没有改观。焦虑感已成为医务人员的常态。月收入增加了，但快乐在减少。

2.3.2　身心健康不佳的诱因

2018 年 1 月，中国医师协会发布的《中国医师执业状况白皮书》显示：19.2% 的医师称自身健康状况很好；33.2% 的被调查医师罹患一种疾病；31.1% 的医师认为身体状况对工作造成了中度以上的影响。39.6% 的医师做不到每年体检，9.4% 的医师从不体检，11.5% 的医师从不体育锻炼。导致医务人员身心健康状况不佳的主要因素有：医患关系紧张、工作负荷大、工作压力大、职业环境对健康的损害。

（1）医疗工作的性质

医生是高风险的职业，但对自身的关注不够，心血管医生没有给自己量过血压，妇产科医生却从来没有做过宫颈检查，精神科和心理科医生很少找同行进行心理疏导。医生常常会认为患者是有心理问题，却不去正视自己所面临的心理问题。医生群体已成了心理疾病的高发群体。对上海市妇幼保健中心专业培训班的 118 名产科医生问卷调查显示：躯体化、强迫、抑郁和焦虑4个症状因子方面产科医生得分高于常模。上海市产科医生的心理健康问题不容乐观，值得关注[1]。紧张繁重的工作中导致巨大的精神压力。医学技术日新月异，终身学习。工作负荷重，但还要保证诊疗和护理行为的操作规范化。夜间不敢关机，有急诊或病房有事打电话吵醒了老婆孩子也无暇顾及，得赶快去会诊，晚了担心患者家属责怪、投诉。

医生因较多地接触到病患的伤痛、死亡，患者及其家属抱怨等负面情绪与信息，更容易积累负面情绪。北京协和医院心理医学科魏镜主任医师称："医生在高紧张度和高风险下工作，最快一年就会出现'职业耗竭'，倦怠的医务人员是危险而无辜的肇事者。"医生情感耗竭，对待患者的热情度下降、敏感性下降，临床差错出现的概率会增加。美国外科医生精神状况不佳，对医疗质量、工作满意度、职业忠诚度有负面影响。不同外科医生的健康维持的习惯不同。在被调查的7197名外科医生中，36.3%进行体育锻炼，46.2%的人在过去的一年内看过自己的初级保健医生[2]。

（2）大医院工作负荷重

在高工作压力下，医生的神经时刻紧绷着，怕出差错。紧张繁重的工作中承受了巨大的精神和心理压力。"救死扶伤、解除病人身心病痛"，这种职业的要求，往往使医生处于纠纷的风口浪尖，常年保持在高度紧张的状态，需要不断处理医患矛盾。面对繁重的工作任务、病人的不理解，承受着巨大的心理压力。若疏导不当，则造成工作热情降低，甚至疲溃。如果医务人员长期焦虑、紧张、缺乏适当的放松及休息，引起紧张性头痛，过度疲劳、体力过度透支，引发积累性暴发疾病。这些身体和心理机能的障碍若得不到有效治疗，会出现敏感、易激惹等，降低工作效率。加班、晋升、防医闹，则是导致医生过劳的三座大山。"累"几乎成了所有医生的口头语，而加班也成了所有医生的家常便饭。动辄数小时的高风险手术，全天候的负责所分管的患者，时刻准备着处理紧急状况。

（3）执业环境不佳，医护人员整日提心吊胆

医患关系紧张，暴力伤医事件频频发生。看病难，在医疗资源集中的大城市更是如此。患者想尽快看好病，医生也想帮助患者脱离痛苦。患者着急的心情，加上医生繁忙的工作，很容易就产生误解。个别医生不规范的行医行为，也在患者心中留下了不好的印象。医患关系的矛盾着实让很多医生觉得很压抑，精神压力大。部分患者及家属的容忍度较低，治疗未达预期效果要向医院讨说法，让医务人员整日提心吊胆，时刻担心患方来闹事。那些认为医患关系紧张的医务人员中，61.6%的人有"易紧张、神经过敏、心神不定或烦躁"等症状，而那些称医患关系和谐的医务人员中，仅有37.1%的人有同感。结果见表2-23。

① 胡淑怡，杜莉，朱蓉，朱丽萍. 上海市产科医生心理健康状况的调查研究 [J]. 中国妇幼保健，2016，16：3341-3344.

② Shanafelt T D, Oreskovich M R, Dyrbye L N. Avoiding burnout: the personal health habits and wellness practices of US surgeons [J]. Ann Surg, 2012, 255（4）：625-633.

表 2-32 医疗执业环境与焦虑之间的关系 （%）

项目		过去一个月内，您出现"易紧张、神经过敏、心神不定或烦躁"症状的程度			样本量
		无和少有	常有	几乎一直有	
医患关系**	紧张	38.5	48.9	12.7	9493（100.0）
	一般	57.1	37.6	5.3	2009（100.0）
	和谐	66.9	26.8	6.3	269（100.0）
与患者肢体冲突**	无	43.9	46.0	10.1	10622（100.0）
	有	27.4	50.6	22.0	1149（100.0）
遭到患者语言辱骂（次）**	0	56.7	36.8	6.5	3756（100.0）
	1~2	42.6	47.8	9.6	4673（100.0）
	>3	25.7	55.4	18.9	3342（100.0）

注：* 表示 $p<0.05$；** 表示 $p<0.01$。

那些认为医患关系紧张的医务人员中，47.7% 的人有"力不从心、难决定或需反复检查"等症状，而那些称医患关系和谐的医务人员中，仅有 24.2% 的人有同感。

表 2-33 医患关系紧张状况与强迫之间的关系 （%）

项目		过去一个月内，您出现"力不从心、难决定或需反复检查"等症状的程度			样本量
		无和少有	常有	几乎一直有	
医患关系**	紧张	52.4	38.8	8.9	9493（100.0）
	一般	69.9	26.0	4.1	2009（100.0）
	和谐	75.8	19.0	5.2	269（100.0）
与患者肢体冲突**	无	57.8	35.3	6.9	10622（100.0）
	有	38.3	44.1	17.6	1149（100.0）
遭到患者语言辱骂（次）**	0	69.4	26.0	4.6	3756（100.0）
	1~2	56.4	36.9	6.7	4673（100.0）
	>3	40.0	46.5	13.5	3342（100.0）

注：* 表示 $p<0.05$；** 表示 $p<0.01$。

那些认为医患关系紧张的医务人员中，38.3% 的人有"苦闷、兴趣减退，悲观或易哭泣"等症状，而那些称医患关系和谐的医务人员中，22.7% 的人有同感。那些遭受患方肢体暴力的医务人员中，45.0% 的人有"苦闷、兴趣减退，悲观或易哭泣"等症状，而那些没有遭受患方肢体暴力的人中，33.2% 的人有同感。

表 2-34　医患人际环境与抑郁之间的关系　　　　　　　　（%）

项目		过去一个月内，您出现"苦闷、兴趣减退，悲观或易哭泣"等症状的程度			样本量
		无和少有	常有	几乎一直有	
医患关系 **	紧张	61.7	31.3	7.0	9493（100.0）
	一般	77.0	20.1	2.9	2009（100.0）
	和谐	77.3	18.2	4.5	269（100.0）
与患者肢体冲突 **	无	66.8	28.0	5.2	10622（100.0）
	有	45.0	39.2	15.8	1149（100.0）
遭到患者语言辱骂 **	0	76.5	20.1	3.4	3756（100.0）
	1~2	66.0	28.8	5.2	4673（100.0）
	>3	49.4	39.7	10.9	3342（100.0）

注：* 表示 $p<0.05$；** 表示 $p<0.01$。

2.3.3　对策建议

一是制定科学合理的政策分流患者，减轻医生的工作负荷。实行分级诊疗，可用医保报销比例及各种政策来引导患者在基层就医，解决城市大医院人满为患、医生工作负担过重的问题。三级医院的心理健康症状比二级医院的严重。三甲医院集聚有较多的医疗专家和高学历的医学人才，且配备有较好的医疗设备和仪器，加上医疗保障体系与分级转诊设置的不完善性，使得患者更愿意首选大医院诊治，使得医务人员日工作时间延长，工作强度加大，容易出现疲劳或工作倦怠。采取综合措施缓解医生的疲劳[①]。临床医生的心理健康状况特殊。针对性的心理指导、健康教育、强化落实医生保健措施等干预措施。

二是关心医务人员的生活和内心需求，切实落实休假制度。医院的人文管理要到位。作为医院管理者，不但要关心员工的工作，还要对他们的生活和内心需求给予足够的关注，主动解决后顾之忧，使其愉快地投入工作。医护人员要学会善待自己。医院要重视医务人员身体健康，定期组织体检，建立健康档案，建立紧急替代机制；尽可能地落实各类休假制度，开展各种形式的文体活动，使医护人员体质得到增强；重视医生的心理健康。对于国家规定的双休日、节假日，以及员工的年休假时间，医院要制定合理的排班制度，保证医护人员能切实享受休假，促进身体健康。此外，医院还可通过集体组织旅游、积极开展文艺活动等，让医护人员放松心情，减轻工作压力。

三是注重职业防护，有效规避职业风险。对患者感染状况的不确定性会加重心理压力，使医务人员感到恐惧、害怕、悲伤等。加强职业安全教育，提高职业防范意识，强调对工作的责任心，规范操作行为，避免针刺伤，有效规避职业风险。国家应逐步建立、健全医疗责任分担制度，对于不可预见或避免的风险，实施部分医疗损害责任

---

① 刘瑞，杜鸣松，贾秀萍. 鞍山市三级综合医院医生疲劳现状调查与分析［J］. 现代医院管理，2014，1.

的豁免；建立医疗损害限制性赔偿制度，减轻医务人员和医疗机构的赔偿压力。建立和完善医务人员的医疗保险和劳动保险制度，解除后顾之忧和焦虑。医师协会要帮助医生维持良好的工作生活平衡与健康的生活方式，提供多种促进健康的资源，为医生开发一种更健康的生活指南项目。

四是关爱医务人员，开展心理疏导。医生需要觉察到自身角色的变迁，并有意识地自我调整，以改善医患关系，建立良好的治疗关系。医生应"用心"，存"正念"，能觉察自身及别人的理想、价值、力量及偏颇或局限性，且平和地感悟、关注、接纳、尊重情感生活的意义。医生还需要懂得人际沟通的心理学，能运用心理学知识和技巧处理医患关系中可能出现的矛盾或冲突。

第 3 章　工作满意度和离职意向

公立医院改革是否有成效，还要看医务人员的工作满意度和患者的就医满意度。事实上，当前我国公立医院医改正步入深水区，医务人员的工作积极性、主动性如何事关医改大局的成败。提高工作满意度高会降低员工流失率和运作成本，提高医疗服务质量。

3.1　工作满意度总体考察

内容提要

- 23.0% 的医务人员对当前工作感到不满，20.4% 的人感到满意，与 5 年前基本持平。
- 三成（29.5%）的医生对当前工作不满，高出管理人员 15 个百分点；而 35.6% 的管理人员对当前工作感到满意，高出其他医务人员 10 多个百分点。
- 那些对当前工作感到不满的医务人员中，23.4% 的人时常感到焦虑，而对工作感到满意的人中 5.3% 的人有同感。

工作满意度是指组织机构内的个体，对工作性质、内容、环境、状态、方式、压力、人际关系等方面的体会、评价基础上形成的一种稳定的良性感受或心理状态。对工作满意度的测量包括了与工作相关的情感反应、情绪体验和态度能力等内容[①]。工作满意度受到薪酬公平感、晋升公平感、获得感、成就感等因素的影响。

3.1.1　工作满意度总体偏低

调查显示：23.0% 的医务人员对当前工作感到不满。20.4% 的人感到满意，与 5 年前基本持平。

对老年工作的职业态度、工作状态、报酬和待遇、成长和职业发展五个维度设计老年科医务人员工作满意度调查[②]。对江苏省 2407 名医务人员的调查显示：整体满意度得分为 68.76 分，处于居中水平，各维度满意度评分从高到低依次是目前工作、上下级关系、同事关系、医院设备条件、工作报酬、工作本身、工作环境和提升机会[③]。

---

①　Judge T A, Weiss H M, Kammeyer-Mueller J D, etc. Job attitudes, job satisfaction, and job affect: A century of continuity and of change [J]. Appl Psychol, 2017, 102（3）：356-374.

②　赵冬梅，孙文，莺歌，等. 九家医院老年科医务人员工作满意度影响因素分析 [J]. 解放军医院管理杂志，2017，6：546-549.

③　胡丹，苗豫东，薛成兵，等. 江苏省医务人员工作满意度及其影响因素研究 [J]. 中国医院管理，2016，8：61-63.

表 3-1　医务人员的工作满意度状况　　　（%）

选项	百分比	样本量
总计	100.0	11771
非常不满意	6.0	701
不满意	17.0	2006
一般	56.6	6668
满意	19.2	2255
非常满意	1.2	141

表 3-2　5 年间医务人员工作满意度对比　　　（%）

选项	您对当前工作岗位的总体满意度如何？	
	2013 年	2018 年
不满意	24.4	23.0
一般	56.5	56.6
满意	19.1	20.4

注：① 2013 年的被调查医务人员为 5852 人，2018 年被调查医务人员为 11771 人。②问卷中采用了 5 分法，1="非常不满意"，2="不满意"，3="一般"，4="满意"，5="非常满意"，本表进行了合并。

三甲综合医院医务人员工作满意度为 21.4%，比公立二甲医院和中医医院的水平高，但民营医院工作满意度最高，为 24.1%。中医医院对工作不满的人占 14.9%，二甲综合医院为 27.5%，民营医院为 16.4%。16.6% 的医生对当前工作感到满意，而管理人员更是达到 35.7%，二者相差 19 个百分点。三成（29.5%）医生表达了对当前工作的不满，高出管理人员 15 个百分点。2013 年美国医生调查揭示：专科医生的工作总体满意度在 43%～59%，明显高出我国医生的水平。35.6% 的管理人员对工作感到满意，高出其他医务人员 10 多个百分点。

27.9% 的男性医务人员对当前工作岗位总体不满意，女性中占 22.6%；20.0% 的男性医务人员对当前岗位感到满意，女性中为 18.7%。不论男性和女性均有超过五成的人感到一般。年龄在 45 岁以上的人中工作满意度最高，占 27.5%，高出 25～34 岁年龄组 11 个百分点。男性、年龄在 35～44 岁、中级职称者的工作不满程度最高，占四分之一。不同技术职称者的工作满意度之间显著差异，高级职称者中感到工作满意度的占 23.1%，高于初、中级职称者 5 个百分点。初级职称者中有 24.6% 感到工作不满意，高级职称者为 23.3%，中级职称者为 26.3%。

表 3–3　不同性别、年龄、技术职称医务人员工作满意度情况　　（％）

项目		工作满意度			样本量
		不满意	一般	满意	
性别 **	男	31.7	50.3	18.0	3520（100.0）
	女	19.3	59.4	21.4	8251（100.0）
年龄（岁）**	<25	16.5	58.9	24.6	1262（100.0）
	25 ~ 34	24.7	58.2	17.1	5765（100.0）
	35 ~ 44	25.7	54.1	20.2	3067（100.0）
	>44	17.0	54.4	28.6	1677（100.0）
技术职称 **	初级	21.4	58.9	19.8	5046（100.0）
	中级	25.1	56.5	18.4	4155（100.0）
	高级	23.5	50.5	26.0	1917（100.0）
	未定级	20.5	58.7	20.8	653（100.0）

三成（29.5%）的医生表达了对当前工作的不满，高出管理人员 15 个百分点。35.6% 的管理人员对当前工作岗位感到满意，高出其他医务人员 10 多个百分点。

表 3–4　5 年间不同类型医务人员工作满意度对比　　（％）

医务人员类型	不满意		一般		满意	
	2013 年	2018 年	2013 年	2018 年	2013 年	2018 年
医师	29.5	31.6	53.9	53.3	16.6	15.1
护士	20.8	16.7	60.4	60.7	18.7	22.6
医技 / 药剂人员	19.2	14.9	58.9	58.3	22.0	26.8
管理人员	15.0	12.6	49.3	52.8	35.7	34.6

注：2013 年的被调查医务人员为 5852 人，2018 年被调查医务人员为 11771 人。

调查显示：31.6% 的医生对当前工作感到不满，而 5 年前为 29.5%；15.1% 的人感到满意，而 5 年前为 16.6%；5 年间，工作不满意的程度有所增加。对南京市 27 家医疗机构 1186 名医生的职业认同现状调查结果显示：医生在职业认知、行为、价值和情感方面认同率较高，职业承诺方面认同率较低[①]。对广州市 35 家二三级医院中 1320 名医生调查显示：医生工作满意度达良好的占 25.6%，不满占 22.8%。工作本身、激励和发展、环境与群体、医院形象、薪资和福利等五个维度与满意度总分呈高度相关。对工作本身较为满意，最不满意的是薪资、福利偏低、工作内容多和强度过大[②]。对汕

① 张昱，全钰平，刘娜，等. 南京地区医生职业认同现状调查［J］. 南京医科大学学报（社会科学版），2013，4：344-348.
② 黄晓玲，方少元. 广州地区医生工作满意度调查研究［J］. 现代医院，2015，3：127-129+132.

头市三甲医院医生调查显示：医生工作总体满意度得分为 3.17 ± 0.59，最满意的是工作道德、同事关系，最不满意的是收入与工作量、职称晋升[①]。

3.1.2　影响工作满意度的因素

当前我国医务人员工作满意度不高，离职意向较强。不少临床科室超负荷工作，产生工作倦怠感。导致医生群体工作满意度低的因素有：工作强度大、收入低、医闹、人际关系紧张、医患关系、政府对医疗环境改善不重视、医生自由行医空间受限，等等。提高工作满意度的因素有：同事间协作互助、工作的多元化、承担教学任务；降低工作满意度的因素有：低收入、工作时间超 8 小时、管理负担、工作负荷重、缺乏认同等。

进行 Spearman 相关性分析后发现：薪酬公平性、职业晋升、合法权益保障与工作满意度均呈正相关，而身心健康与工作满意度呈负相关（$r=-0.337$）。工作满意度不高的原因有：①薪酬不公平；②晋升不公平；③职业发展空间有限；④患者/社会不认可，社会形象受挫；⑤从业环境不佳，等等。现在三级医院招新医生非研究生不要，医院把 SCI 论文、课题经费的多少作为职称晋升的必备条件。不少临床医生大部分精力和兴趣用于研究，临床经验少；有些外科博士不会开刀，有些内科博士不会看病。在职称评定中建立"以临床操作技能为中心"的评价体系虽然存在，但操作性不强，难以量化，因而实施效果不理想；临床科室差异很大，临床操作技能评价的标准有较大差异；评价的成本较高，耗时耗力，人力资源部门难组织。

表 3-5　影响工作满意度的相关因素

	r_s	P
工作满意度		
薪酬公平性	0.238**	<0.001
职称晋升公平性	0.306**	<0.001
合法权益保障状况	0.396**	<0.001
继续教育机会	0.231**	<0.001
身心健康状况	-0.337**	<0.001
医患关系紧张状况	0.154**	<0.001

注：* 表示 $p<0.05$；** 表示 $p<0.01$。

对 1027 名德国全科医生的调查显示：工作负荷和医疗行为对工作满意度有较大的影响[②]。美国护士不满意当前工作的主要原因是：专业自主性差、工作时间长，缺乏同

①　吴雪峰，区永锦. 汕头市三甲医院医生工作满意度调查与分析［J］. 中国卫生质量管理，2014，4：60-64.

②　Goetz K, Musselmann B, Szecsenyi J, Joos S. The influence of workload and health behavior on job satisfaction of general practitioners［J］. Fam Med, 2013, 45（2）：95-101.

伴或护士长的支持[1]。加拿大外科医生时常感到身体疲惫，没有个人支配的时间[2]。美国医生薪酬报告揭示，不同专科医生的工作总体满意度在43%～59%。对美国住院医师（$n=816$）的调查显示，69.0%的人对自己提供的医疗服务质量感到非常满意，被调查者对工作环境、自主性、个人支配时间感到不满[3]。针对加拿大、美国和挪威的调查结果显示，79%的美国医生（$n=6628$）赞同自己可以为患者提供高质量的医疗服务，但只有46%的加拿大医生（$n=3213$）和59%的挪威医生（$n=657$）有同样的回答。美国医生的工作满意度整体水平低于加拿大和挪威的水平[4]。县级公立医院医务人员的工作满意居于比较满意水平，但对医院的管理制度的满意度不高[5]。

（1）薪酬水平偏低，工作满意度越低

调查显示：月收入在2000元及以下的医务人员中，26.5%的人表示对当前的工作感到不满意，比2013年降低了4个百分点。而月收入在8000元以上的人当中，17.9%的人工作不满意。总体上，月薪水平越高，工作不满情绪越低。月收入在8000元以上的医务人员中，29.4%的人对当前工作感到满意，而月薪在4000元到6000元的人中，仅占17.3%。

我国医护人员工作满意度是心理社会因素共同作用的结果，其中薪酬公平和工作压力对我国医护人员工作满意度均具有显著预测作用[6]。当前薪酬实际状况偏低且公平性差已严重影响到了工作满意度，表现在：①总体的薪酬实际水平偏低，医疗服务价值没有得到应有的体现；②同一医疗机构内部不同岗位的薪酬区别较小和区别较大同时并存；③基层医疗机构实施收支两条线后，收入虽有增加，但工作积极性和工作效率并没有明显提高；④不同临床科室医务人员的实际收入不均，加剧了医疗机构内部员工之间的不公平感。

（2）医疗执业环境不佳

当前，医疗执业环境好坏显著影响工作满意度。那些自称从业环境好的人中，10.2%的人对工作表示不满意，而自称从业环境不佳的人中，33.1%有同感，二者相差23个百分点。那些自称从业环境好的人中，50.4%的人对工作满意，而自称从业环境不佳的人中，13.2%的人有同感，二者相差悬殊。媒体舆论环境对工作满意度有影响。那些自称媒体报道医疗纠纷事件时总是偏袒患方的医务人员中，27.6%的人对工作不满，而那些自称偶尔会这样的人中，15.7%的人有同感。那些自称媒体舆论在多数情形

① Han K, Trinkoff A M, Gurses A P. Work-related factors, job satisfaction and intent to leave the current job among United States nurses [J]. Clin Nurs, 2015, 24（21-22）: 3224-3232.

② Lepnurm R, Dobson R, Backman A, Keegan D. Factors explaining career satisfaction among psychiatrists and surgeons in Canada [J]. Canadian Journal of Psychiatry. 2006, 51: 243-255.

③ Keiki Hinami, Chad T Whelan, Robert J. Wolosin, Worklife and Satisfaction of Hospitalists: Toward Flourishing Careers [J]. Gen Intern Med. 2012, 27（1）: 28-36.

④ Tyssen R, Palmer K S, Solberg I B, Voltmer E, Frank E. Physicians' perceptions of quality of care, professional autonomy, and job satisfaction in Canada, Norway, and the United States [J]. BMC Health Serv Res, 2013, 15; 13: 516. doi: 10.1186/1472-6963-13-516.

⑤ 于洗河，杨晔丽，万龙涛，等. 吉林省县级公立医院改革后医务人员工作满意度及影响因素分析 [J]. 医学与社会，2018, 1: 69-72.

⑥ 蒋敏慧，程灶火. 我国医护人员工作满意度心理社会因素的Meta分析 [J]. 中国健康心理学杂志，2017, 12: 1840-1845.

下丑化了医务人员形象的人中，29.1% 的人对工作不满，而那些自称少数情形下回这样的人中，14.6% 的人有同感。

表 3-6 从业环境与工作满意度 （%）

项目		工作满意度			样本量
		不满意	一般	满意	
当前我国医疗执业环境的总体状况 **	差	33.1	53.7	13.2	6284（100.0）
	一般	11.5	62.1	26.4	4985（100.0）
	好	10.2	39.4	50.4	502（100.0）
媒体舆论是否丑化了医务人员形象 **	无或偶尔	14.6	55.5	29.9	1633（100.0）
	有时	16.1	60.1	23.8	368（100.0）
	总是	29.1	54.9	16.0	6452（100.0）
大众媒体报道医疗纠纷事件时偏袒患方吗 **	无或偶尔	15.7	54.5	29.8	1480（100.0）
	有时	15.6	60.4	24.0	3015（100.0）
	总是	27.6	55.5	16.9	7276（100.0）

注：* 表示 $p<0.05$；** 表示 $p<0.01$。

（3）工作满意度不高加剧了心理症状和离职意向

那些对当前工作感到不满的医务人员中，23.4% 的人时常感到焦虑，而对工作感到满意的人中 5.3% 有同感。那些对当前工作感到不满的医务人员中，18.9% 的人时常感到抑郁，而对工作感到满意的人中 3.4% 有同感。那些工作不满者中，17.3% 的人时常感到强迫症状，而对工作满意者中 4.0% 的人有同感。工作满意度越高，焦虑、强迫、抑郁的频率越低。工作满意度低，则离职意向偏高。那些对工作不满的人中，80.6% 称若有机会将不会再选择从医，而那些对工作感到满意的人中，31.4% 有同感。

3.1.3 工作满意度不高的消极影响

那些对当前工作感到不满的医务人员中，79.5% 的人感到焦虑，而对工作感到满意的人中有 32.5% 有同感。

表 3-7 工作满意度与心理健康

项目		焦虑（%）			强迫（%）			抑郁（%）		
		无	少有	常有	无	少有	常有	无	少有	常有
工作满意度	不满意	20.5	53.7	25.8	32.0	48.7	19.3	38.5	44.4	17.1
	一般	42.1	49.8	8.1	57.7	37.0	5.3	67.4	29.2	3.4
	满意	67.5	28.8	3.7	77.8	19.7	2.5	86.5	11.8	1.7
	r_s	-0.343			-0.323			-0.346		
	p	<0.001			<0.001			<0.001		

注：$n=11771$。

工作满意度高低对医务人员的职业忠诚度有显著影响。那些对工作不满的人中，84.4% 的人称如果有机会将不会再选择从医，而那些对工作感到满意的人中，31.6% 的人有同感。经过 Spearman 相关性检验后表明，工作满意度与职业忠诚度均呈正相关，即工作满意度越高，再次择业时继续从事医疗行业的频率越高，希望子女学医的频率越高。

表 3-8　工作满意度与职业忠诚度　　　　　　　　（%）

选项		不会再次择业		不希望子女学医	
		2013 年	2018 年	2013 年	2018 年
工作满意度	不满意	80.6	84.4	83.8	73.7
	一般	61.0	59.6	70.9	14.5
	满意	31.4	31.6	51.7	20.8

注：①问卷中工作满意度采用了 5 分法，1="非常不满意"，2="不满意"，3="一般"，4="满意"，5="非常满意"，本表进行了合并。② 2013 年的被调查医务人员为 5852 人，2018 年被调查医务人员为 11771 人。

工作满意度低，则离职意向偏高，医患关系不和谐。医院要以改革为契机，医院要为才能发挥创造条件，拓展发展空间，促进事业长期发展。日本的一项研究揭示：工作满意度高低与治疗常见疾病时医疗质量之间没有必然联系[1]。患者调查显示：72.1% 的人对本次就医过程感到总体满意，24.1% 的人感到一般，只有 2.9% 的人感到不满。针对美国 993 名外科医生的调查显示：工作满意度的降低会加剧工作离职和提前退休现象的发生[2]。

3.1.4　讨论

政府和医疗机构要在新医改背景下保障医务人员待遇，充分体现尊重劳动、尊重知识、尊重人才、尊重创造的精神。建立健全体现业绩、激发活力的激励保障机制。完善人事和收入分配制度，建立科学的绩效考核制度，优绩优酬，使收入与工作质量、数量和医务人员的满意度挂钩。提高医务人员工作满意度需要政府、医疗机构、行业协会共同努力，增加医护人员执业环境的能力，能够在友善的执业环境中凭专业知识和技能对患者提供正确的职业服务；医生的经济动机与广泛的社会目标保持一致[3]。

---

① Makiko Utsugi-Ozaki, Seiji Bito, Shinji Matsumura. Physician Job Satisfaction and Quality of Care Among Hospital Employed Physicians in Japan [J]. Gen Intern Med, 2009, 24（3）：387-392.

② Jackson TN, Pearcy CP, Khorgami Z, Agrawal V, Taubman KE, Truitt MS. The Physician Attrition Crisis: A Cross-Sectional Survey of the Risk Factors for Reduced Job Satisfaction Among US Surgeons [J]. World J Surg, 2018, 42（5）：1285-1292.

③ Robert H Brook. Why Not Big Ideas and Big Interventions [J]. Journal of General Internal Medicine, 2014, 29（12）：1586-1588.

3.2　薪酬公平性

内容提要

- 医务人员中月收入在 4000 元及以上的占 64.6%，比 5 年间增加了 26 个百分点。
- 月收入在 8000 元以上的医务人员中，29.4% 的人对当前工作感到满意，而月薪在 4000 ~ 6000 元的人中，仅占 17.3%。
- 79.5% 的医生称自己对工作的付出大于收入，66.6% 的护士、58.2% 的医技 / 药剂人员、61.4% 的管理人员有同感。

医务人员的薪酬包括：工资、奖金和其他福利待遇（如：带薪休假、保险、房补）等，其中月均收入是衡量医务人员收入水平的一个重要指标。医生的行为以及医患关系，受制于薪酬制度，进而又决定了单个病人诊疗绩效、整个医疗机构绩效乃至整个卫生服务体系的绩效。公平合理的薪酬待遇是稳定队伍、留住优秀人才的基本条件，是提高员工工作积极性和能动性重要因素。薪酬不公平导致离职意向增高，工作效率低下。因此，国家要建立符合医药卫生行业特点的薪酬制度。

3.2.1　实际薪酬的总体状况

（1）医务人员总体收入水平有较大幅增加

月收入在 2000 元及以下的占 6.5%，而 2013 年占 17.0%，5 年间下降了 10.5 个百分点。月收入在 4000 以上的占 64.6%，而 2013 年为 38.9%，5 年间增加了 26 个百分点。男性中月收入在 4000 元及以上的占 70.8%，女性占 62%，二者相差 9 个百分点。护士中绝大多数是女性，护士的收入明显比医生的要低。月薪在 4000 元级以上的医生占 71%，5 年前仅占 44.2%。月均收入在 4000 元及以上的管理人员占 68.4%，而 5 年前占 50.3%，月薪在 4000 元及以上的护士占 57.6%，5 年前占 30.6%。医技人员月薪在 4000 元及以上的占 61.7%，而 5 年前 41.6%。有些省市绩效工资改革力度大，医务人员奖励性绩效工资比例占五成以上，显著拉开了收入差距。

表 3-9　不同性别医务人员月收入水平情况　　　　　　　　　　（%）

项目		月收入水平（元）				
		<2000	2001 ~ 4000	4001 ~ 6000	6000 ~ 8000	>8000
性别	男	5.8	23.4	27.6	19.2	24.0
	女	6.8	31.2	28.5	16.9	100.0

（2）医生群体收入水平不高

调查显示：医生群体中月均收入在 2000 元以下的占 5.9%，而 5 年前占 16.2%。近年来，其他医务人员的月均收入也显著提升。管理人员当中月均收入在 4000 元及以上的占 68.4%，而 5 年前占 50.3%，护士月薪在 4000 元及以上的占 57.8%，5 年前占

30.6%。护士群体中，月均收入在 6000 及以上的占 28.8%。医技人员月薪在 4000 元及以上的占 60.7%，而 5 年前占 41.6%。

表 3-10　不同类型医务人员月均收入　　　　　　　　　　　　　　（%）

项目		月收入水平（元）					样本量
		<2000	2001～4000	4001～6000	6000～8000	>8000	
人员类型	医生	5.9	23.1	28.0	19.2	23.8	5316（100.0）
	护士	7.2	35.2	28.8	15.7	13.1	4626（100.0）
	医技人员	6.5	32.8	26.8	17.7	16.2	1089（100.0）
	管理人员	6.9	24.7	28.5	17.2	22.7	740（100.0）

同 5 年前相比，各个群体月均收入中，低于 4000 元的比例均有明显的下降，而医务人员收入高于 4000 元的比例均明显高于 5 年前的水平。

表 3-11　5 年间不同类型医务人员月均收入比较　　　　　　　　　（%）

月收入水平（元）　　医务人员类型	<2000		2001～4000		4001～6000		>6000	
	2013 年	2018 年	2013 年	2018 年	2013 年	2018 年	2013 年	2018 年
医师	16.2	5.9	39.6	23.1	25.3	28.0	18.9	43.0
护士	19.1	7.2	50.3	35.2	20.1	28.8	10.5	28.8
医技/药剂人员	17.7	6.5	40.8	32.8	24.6	26.8	17.0	37.9
管理人员	12.8	6.9	36.9	24.7	28.3	28.5	22.0	39.9

注：2013 年的被调查医务人员为 5852 人，2018 年被调查医务人员为 11771 人。

2018 年 1 月，中国医师协发布的《中国医师执业状况白皮书》显示：年龄在 25 岁以下的被调查者平均年收入 44505 元，26～35 岁组 63279 元，36～45 岁组 77003 元，46～55 岁组 86439 元，56 岁以上组 89624.1 元；学历方面，大专及以下学历组平均年收入为 62145 元，本科学历组为 74404 元，研究生学历组为 89982 元；初级职称组的平均年收入是 57709，中级职称为 73854，副高级职称 88638 元，正高级职称 107813 元。《中国统计年鉴 2015》公布的数据显示：2015 年，我国城镇医疗卫生机构人员平均年工资为 6.3 万元，是城镇社会平均年工资的 1.12 倍。医疗卫生收入仅仅处于中等偏上的水平，但显著低于金融、银行、IT 等行业。

（3）不同类型医院医务人员收入状况

调查显示：麻醉科医务人员中月均收入在 8000 元及以上的占 27.3%，儿科仅为 11.5%，管理科室为 23%。相比 2013 年，各科室医务人员月均收入在 8000 元及以上的人数比例均有所提升。

表 3–12　不同科室医务人员月均收入　　　　　　（%）

月均收入（元） 科室分布	<2000	2001～4000	4001～6000	6000～8000	>8000	样本量
总计	770 6.5	3394 28.8	3322 28.2	2068 17.6	2217 18.8	11771（100.0）
大外科	8.0	30.5	29.2	15.7	16.6	2445（100.0）
大内科	5.6	28.9	27.0	16.9	21.6	1918（100.0）
妇产科	6.4	27.1	29.2	17.7	19.6	902（100.0）
儿科	7.5	36.0	27.6	17.5	11.5	550（100.0）
急诊	6.7	31.5	30.4	16.8	14.5	736（100.0）
麻醉科	6.5	19.6	25.3	21.3	27.3	1056（100.0）
其他临床科室	6.0	30.5	29.5	18.2	15.8	2118（100.0）
医技科室	6.1	30.5	29.5	18.9	19.6	1319（100.0）
管理科室	5.8	27.0	27.5	16.8	23.0	727（100.0）

外科医生做手术费用很低，因而收入也低，手术收费没有能很好地起到激励作用。北京协和医院神经外科主任一个上午做了两台脑外科手术，平均每台手术时间近 3 小时，但做一台的手术费用还不到 2000 元，还是四五个医生和几位护士一起分享，人均才几百元。

（4）患者对医疗服务价值的估计

调查显示：46.2% 的患者称医务人员的劳动价值被低估，33.9% 的人明确反对，但仍有 20.0% 的人表示自己说不清。超过四成的患者称医务人员的劳动价值被低估了。

表 3–13　患者对医务人员劳动价值是否被低估问题的回应

选项	您认为，医务人员的劳动价值是否被低估	
	百分比（%）	样本量
总计	100.0	2944
是	46.2	1359
否	33.9	997
说不清	20.0	588

3.2.2　薪酬水平对从业态度的影响

调查显示：月收入在 2000 元及以下的医务人员中，26.5% 的人表示对当前的工作感到不满意，5 年前为 30.7%。而月收入在 8000 元以上的人当中，17.9% 的人对工作不满意。总体上，月薪水平越高，工作不满情绪越低。

表 3-14　不同月收入水平医务人员的工作满意度情况　　　　　　（％）

项目		工作满意度			样本量
		不满意	一般	满意	
总计		23.0	56.6	20.4	11771（100.0）
月收入水平（元）	<2000	26.5	55.3	18.2	770（100.0）
	2001～4000	25.1	56.6	18.3	3394（100.0）
	4001～6000	23.3	59.4	17.3	3322（100.0）
	6000～8000	23.2	57.0	19.8	2068（100.0）
	>8000	17.9	52.7	29.4	2217（100.0）

　　这说明，月收入的高低是影响工作满意度的重要因素。工作满意度的高低还受到职称晋升公平性、工作负荷大小、医患关系是否紧张、从业环境是否恶劣等多种因素的影响。例如，美国医生的月薪水平远高于大学教授的水平，但他们也对工作表示不满，不满意的一个重要因素是专业自主性受限。

　　收入高低显著影响到了医务人员的职业忠诚度。月收入在 2000 元及以下的人中，54.8% 的人称如果有再次择业机会，不会选择当前职业，5 年前为 63.8%，相比 5 年前，有所下降。72.1% 的人明确表示不希望自己的子女学医，5 年前为 75.5%。月收入在6000 元及以上的人中，56.7% 的人称如果有再次择业机会，不会选择当前职业，5 年前为 49.5%；72.5% 的人明确表示不希望子女学医，5 年前为 64.8%。

表 3-15　不同月收入水平医务人员的职业忠诚度

项目		有再次择业机会，不会选择当前职业		不希望自己的子女学医	
		频数	百分比（％）	频数	百分比（％）
月收入水平（元）	<2000	422	54.8	555	72.1
	2001～4000	2087	61.5	2557	75.3
	4001～6000	2077	62.5	2535	76.3
	6000～8000	1276	61.7	1551	75.0
	>8000	1154	52.1	1556	70.2

　　公平合理的薪酬水平有很强的激励作用，可吸引并留住优秀人才、提高员工满意度和工作绩效。但薪酬不公平也会导致离职意向增高，工作效率低下。

3.2.3　薪酬公平感

　　调查显示：71.3% 的医务人员称付出大于收入，而 2013 年为 67.6%；18.4% 的医务人员感到薪酬公平，5 年前为 12.1%。5 年间薪酬公平感上升了 6 个百分点，但仍然有 2/3 的人感到薪酬不公平。5 年来，护士群体和医技人员的实际月薪水平较大幅度的提高，这有益于提高医务人员的薪酬公平感。

表 3-16　医务人员对薪酬与工作付出之间的关系的回应

选项	百分比（%）	样本量
总计	100.0	11771
付出大于收入	71.3	8396
收入与付出相符	18.4	2164
付出小于收入	10.3	1211

2015 年 5 月发布的中国医师职业状况白皮书指出：在被调查的近万名医师中，65.9% 对自己的收入不满意，其中选择"很不满意"的占 19.1%，感觉付出与回报不相符合。

调查显示：年龄在 25 岁以下的人中，感到薪酬不公平的占 60.2%，5 年前为 59.5%；25～44 岁的人中，七成的人有同感。高级职称的人中感到薪酬不公平的占 76.7%，未定级的人中感到薪酬不公平的占 64.8%；初级职称的人中感到薪酬公平的占 19.7%，高级职称的人中占 15.1%。

表 3-17　不同技术职称、年龄类型、医务人员类型的薪酬公平性情况　　　（%）

项目		付出大于收入	收入与付出相符	付出小于收入	样本量
技术职称 **	初级	69.1	19.7	11.1	5046（100.0）
	中级	72.5	17.4	10.1	4155（100.0）
	高级	76.7	15.1	8.1	1917（100.0）
	未定级	64.8	23.6	11.6	653（100.0）
年龄 **	<25	60.2	28.1	11.6	1262（100.0）
	25～34	71.4	17.4	11.2	5765（100.0）
	35～44	74.6	15.7	9.6	3067（100.0）
	>44	73.7	19.4	7.3	1677（100.0）

注：* 表示 $p<0.05$；** 表示 $p<0.01$。

年龄在 25 岁以下的薪酬不公平感较低，年龄在 25～34 岁或 35～44 岁低了 10 个百分点。高级职称者中薪酬不满的人占 76.7%，略高于初级和高级职称的人的水平。通过秩和检验发现，按技术职称分组，高级职称的人中薪酬公平感最低；按年龄分组，35～44 岁年龄组的医务人员的薪酬公平感最低。

调查显示：79.5% 的医生称自己对工作的付出大于收入，66.6% 的护士、58.2% 的医技 / 药剂人员、61.4% 的管理人员有同感。5 年前，73.0% 的医生有薪酬不公平感，护士中为 66.0%、医技人员中为 58.0% 和管理人员中为 52.8%。通过秩和检验发现，不同医务人员的薪酬公平感存在显著差异，其中医生的薪酬公平感最差，医技／药剂人员的薪酬公平感最高。

表 3-18　不同类型医务人员的薪酬公平性情况　　　　　　　（%）

项目		付出大于收入	收入与付出相符	付出小于收入	样本量
总计		71.3	18.4	10.3	11771（100.0）
人员类型 **	医生	79.5	11.3	9.1	5316（100.0）
	护士	66.6	22.0	11.3	4626（100.0）
	医技人员	58.2	30.3	11.5	1089（100.0）
	管理人员	61.4	28.5	10.1	740（100.0）

注：* 表示 $p<0.05$；** 表示 $p<0.01$。

2016 年全国医疗卫生服务改善状况进行连续三年的第三方独立评估结果显示：21.6% 的被调查医生对当前的薪酬感到满意，78.4% 的人称现行补偿制度没有体现医务人员的劳动价值，48.7% 的人认为薪酬待遇是影响职业满意度的重要因素。对 1103 名日本私立医院医生的调查结果显示：57% 的人感到付出与回报不平衡。在这些人中，18% 的人感到抑郁付出与回报不平衡感与抑郁症状发生率有显著的相关性[1]。2018 年 1 月，中国医师协会发布的《中国医师执业状况白皮书》显示：95.7% 的被调查医师认为自己的付出与收入不成正比。

3.2.4　对策建议

一是增加医务人员薪酬的经费来源及方式。提高医保筹资和完善支付方式，调整医疗技术服务价格体系。探索建立医保部门与医疗机构、药品供应商的谈判机制，扩大医疗保险报销范围和比例，医疗保险基金在更大程度上承担因价格调整新增医疗费用的支出。政府逐渐转变对公立医院财政拨款方式，从按人头补贴转变为按工作量补贴，从"养人"转变为"养事"，从"补助"转变为"购买服务"。通过竞争性的新增财政投入机制，规范公立医院收支行为，促使公立医院完善财务预算管理体系。

二是提高医疗服务收入占医院总收入的比例。加大政府投入，增加卫生经费来源，调整医疗服务价格，使公立医院通过医疗服务获得合理收入。通过取消药品加成，挤压药品、耗材生产流通使用环节的水分和规范诊疗行为等，为调整医疗服务价格腾出空间，降低药品、医用耗材和大型医用设备检查检验价格，提升手术、诊疗、护理等服务项目的价格。以"总量控制、结构调整、有升有降、逐步到位"为原则，理顺扭曲的价格体系，发挥市场的作用，适当上调政策性亏损服务项目价格，降低设备检查价格，制定各类服务项目之间合理加价，优化医院收入结构，体现医务人员技术劳务价值。

三是调整医务人员薪酬分配结构，稳步提高医务人员的薪酬水平。优化公立医

---

① Akizumi Tsutsumi, Shoko Kawanami, Seichi Horie. Effort-reward imbalance and depression among private practice physicians [J]. International Archives of Occupational and Environmental Health, 2012, 85（2）：153-161.

院医务人员薪酬分配结构，公立医院用于工资福利性经费支出的份额占医院总业务支出比要提高到三成以上。严禁向科室和医务人员下达创收指标，医务人员个人薪酬不得与药品、卫生材料、检查、化验等业务收入挂钩。建立以工作量、人员成本、工作绩效为基础的收入分配模式，促进医务人员实际工资合理增长。医院应科学设岗，人事制度向现代管理体制转变，制订科学合理的考核指标和岗位设置，评聘分开并实行岗位管理。根据医、护、技、管工作的特点量化考核办法，对聘任的形式、条件和办法做出明确规定。医生应分类考核，并应在聘任时侧重考核临床工作能力。

四是出台政策，解决医务人员的后顾之忧。 年轻医务人员在入职时需要贷款买房、装修、配备必要的家具、养育子女等，若无父辈的经济支持，往往无法安家立足，又谈何安居乐业呢？现在不少政府有专门出台关于人才引进和安家的政策，包括户口、保障性住房和廉租房、子女上学等优惠政策，对于医务人员更应有所倾斜，尤其是医务人员与服务人口配比不足的卫生资源紧张的城市。医院工会可以根据医务人员的工作特点和生活需求，创新工作方式，联合社会有关机构拓展体育锻炼、幼儿寄托、住宿、食堂等后勤服务。有条件的医院应为培训期间的住院医师和护士统一提供安全、舒适的单身公寓，或协助其租房并给予一定的住宿补贴，提高其安全感和归属感，进而追求自我价值的实现。

3.3 职业忠诚度

内容提要
- 59.6% 的医务人员有离职意向，医护人员的离职意向明显高于医技/药剂和管理人员。
- 年龄在 35 ~ 44 岁的医务人员中，64.1% 的人有离职意向，远高于其他年龄组水平。
- 工作满意度越高，再次择业时继续从事医疗行业的概率越高，希望子女学医的概率越高。

职业忠诚度指从业人员对本身职业的热爱和忠诚程度。医务人员的职业忠诚度的提升得益于医疗机构为其提供的稳定的物质环境和学习培训机会。医务人员再次择业意愿偏低。希望让子女学医的意愿不高，这说明了当下医务人员的离职意向偏高，职业忠诚度不高。

3.3.1 再次择业意向

（1）六成的医务人员有离职意向

近六成（59.6%）医务人员明确表示，如果再有机会自己不会再次选择当前职业，5 年前为 60.1%。有四分之一的人表示说不清，仅有一成多的人明确表示会继续选择医疗卫生行业。

表 3-19　医务人员再次择业意愿

选项	若有再次择业机会，您还会选择当前职业吗？	
	百分比（%）	样本量
总计	100.0	11771
不会	59.6	7016
会	16.1	1898
说不清	24.3	2857

被调查群体的离职意向明显。一位接受访谈的青年医生讲：在填报大学志愿的时候，自己是经过了一番深思熟虑，还是毅然决然的在所有的志愿中都选了医学。经过了本科 5 年的夺命连环考试周，走进临床从一个懵懂实习生到现在学稍有所成的住院医师。

调查显示：17.2% 的男性表示若有再次择业机会，还会选择当前职业，女性中为 15.7%，而 5 年前男性为 21.7%，女性为 16.2%。年龄在 25～34 岁、35～44 岁的被调查者离职意向较高，分别为 62.0%、64.1%，远高于 25 岁以下年龄组及 44 岁以上年龄组。年龄在 44 岁以上者 25.0% 明确表示不会放弃当前职业。

表 3-20　不同性别、年龄医务人员再次择业意愿比较　　　　　　（%）

项目		若有再次择业机会，您还会选择当前职业吗？			样本量
		不会	会	说不清	
性别 *	男	62.2	17.2	20.7	3520（100.0）
	女	58.5	15.7	25.8	8251（100.0）
年龄 **	<25	47.1	19.4	33.5	1262（100.0）
	25～34	62.0	14.1	23.9	5765（100.0）
	35～44	64.1	15.1	20.8	3067（100.0）
	>44	52.5	22.5	25.0	1677（100.0）

注：* 表示 $p<0.05$；** 表示 $p<0.01$。

调查显示：医护人员中均有超过六成的医生和护士称如果再次择业，不会选择当前职业，医技人员中称不会选择当前职业的占 46.0%，管理人员中占 39.6%，四类医务人员在再次择业意愿上存在明显差异，在有择业机会时，医护人员的离职意愿明显高于医技人员和管理人员。

66.4% 的护士称如果再次择业，仍会选择护理行业，60.1% 的医生有同样的选择，医技人员和管理人员选择比例要低 10 多个百分点。医技人员和管理人员六成。月薪水平越高，越乐意再次选择当前岗位，月薪在 4000 元以下的人有四分之一称还会再次选择当前岗位，但月薪在 6000 元以上的人中为 34%。薪酬高低是影响离职意向的主因之一。

表 3-21　不同类型医务人员再次择业意愿　　　　（％）

项目		若有再次择业机会，您还会选择当前职业吗？			样本量
		不会	会	说不清	
人员类型 **	医生	63.2	15.3	21.5	5316（100.0）
	护士	61.9	13.1	25.0	4626（100.0）
	医技人员	46.0	23.4	30.6	1089（100.0）
	管理人员	39.6	30.1	30.3	740（100.0）

注：* 表示 $p<0.05$；** 表示 $p<0.01$。

2013 年的调查显示：分别有 60.1% 和 66.4% 的医生和护士称如果再次择业，仍会选择护理行业，医技人员中称不会选择当前职业的占 47.3%，管理人员中占 46.9%。

表 3-22　5 年间不同类型医务人员再次择业意愿对比　　　　（％）

医务人员类型	若有再次择业机会，不会选择当前职业	
	2013 年	2018 年
医生	60.1	63.2
护士	66.4	61.9
医技人员	47.3	46.0
管理人员	46.9	39.6

注：2013 年的被调查医务人员为 5852 人，2018 年被调查医务人员为 11771 人。

相比 5 年前，当有再次择业机会时，医生的离职意愿有所上升，而护士、医技人员和管理人员的离职意愿均有不同程度的下降，这与近年来，医院的工资水平整体有所提高，但医生的工作压力并未下降有关。三乙和二甲医务人员有离职意向的超过六成，超过其他类型医院的水平。

表 3-23　不同级别医院医务人员再次择业意愿比较　　　　（％）

项目		若有再次择业机会，您还会选择当前职业吗？			样本量
		不会	会	说不清	
医院级别 **	三甲	58.7	16.4	24.9	6573（100.0）
	三乙	62.7	13.4	23.8	1703（100.0）
	二甲	61.4	15.6	23.1	2685（100.0）
	二乙	55.8	23.5	20.7	405（100.0）
	未定级	53.3	19.5	27.2	405（100.0）

注：* 表示 $p<0.05$；** 表示 $p<0.01$。

医患矛盾对新入职医生影响最大。一名儿科 ICU 医生反映："身边多少人已经离开了这个行业，拖班和抢救病人都是家常便饭，忙的时候根本就没时间吃饭，天天处于高压力状态，身体一年不如一年。多少次想放弃，当初一毕业就想改行的我，到今天居然坚持了 12 年。希望大家对医生多一分尊重，多一分理解。"对山东省 2344 名医务人员的结果显示：医务人员感知医患关系显著负向影响离职意愿、积极影响工作满意度，医务人员的工作满意度不仅显著负向影响离职意向，而且在感知医患关系与离职意向之间起部分中介作用[1]。对 572 名加拿大注册公共卫生护士的调查显示：离职意向较高，而诱发因素很复杂[2]。

（2）工作满意度与医务人员的离职意向显著相关

认为执业环境状况好的医务人员中，38.6% 的人在面对再次择业机会时，仍会选择当前职业，而认为执业环境不好的医务人员中，仅 5.2% 的人会选择当前职业。认为医患关系状况好的医务人员中，43.1% 的人在面对再次择业机会时，仍会选择当前职业，而认为医患关系不好的医务人员中，仅 13.1% 的人会选择当前职业。工作满意度好的医务人员中，35.3% 的人在面对再次择业机会时，仍会选择当前职业，而工作满意度差的医务人员中，仅 10.7% 的人会选择当前职业。工作满意度、执业环境、医患关系与医务人员的离职意向显著相关，工作满意度越高、执业环境越好、医患关系越佳，医务人员的职业忠诚度越高。

表 3-24　影响医务人员再次择业意愿的因素　　　　（%）

选项		若有再次择业机会，您还会选择当前职业吗？			样本量
		不会	会	说不清	
执业环境	差	84.4	5.2	10.4	2707（100.0）
	一般	59.6	12.5	27.9	6668（100.0）
	好	31.6	38.6	29.9	2396（100.0）
	r_s	0.226			
	p	<0.001			
医患关系	差	64.0	13.1	22.9	9493（100.0）
	一般	42.3	27.0	30.7	2009（100.0）
	好	32.7	43.1	24.2	269（100.0）
	r_s	0.202			
	p	<0.001			

---

① 莫秀婷，徐凌忠，罗惠文，等. 医务人员感知医患关系、工作满意度与离职意向的关系研究［J］. 中国临床心理学杂志，2015，1：141-146.

② Fernet C, Trépanier SG, Demers M, etc. Motivational pathways of occupational and organizational turnover intention among newly registered nurses in Canada［J］. Nurs Outlook, 2017, 65（4）: 444-454.

续表

选项		若有再次择业机会，您还会选择当前职业吗？			样本量
		不会	会	说不清	
工作满意度	差	69.3	10.7	20.0	6284（100.0）
	一般	49.7	21.0	29.3	4985（100.0）
	好	37.1	35.3	27.7	502（100.0）
	r_s	0.372			
	p	<0.001			
薪酬公平性	付出大于收入	65.8	12.1	22.0	8396（100.0）
	收入与付出相符	34.7	33.1	32.2	2164（100.0）
	付出小于收入	61.0	13.4	25.6	1211（100.0）
	r_s	0.185			
	p	<0.001			

3.3.2　医务人员对子女从医的态度

调查显示：74.4% 的医务人员称不希望子女学医，比 5 年前高出了 4 个百分点；明确表示会的仅占 8.7%。

表 3-25　医务人员希望子女学医的意愿

选项	百分比（%）	样本量
总计	100.0	11771
不会	74.4	8754
会	8.7	1027
说不清	16.9	1990

四分之三的医务人员不希望子女学医只有不足一成的人表示希望自己的子女学医，还有一成的人选择了说不清。男性和女性医务人员中，分别有 73.6% 和 74.7% 不希望自己的子女学医，二者基本持平，男性明确表示让子女学医的占 10.8%，高于女性 3 个百分点。

年龄在 25～34 岁的医务人员中，77.9% 的人明确表示不愿意子女从医，而年龄大于 44 岁的人中则下降到 66.2%。不过，无论什么年龄段，均有不超过两成的人明确表示希望子女从医。

表 3-26 不同性别、年龄、技术职称医务人员让子女学医的意愿 （%）

项目		您是否希望自己的子女学医？			样本量
		不会	会	说不清	
性别 *	男	73.6	10.8	15.7	3520（100.0）
	女	74.7	7.9	17.4	8251（100.0）
年龄 **	<25	70.5	8.7	20.8	1262（100.0）
	25 ~ 34	77.9	6.7	15.4	5765（100.0）
	35 ~ 44	73.7	9.1	17.2	3067（100.0）
	>44	66.2	15.0	18.7	1677（100.0）
技术职称 **	初级	77.1	6.6	16.3	5046（100.0）
	中级	75.0	8.7	16.3	4155（100.0）
	高级	68.3	13.2	18.4	1917（100.0）
	未定级	66.9	11.9	21.1	653（100.0）

医生和护士中不愿意子女学医的意愿分别占 78.8% 和 77.2%，也远高于其他医务人员的水平。仅有 6.6% 的被调查医生明确表示赞同自己的子女将来学医，明显低于 5年前的 12.9%。护士群体中为 6.9%，低于 5 年前的 13.3%；管理人员为 25.5%，高于 5年前的 18.9%。付出多、辛苦、收入少、职业风险大、职业环境差、社会对医生的不尊重、医疗纠纷动摇了决心和信念。

表 3-27 不同类型医务人员让子女学医意愿 （%）

项目		您是否希望自己的子女学医？			样本量
		不会	会	说不清	
人员类型 **	医生	78.8	6.6	14.0	5316（100.0）
	护士	77.2	6.9	16.0	4626（100.0）
	医技人员	60.4	15.5	24.1	1089（100.0）
	管理人员	45.7	25.5	28.8	740（100.0）

注：* 表示 $p<0.05$；** 表示 $p<0.01$。

表 3-28 5 年间医务人员让子女从医的意愿比较 （%）

医务人员类型	您是否希望自己的子女学医？	
	2013 年	2018 年
医生	73.6	78.8
护士	73.0	77.2
医技人员	58.4	60.4
管理人员	51.6	45.7

注：2013 年的被调查医务人员为 5852 人，2018 年被调查医务人员为 11771 人。

曾是北京某大型三甲医院的一名高年资外科医生所在科室共 40 多名大夫，只有少数人的孩子选择了学医。孩子"男不学医，女不学护"。大学毕业 20 年，已有 50% 的人转业改行，医学院校生源不足已是掩盖不住的事实。医务人员付出与收获差距大，大多数医学生毕业后的第一志愿是当医生，但不少人在行医两三年后就选择了转行。河南省医师协会组织多个专科分会问卷调查显示：子女报考医学院校的意愿选择不愿意的占 66.8%[①] 。

　　2018 年 1 月，中国医师协会发布的《中国医师执业状况白皮书》显示：45% 的医师不希望子女从医，22% 的医师选择了不干涉态度，33% 医师希望自己子女从医。不希望子女从医的原因主要是对收入不满意。我国香港高考状元中几乎全部选择了学医，而反观中国大陆近十年来各省高考状元几乎无人报考医学院校。从世界范围来看，医学教育都属于真正的精英教育。如果想成为专科医师，基本上都要付出 8 ~ 10 年的时间。

表 3-29　患者让子女学医的意愿状况

选项	您会让自己的子女学医？	
	百分比（%）	样本量
总计	100.0	2944
会	45.8	1347
不会	33.7	991
说不清	20.6	606

　　那些感到执业环境较好的医务人员中，25.1% 的人称希望子女学医，而那些感到执业环境较差的人中，13.1% 有同样的判断，二者相差 12 个百分点。同样，那些感到医患关系和谐的医务人员中，27.9% 的人希望子女学医，而那些感到医患关系紧张的人中，14.7% 的人有同样的判断，二者相差 13 个百分点。工作满意度高低、薪酬公平性状况均会显著影响到医务人员让子女学医的意愿。

表 3-30　影响医务人员对子女学医意愿的因素　　　　　　　　（%）

选项		您是否希望自己的子女学医？			样本量
		不会	会	说不清	
执业环境	差	81.6	5.3	13.1	6284（100.0）
	一般	67.1	12.0	20.9	4985（100.0）
	好	56.2	18.7	25.1	502（100.0）
	r_s	0.188			
	p	<0.001			

---

　　① 郭金玲，姬昆，蔡晨，等. 河南省医师执业环境现况调查与发展对策研究［J］. 中国医院管理，2014，8：22-24.

续表

选项		您是否希望自己的子女学医？			样本量
		不会	会	说不清	
医患关系	差	78.7	6.6	14.7	9493（100.0）
	一般	57.7	16.5	25.8	2009（100.0）
	好	46.5	25.7	27.9	269（100.0）
	r_s	0.210			
	p	<0.001			
工作满意度	差	88.2	3.3	8.5	2707（100.0）
	一般	75.1	7.2	17.7	6668（100.0）
	好	56.8	19.1	24.1	2396（100.0）
	r_s	0.241			
	p	<0.001			
薪酬公平性	付出大于收入	79.4	6.3	14.3	8396（100.0）
	收入与付出相符	54.3	18.9	26.8	2164（100.0）
	付出小于收入	75.2	7.4	17.3	1211（100.0）
	r_s	0.164			
	p	<0.001			

在当代的中国，社会公众对报考医学院校的热情显然不高。患者调查显示：54.9%的人称会让自己的子女学医，21.6%的人称不会，23.5%的人称自己说不清。56.9%的患者称医生的社会地位高，36.2%的人称一般，6.9%的人称低。当时我要报计算机类，老父亲认为医生好，"救死扶伤"的医生永远有饭碗。

3.3.3 影响离职意向的因素

对1451名湖北城市公立医院医生的调查结果显示：离职意向的平均分值为3.18±0.73[1]。同英美国家不同，影响我国医务人员离职意向的主因有：收入和福利待遇较低、才能得不到发挥、工作超负荷、职业风险高。这些消极的评价均会对医务人员的择业意向产生较大的负面影响。

一是医生的培养周期长。医生的人才培养周期长。目前的住院医师规范化培训采用的是"5+3"模式，即：本科毕业5年加上三年的规培。住院医师结束后，也需要若干年的磨炼，才可能成为一名称职的执业医师。人才培养周期长让高中生及家长望而却步。国外医学是精英教育，最好的学生报考医学。医院缺的是年资高、经验丰富、

---

[1] Zhang Y, Feng X. BMC Health Serv Res. The relationship between job satisfaction, burnout, and turnover intention among physicians from urban state-owned medical institutions in Hubei, China: a cross-sectional study. 2011, 11: 235. doi: 10.1186/1472-6963-11-235.

有专业造诣的医生。

二是青年医生的工作超负荷、职业风险高，薪酬公平感差。对医务人员的择业意向产生较大的负面影响。不同职称者在是否离职问题上考虑的因素也不同。不论职称如何，均有超过六成把"收入和其他福利待遇"视为影响离职意向的首要因素，把个人发展空间和职业风险放在重要位置。月薪水平越高，希望再次选择当前工作的人越多。工作满意度不高，则其离职意向也偏高。月收入水平与职业忠诚度呈正相关，即月收入越高，职业忠诚度越强。

3.3.4　对策建议

一是调整医疗技术服务价格体系，改革公立医院的分配激励机制。理顺长期扭曲的价格体系，发挥市场机制的作用，让医务人员获得更满意的收入，病人获得高水平的服务。适当上调政策性亏损项目价格，降低设备检查价格，制定各类服务项目之间合理加价。完善医保支付方式，调整医疗服务价格体系。调整医疗服务价格时要处理好医院收入、医务人员工资待遇之间的关系。推行以服务质量及工作量为主的岗位绩效工资制度。建立预算管理和监管机制。规范医院收支行为。公立医院收支全部纳入预算管理，健全预算管理制度，控制医院费用增长和人员、管理费用占支出的比重。

二是科学设岗，制订科学合理的考核指标和岗位设置，评聘分开，并实行岗位管理。人事制度向现代管理体制转变。根据医、护、技工作的特点，量化考核办法，对聘任的形式、条件和办法做出明确规定。实行岗位绩效工资制和年薪制相结合的分配制度。岗位绩效工资制是根据岗位技术含量、责任大小及劳动强度和所承担的风险程度确定级别，以医院运行情况确定工资总量，以劳动业绩为依据支付劳动报酬。以岗位工作量、医疗质量、岗位技术难度等核心要素建立内部绩效考核，鼓励医务人员效率优先、多劳多得、多难多得，体现劳动价值。加强预算管理，推进收入分配制度改革。

第4章　职业发展与权益保障

4.1　医生多点执业

内容提要

- 仅有2.8%的被调查医生称参与了多点执业，2013年为2.2%。参与多点执业的333名医生中，中高级职称的占69.6%。三级医院医生占64.5%。
- 护士群体中，认为限制医生多点执业的首因是"医疗质量安全隐患"的占67.8%，比医生群体多了10个百分点。
- 技术职称越高，越认为"机构间责、权、利分配不明确"和"医院不支持"是限制本院医生多点执业的主因。

医师多点执业是指符合条件的执业医师经卫生行政部门注册后，受聘在两个以上医疗机构执业的行为。2017年，原国家卫计委发布的《关于修改〈医疗机构管理条例实施细则〉的决定》（第12号令）允许在职医生开办诊所;《医师执业注册管理办法》（第13号令）再次明确了医生自由执业的权利。新一轮医改也强调医生的多点执业，这有助于缓解我国大中城市大中型医院人才严重饱和并出现过剩，基层医院人才需求迫切的医师人才配置失衡，提高基层医疗水平。建立以多点执业为基础的内在联动机制，专家名医的医疗团队在社区进行首诊和分诊，才可能形成分级诊疗、双向转诊所需的条件和动力。那么，当前我国医生群体多点执业状况总体如何? 存在的突出困难有哪些呢?

4.1.1　多点执业状况不佳

调查显示：仅有2.8%的人参与了多点执业，5年前为2.2%。更多的医务人员参与了本院的教学、科研和管理工作。被调查医务人员中，称参与了院外会诊或多点执业的占9.8%，而5年前为9.1%。

表4-1　医务人员多点执业状况

选项	您是否参与了下列工作?	
	样本量	百分比（%）
总计	11771	100.0
科研	3235	27.5
教学	4892	41.6

续表

选项	您是否参与了下列工作?	
	样本量	百分比（%）
管理	3574	30.4
外院会诊	828	7.0
多点执业	333	2.8
无	5149	43.7

参与多点执业的 333 名医生中，男性占 55.3%，女性占 44.7%；中高级职称的占 69.6%；三级医院医生占 64.5%，城市的二三级综合医院占六成。

表 4-2 医生群体的多点执业状况

个人信息		多点执业医生的分布	
		样本量	百分比（%）
性别	男	184	55.3
	女	149	44.7
学历	大专及以下	87	26.1
	本科	163	48.9
	研究生	83	24.9
技术职称	初级	81	24.3
	中级	117	35.1
	高级	115	34.5
	未定级	20	6.0
医院类型	省级三甲综合	165	22.5
	城区综合医院	50	33.9
	县人民医院	79	20.7
	中医医院	12	11.4
	民营医院	27	11.4
医院级别	三甲	165	49.5
	三乙	50	15.0
	二甲	79	23.7
	二乙	12	3.6
	未定级	27	8.1

注：n=333。

多点执业目前已经从部分地区和城市的试点推向了全国，到 2015 年年底，全国共有将近 4.5 万名医生注册了多点执业，但其中多大比例的人真正开展了多点执业还有待核查。很多医生仍然宁愿背着"东家"去"走穴"，也不愿走原本已经简化了的备案程序。

4.1.2 影响多点执业的因素

（1）国家和地方出台一系列鼓励多点执业的政策措施

优质医疗资源的合理流动机制体现了执业医师的行医自主性，增进基层医疗机构的诊疗能力，促进优质医疗服务的可及性，推动社区首诊的开展。2009 年 4 月，《中共中央国务院关于深化医疗卫生体制改革的意见》提出要稳步推动医务人员在医疗机构之间的合理流动和交流，探索注册医师多点执业。2016 年发布的《"健康中国 2030"规划纲要》中，首次提出"积极探索医师自由执业、医师个体与医疗机构签约服务或组建医生集团"。2017 年原国家卫计委发布的《医师执业注册管理办法》规定：医师注册地点将为省级行政区域，医生一次注册后，可在省区域内自由执业，执业机构数量将不受限制。被访谈的医师大多愿意到其他医疗机构开展诊疗服务，增加个人收入、实现自身价值、充分利用业余时间、服务基层群众。

（2）被调查医务人员对影响多点执业因素的认知

调查显示：62.5% 的人称，限制本院医生多点执业的突出因素是"医疗质量安全隐患"，排在首位。超过五成的因素还有"机构间责、权、利分配不明确"（57.2%）和"医生工作负荷大"（53.5%）。

表 4-3　限制本院医生多点执业的突出因素　（%）

选项	样本量	百分比
总计	11771	100.0
机构间责、权、利分配不明确	6734	57.2
医院不支持	5263	44.7
诊疗科目与注册的执业范围不一致	3818	32.4
医疗质量安全隐患	7355	62.5
难以提供连续性医疗服务	5766	49.0
医生工作负荷大	6295	53.5
其他	82	0.7

注：限选 3 项。

被调查医生中，55.7% 称"医生工作负荷大"，而医技人员和管理人员中均有不超过五成的人认同这一的观点。医技人员中，61.9% 的人选择了"机构间责、权、利分配不明确"，比其他医务人员的同类选择要高。护士群体中，认为限制医生多点执业的首因是"医疗质量安全隐患"的占 67.8%，比医生群体多了 10 个百分点。

表 4-4　医务人员对限制本院医生多点执业的突出因素认知差异 （％）

医务人员类型	机构间责、权、利分配不明确	医院不支持	诊疗科目与注册的执业范围不一致	医疗质量安全隐患	难以提供连续性医疗服务	医生工作负荷大	其他
医生	58.6	55.5	26.9	57.4	45.1	55.7	0.8
护士	54.3	35.2	36.6	67.8	52.2	53.3	0.8
医技人员	61.5	38.0	38.4	62.4	50.6	48.6	0.6
管理人员	59.5	36.1	37.4	66.1	400	46.1	0.8

注：① n=11771。②限选 3 项。

技术职称级别越低，越认为"诊疗科目与注册的执业范围不一致""医生负荷大"是限制本院医生多点执业的主因，而技术职称越高，越认为"机构间责、权、利分配不明确"和"医院不支持"是限制本院医生多点执业的主因。医师多点执业本身是顺应发展潮流的，但现行公立医院的管理体制和人事、保障等制度的制约。

表 4-5　医务人员对限制本院医生多点执业的突出因素认知差异 （％）

技术职称	机构间责、权、利分配不明确	医院不支持	诊疗科目与注册的执业范围不一致	医疗质量安全隐患	难以提供连续性医疗服务	医生工作负荷大	其他
初级	54.9	41.1	37.1	62.4	48.5	55.4	0.6
中级	58.7	47.6	28.7	63.0	49.6	51.8	0.6
高级	60.3	50.8	24.9	63.1	48.9	50.8	1.3
未定级	56.4	36.8	42.3	58.0	48.7	57.1	0.8

注：① n=11771。②限选 3 项。

在访谈中发现：尽管医生的自由执业意愿高，但真正愿意走出公立医院的医生非常稀少。原因：公立医院有先进的设备、庞大的病患资源、优秀的团队，课题申请和技术职称评定均占优势，名声也好。即便是对于多点执业，临床医生也心存顾忌。制度不完善与医护人员权益无法得到保障、医师主观意愿不强烈、国家法律法规制度仍不完善成为制约多点执业发展的主要因素[1][2]。

（3）"多点执业"遭冷遇的政策实施因素

一是医院人事管理制度不完善，缺乏对于多点执业的配套政策。卫生行政主管部

---

① 刘思佳，沙胜楠，仇星谕，等. 医师多点执业现状的认知调查和分析 ［J］. 现代医院. 2018,（1）：41-43.

② 徐袁瑾，谈争，张少明，等. 多点执业——公立医院医师的意愿与管理者的应对 ［J］. 医学与哲学（B）. 2015, 11：88-93.

门对医生多点执业行为的约束、规范和监管制度不健全，对于医生多点执业的行为笼统且缺乏操作性规定，关键细节缺失。工作模式、方式方法，以及出现医疗纠纷后的查处程序等都需要跟进和配套。现有的人事制度和保障制度等让医生很难自由起来。基层医疗机构难以保证医疗质量与医疗安全。监管机构难度大，医疗安全隐患多，医疗纠纷的责任单位认定复杂。各省市均出台了允许医生多点执业的政策文件，但由于缺乏配套实施文件和执行力，实施效果不佳。我国注册多点执业的医师政主要来自公立大性医院，总体数量不多，退休医师比例高，半数以上的多点执业仍以对口支援等政府指令任务为主。

二是公立大医院院长有顾虑。现行医院的人事管理制度不完善，缺乏对于多点执业的配套政策，"谁培养谁受益"的用人准则、职称聘任制度、编制和补贴问题都限制多点执业的实行。医院不愿意让骨干医生到其他医疗机构执业。医生会不会为利益而舍本逐末，耕别人的田荒自己家的地。如果知名专家都去多点执业，会对医院造成影响。"谁培养谁受益"的用人准则、职称聘任制、编制和补贴都限制多点执业实行。公立医院面临的生存压力日益加大，成熟的医务人员若不断外流，无异于雪上加霜。这一系列问题很可能把多点执业带入"叫好不叫座"的窘迫现实。医院管理者比临床医师更关注因推行医师多点执业所导致的医疗纠纷增加、管理工作难度上升、科研能力下降等问题，这些顾虑对推进医师多点执业政策提出了更高要求[①]。

三是大医院医师收入稳定且工作繁忙，多点执业对于增加个体成就感的影响较小。多点执业听起来是好事，但临床医生的工作性质是24小时听班制，随时要听候医院的召唤。目前的人事制度、劳动制度和保障制度等让医生很难自由起来。另外，多点执业难以保证医疗质量与医疗安全，对监管机构的能力建设提出了挑战。

4.1.3　改进策略

国际上对医师多点执业的管理类型可以分为禁止多点执业、准许多点执业但有限制、无限制多点执业。准许多点执业但有限制的国家和地区占绝大多数，如美国、英国、印度、巴西等。其中，被限制多点执业行为的基本都是公立医院的医师。无限制多点执业的国家和地区为数不多，如印尼和埃及，因为两个国家医生的数量相对过剩，公立医院无法充分吸纳。

一是加强建立现代医院管理制度，促进医生身份改变动。公招医务人员，待达到最低服务年限后，优秀人员可直接回到上级医院工作。上级医院医务人员晋升、绩效要有基层工作经验。组建医联体，负责片区内所有政府办医疗机构的人、财、物的统一管理，实现资源利用最大化，实现上下级医院间人才的互帮互助。逐步取消公立医院行政级别和事业单位的运行方式，实行全员聘用制。对医师多点执业实行分类管理，针对医师执行对口支援任务、医师在医疗联合体内医疗机构多点执业，以及其他申请多点执业的情况提出不同管理方法。公立医院行政级别和事业编制，全面推动多点执业，打破公立医院对人才的垄断，让市场为医生定价。各项配套政策法规要完善。要

① 赵汝成. 我国临床医师和医院管理者对医师多点执业的态度差异调查［J］. 医学与社会，2017，11：60-63.

促进公立医院建立新的用人、管人制度，建立现代医院管理制度。在用人、管人机制上，改变医生的"体制人"身份。

二是降低多点执业风险，保障执业医师的权益和责任。落实《关于推进和规范医师多点执业的若干意见》文件精神，医疗机构和医师应当通过合同或协议明确发生医疗损害或纠纷时各自应当承担的责任及解决方法，支持医师个人购买医疗责任保险等医疗执业保险。

医师申请多点执业，应当征得其第一执业地点的书面同意，与第一执业地点签订聘用合同。推行多点执业，首先要保证第一执业地点工作的质和量。加大医生职业身份的改革推进力度，尝试将医生的工资关系、人事关系和档案，由医院管理改为由社会保障部门管理，提升医生职业身份的自由度，使其能在医院间自由流动。探索"互联网＋医疗"的新型多点执业模式[①]。

4.2 职业发展规划

内容提要

- 近八成的医务人员有明确的职业发展规划，73.7% 的医务人员选择"提高专业技能"作为职业发展首要选择。
- 5 年间，无具体安排的医务人员的比例有所上升，医技人员和管理人员中选择"无具体安排"的比例分别上升了 8 个和 7 个百分点。
- 选择"提高人文素质"作为职业发展首要选择的比 5 年前提升 20 个百分点。

中外学者对职业生涯规划和实施存在的问题有较多研究[②]。美国学者 McClelland 于 1973 年提出的"胜任力"概念包括动机、特质、自我形象、态度或价值观、某领域的知识、认知或行为技能。Harrison 等人对教学医院管理者的电子邮件调查结果显示：迫切需要指导年轻医生的职业发展和学术活动[③]。

4.2.1 近八成的医务人员有明确的职业发展规划

调查显示：职业发展首要选择的是提高专业技能的占 73.7%，5 年前为 70.1%，两次调查均排在首位。选择进修或攻读学位的占 49.6%，5 年前为 46.8%；提高人文素养的占 53.5%，5 年前为 36.8%；选择参与课题研究的占 40.8%。

① 付少杰，王萍．"互联网＋医疗"在医生多点执业中的应用探索［J］．中国卫生质量管理，2017，6：76-77.

② Tartas M，Walkiewicz M，Budziński W，et.al.，The coping strategies during medical education predict style of success in medical career：a 10-year longitudinal study［J］．BMC Med Educ，2016，Jul 22；16：186. doi：10.1186/s12909-016-0706-1.

③ Rebecca Harrison，Alan J Hunter，Bradley Sharpe，etc. Auerbach，Survey of US academic hospitalist leaders about mentorship and academic activities in hospitalist groups［J］．Journal of Hospital Medicine，2011，6（1）：6-9.

表 4-6 医务人员的职业发展规划首要选择情况

选项	人数	百分比（%）
合计	11771	100
无具体安排	2492	21.2
考取专业证书	6853	58.2
进修或读学位	5836	49.6
参与科研	4807	40.8
提高操作技能	8676	73.7
提高人文素质	6295	53.5
其他	354	3.0

注：限选 3 项。

4.2.2 不同性别、年龄和学历医务人员的职业发展规划

调查显示，按性别分组，男、女医务人员都将"提高操作技能"视为其在职业发展上的首要选择，选择比例分别为76.0%、72.7%；在男性中，排在第二位的是"进修或读学位"，女性中为"考取专业证书"，选择比例分别为55.6%、61.9%。按年龄分组，不同年龄组的医务人员均将"提高操作技能"视为其在职业发展上的首要选择，小于25 岁组的选择比例最高，为79.6%，35 ～ 44 岁组最低，为70.8%。按学历分组，不同学历的医务人员均将"提高操作技能"视为其在职业发展上的首要选择，其中大专及以下学历者选择比例最高，为78.6%，研究生及以上学历者最低，为72.7%。

表 4-7 不同性别、年龄和学历的医务人员的职业发展规划首要选择情况   （%）

项目		在未来几年内，您在职业发展上的首要选择						
		无具体安排	考取专业证书	进修或读学位	参与科研	提高操作技能	提高人文素质	其他
性别	男	20.6	49.7	55.6	46.0	76.0	49.0	3.1
	女	21.4	61.9	47.0	38.6	72.7	55.4	3.0
年龄	<25	13.5	83.0	56.4	22.5	79.6	44.5	0.6
	25 ～ 34	16.3	68.9	59.0	36.2	74.7	42.7	2.1
	35 ～ 44	21.2	46.3	44.5	51.8	70.8	61.4	4.0
	>44	43.6	24.7	21.2	50.4	71.0	82.8	6.2
学历	大专及以下	27.9	68.4	42.5	20.5	78.6	60.4	1.6
	本科	20.6	49.7	55.6	46.0	76.0	49.0	3.1
	研究生及以上	21.4	61.9	47.0	38.6	72.7	55.4	3.0

注：① n=11771。②限选 3 项。

4.2.3　不同类型医院的医务人员职业发展规划

不同类型医院的医务人员均将"提高操作技能"视为其在职业发展上的首要选择，其中，县人民医院的医务人员选择比例最高，达 80.1%，省综合医院的选择比例最低，为 66.2%。在不同类型医院的医务人员的选择中，省综合医院排在第 2 位的是"参与科研"，市区综合医院、县人民医院、中医医院、民营医院均为"考取专业证书"，"参与科研"的选项在市区综合医院、县人民医院、中医医院以及民营医院的医务人员的选择中排在第 5 位，选择比例分别为 38.8%、24.7%、38.2%、38.2%，远低于省综合医院的选择比例。

表 4-8　不同类型医院的医务人员在未来的职业规划首要选择情况　　　　（%）

项目		在未来几年内，您在职业发展上的首要选择						
		无具体安排	考取专业证书	进修或读学位	参与科研	提高操作技能	提高人文素质	其他
医院类型	省级综合医院	20.3	53.9	49.3	57.8	66.2	49.2	3.3
	市区综合医院	22.2	58.8	49.0	38.8	74.1	54.3	2.9
	县人民医院	20.9	62.6	51.2	24.7	80.1	58.3	2.2
	中医医院	19.3	57.2	51.6	38.2	78.2	52.1	3.3
	民营医院	21.8	62.3	47.8	38.2	78.9	55.4	4.0

注：① n=11771。② 限选 3 项。

4.2.4　不同类型医务人员的职业发展规划

调查显示，58.7% 的医生称在未来几年内自己要进修或读学位，医技人员（47.3%）也有较高的需求。68.5% 的护士选择了考取专业证书，而 5 年前为 45.8%。对管理者而言，68.8% 的人选择了要提高人文素质，高出医生群体 18 个百分点，5 年前管理人员选择此项的比例仅为 44.0%。在护士群体中，有 33.5% 的人希望未来几年参与科研，5 年前为 18.3%。

调查显示，护士群体中近两成（24.7%）的人称自己在未来几年没有具体安排，高于医生（18.4%）、医技人员（18.5%）和管理人员（22.7%）的水平。护士和医技人员中希望考取专业证书的比例最高，而医生群体中 58.7% 的人希望进修或攻读学位。管理人员中，68.8% 的人希望提高人文素养，而医生群体中仅占 45.8%。医生（78.0%）中对提高操作技能有较高的需求。

表 4-9　不同类型医务人员的职业发展首要选择情况　　（%）

人员类型	在未来几年内，您在职业发展上的首要选择						
	无具体安排	考取专业证书	进修或读学位	参与科研	提高操作技能	提高人文素质	其他
医生	18.4	48.1	58.7	47.3	78.0	45.8	3.7
护士	24.7	68.5	40.6	33.5	71.0	59.2	2.5
医技人员	18.5	65.8	47.3	36.8	74.0	56.2	1.3
管理人员	22.7	55.5	44.1	45.9	59.3	68.8	3.6

注：① n=11771。②限选 3 项。

2013 年调查显示，排在医生职业发展首位的是"进修或读学位"，护士和医技人员的首要职业发展选择是"考取专业证书"，管理人员为"提高人文素养"。与 5 年前相比，无具体安排的医务人员的比例有所上升，医技人员中选择"无具体安排"的比例上升了 8 个百分比，管理人员上升了 7 个百分比，护士上升了 6 个百分比，医生上升了 4 个百分比。医生、护士和医技人员的职业发展首要选择也变为"提高操作技能"。在管理人员中，选择"提高人文素质"作为职业发展首要选择的比例提升了 29 个百分点。

4.2.5　讨论

以住院医师培训为核心内容的毕业后教育强调临床技能培训。按照规范的专科医师培养计划，在普通住院医师培养阶段完成后，还需要进行 3 年的专科训练。我国目前的研究生分为科研型和专业型两类。但由于就业渠道窄，许多科研型博士转而从事临床工作。不论学历高低，都必须完成住院医师的培训，博士学历者可以酌情缩短培养时间。医生必须接触病人，学会和病人打交道。建立临床医学教育人才分类分级培养的宏观指导和规划。建立急诊专科医师不同职业发展阶段评价指标层次结构[①]。

4.3　权益保障状况

内容提要

- 38.1% 的男性医务人员感到自身权益保障状况差，高出女性 13 个百分点。
- 医务人员对自身受到的权益保障水平的评价与其对医疗执业环境的看法呈正相关，其对医疗执业环境的评价越好，对自身合法权益受到保障水平的评价越好。

在《执业医师法》和《护士条例》中均明确表述了医生和护士应该履行的义务和应当享有的权益。广大医务人员权益保障状况如何呢？直接以"权益保障"为中心议题的实证研究较少，多数的调研成果分散在针对医护人员的人身安全、职业健康、工

---

① 方振邦，陈校云. 急诊专科医师阶段性胜任力模型的指标权重研究［J］. 中华医院管理杂志，2013，29（12）.

作时间、法定休假、参与医院管理等方面的权益保障问题[1][2]。

4.3.1　总体状况

（1）三成医务人员称自身权益没有得到较好保障

调查显示：7.0% 的医务人员称在执业中的合法权益得到较好保障，28.9% 的人认为差，64.1% 的人认为一般。

表 4–10　医务人员合法权益得到保障的状况　　　　　（%）

		您的合法权益得到保障状况如何？			
		2013 年		2018 年	
		频数	百分比	频数	百分比
有效	总计	5852	100.0	11771	100.0
	差	1867	31.9	3398	28.9
	一般	3651	62.4	7547	64.1
	好	334	5.7	826	7.0

调查显示，38.1% 的男性医务人员感到自身权益保障状况差，高出女性 13 个百分点。5 年前，36.3% 的男性感到自身权益保障状况差，高出女性 6 个百分点。相比 5 年前，男女间对自身合法权益受到保障的状况的看法差异拉大。

25 岁以下的医务人员感到自身权益保障状况差的占 17.7%，35～44 岁组则占 33.2%。按月收入进行分组，月收入大于 8000 元的医务人员中感到自身权益保障状况差的占 25.8%，收入低于 2000 元的人中感到自身权益保障状况差的占 27.7%，而收入在 2000～4000 元的人中感到自身权益保障状况差的占 30.5%。

表 4–11　不同性别、年龄、月收入医务人员合法权益保障情况　　（%）

选项		您的合法权益得到保障状况如何？		
		差	一般	好
性别 **	男	38.1	57.0	4.9
	女	24.9	67.1	7.9
年龄 **	<25	17.7	71.1	11.3
	25～34	30.2	63.8	6.1
	35～44	33.2	60.4	6.5
	>44	24.9	66.9	8.2

---

①　胡广宇，赵前进，刘莉，等. 关于鄂西北地区医护人员权利意识和权益现状的调查分析［J］. 中国医学伦理学，2009，22（4）.

②　李建涛，郑建中，武振华. 山西省医务人员劳动休息权益保障调查研究［J］. 中国社会医学杂志，2013，30（3）.

续表

选项		您的合法权益得到保障状况如何？		
		差	一般	好
月收入（元）	2000 以下	27.7	64.8	7.5
	2001～4000	30.5	63.4	6.1
	4001～6000	29.9	63.8	6.3
	6000～8000	28.2	64.6	7.2
	大于8000	25.8	64.9	9.2

月收入也是影响权益保障的一个重要因素，收入越低的人对权益保障状况的评价越负面。月收入在2000元及以下的人中，27.7%的人感到权益得不到保障，相比2013年的40.3%，收入在2000元及以下的人中感到自身权益保障状况差的比例下降12个百分点。在不同性别、学历、职称或收入状况下的医务人员中均不超过一成的人感到自身权益得到较好的保障。权益保障差已成为广大医务人员普遍关心的一个从业问题。

作为个体的医务人员在收入待遇、人身安全保障、工作加班费和夜班费、带薪休假等方面与医院的讨价还价能力较弱。医患关系紧张，恶性伤医案件频发，但目前我国各级医院中自愿参加医疗责任保险的比例超过五成。医药职业风险防范机制不健全，有些受到伤害的医务人员的经济补偿款迟迟不到位。

（2）公立医院权益保障状况不如民营医院好

县人民医院医务人员中，33.2%的人感到自身权益没有得到保障，略高于其他公立医院，民营医院医务人员的人占18.3%，低于各级公立医院10～15个百分点。公立医院医务人员的权益保障状况不如民营医院好。当然，民营医院医务人员中也只有10.8%的人称自身权益保障状况好。公立医院医务人员是履行救死扶伤责任、保障人民生命健康的主要载体，其正常的医疗权、人格尊严权和人身安全权得不到保障[1]。

表4-12　不同类型医院医务人员合法权益保障情况　　　　　　（%）

医院类型	差	一般	好	样本量
省级三甲综合	29.3	63.2	7.5	3196（100.0）
城市综合医院	28.7	64.8	6.5	4608（100.0）
县人民医院	33.2	61.1	5.7	1996（100.0）
中医医院	29.3	63.6	7.0	1070（100.0）
民营医院	18.3	70.9	10.8	901（100.0）

注：n=11771。

---

[1]　黄圣洁，冯涛，罗崇敏，等. 从医生"下跪门"看医务人员权利的维护［J］. 中国卫生事业管理，2012, 29（11）：837+848.

（3）四成医生称权益保障状况不佳

调查显示，医生群体对自身权益保障状况最为不满，38.2% 的评价为差，远高于其他医务人员。管理人员中 13.1% 的人感到权益保障差。对其进行 Kruskal–Wallis 秩和检验可知，H=542.240，p<0.001。不同类型的医务人员，权益保障水平不全相同。医生中感到自身权益保障水平差的比例最高，其次是护士。管理人员是医院规章制度的制定者，也是上级主管部门行政命令的执行者，在涉及切身利益时往往不会忽视自身权益。

表 4–13 不同类型医务人员合法权益保障情况 （%）

项目		差	一般	好	样本量
医务人员类型 **	医生	38.2	58.4	3.4	5216（100）
	护士	22.5	68.2	9.2	4626（100）
	医技人员	20.9	69.4	9.6	1089（100）
	管理人员	13.1	71.9	15.0	740（100）

注：* 表示 $p<0.05$；** 表示 $p<0.01$。$n=11771$。

《执业医师法》第 21 条规定了医师在执业活动中享有的各项权利：在注册执业范围内的诊疗权，参加专业培训、接受继续教育，有人格尊严、人身安全不受侵犯，有获取工资报酬和享受国家规定的福利待遇的权利。但有些权利得不到有效保障。医生群体中高达四成的人感到自身权益得不到有效保障，而其他医务人员不超过三成。

保障医师的合法权益不容侵犯，让尊重生命、尊重医师应是全社会的共识。2013年中国医师协会倡议开展"温暖医师行动"等自律维权，并通过天士力医师维权专项基金启动，让更多的社会力量投身到社会公益事业之中。医生既要加强法律保护意识，诊断要细心全面，又要防止在防御性医疗心理作用下的过度医疗。医生超说明书给药的动机是善良的，但又要注意患者用药安全，同时还要保护自身权益。

4.3.2 医务人员权益保障不力的诱因

表 4–14 工作满意度与医务人员对合法权益保障认知间的关系 （%）

项目		您的合法权益得到保障的状况？			样本量
		差	一般	好	
工作满意度	不满意	57.7	41.0	1.3	2707（100）
	一般	23.7	72.3	4.1	6668（100）
	满意	10.8	67.6	21.7	2396（100）
	合计	28.9	64.1	7.0	11771（100）
r_s		0.396			
p		<0.001			

一是月收入越低越感到自身权益保障越不力。收入越低的人对权益保障状况的评价越负面。收入在 2000 元及以下的人中，27.7% 的人感到权益得不到保障，相比 2013 年的 40.3% 下降 12 个百分点。在不同性别、学历、职称或收入状况下的医务人员中均不超过一成的人感到自身权益得到较好的保障。权益保障差已成为广大医务人员普遍关心的一个从业问题。

二是四成医生感到权益保障不佳。县人民医院医务人员中，33.2% 的人感到自身权益没有得到保障，略高于其他公立医院，民营医院医务人员的人占 18.3%，低于各级公立医院 10 ~ 15 个百分点。公立医院医务人员的权益保障状况不如民营医院好。医生群体对自身权益保障状况最为不满，38.2% 的人的评价为差，远高于其他群体，如管理人员中 13.1% 的人感到权益保障差。对其进行 Kruskal-Wallis 秩和检验可知，H=542.240，$p<0.001$。管理人员是医院规章制度的制定者和执行者，在涉及切身利益时会优先考虑自身利益。

三是医疗执业环境对医务人员权益保障的评价有较大影响。那些感到当前医疗执业环境差的人中，26.8% 的人感到自身合法权益得不到保障，而感到职业环境好的人中，仅 9.8% 的人有负面评价，且有 28.7% 的人有积极评价。那些曾经与患者肢体冲突的人中，47.6% 的人感到自身权益得不到保障。那些遭受过患者肢体冲突 3 次及以上的人中，45.3% 的人感到合法权益没有得到维护，而没有此经历的人中仅 16.5% 的人有同感。对其进行相关性分析可知，医务人员对自身受到的权益保障水平感受与其对医疗执业环境的看法呈正相关，其对医疗执业环境的评价越好，也会认为自身合法权益得到保障的状况越佳。

表 4-15　医疗执业环境与权益保障情况　　　　　　　　（%）

项目		您的合法权益得到保障状况？			
		差	一般	好	秩均值
医疗执业环境总体状况	差	26.8	54.2	2.9	6284（100.0）
	一般	13.1	76.9	10.0	4985（100.0）
	好	9.8	61.6	28.7	502（100.0）
	r_s	0.358			
	p	<0.001			
与患者肢体冲突	无	26.8	65.7	7.4	10622（100.0）
	有	47.6	49.3	3.1	1149（100.0）
	r_s	−0.136			
	p	<0.001			
遭患者语言辱骂	0	16.5	71.0	12.6	3756（100.0）
	1—2	27.1	67.3	5.5	4673（100.0）
	>2	45.3	51.9	2.8	3342（100.0）
	r_s	−0.267			
	p	<0.001			

4.3.3 建议

一是保障住院医师的合法权益。 在人事管理上有所突破，变"单位人"为"社会人"。通过制度设计，由市财政、培训医院和用人单位共同承担培训费用。培训学员与培训基地签订培训劳动合同，培训期间计算工龄，参加并享有养老、医疗、失业、生育、工伤、公积金等社会保障。培训结束后合同自然终止，培训对象自主择业。住院医师规范化培训期间，由当地卫生行政管理部门与医院签订委托培训协议。卫生主管部门试点启动区域内统一的专科医师规范化培训，建立完整规范的临床医学人才培养体系。

二是建立健全医疗责任保险制度。 医护人员职业安全感，担当强制休假的风险，要立法规定医院和医生参加医疗责任保险，统一规定医疗责任保险方案，对保险产品的责任范围、保险价格测算、保险理赔服务、保险费率动态调整均需要做出具体的规定。政府监管力度。政府劳动监察部门、工会组织对员工的休息权的保障。行业要能善用医师责任险，让医师责任险发挥出对医生保护、督促、激励的多重作用，既保护医生正当权益，又规范医生执业行为。

第5章 医患关系

5.1 医患关系紧张的表现及诱因

内容摘要：

- 80.6%的被调查医务人员认为当前我国医患关系紧张，比5年前高了5个百分点。

- 急诊科和麻醉科医务人员感受到的医患关系紧张状况最强烈，分别占到86.0%和86.1%，其次为儿科、大外科和大内科。

- 33.1%的患者称医患关系紧张，认为医患关系和谐的占34.4%。5年前，30.8%的患者称医患关系和谐，23.8%的患者称医患关系紧张。患者群体也感受到医患关系总体在恶化。

- 89.8%的医务人员称"医患沟通不畅"是造成医患关系紧张的主因，其次为"医学局限性"（64.2%）和"工作压力大"（60.0%）。

5.1.1 5年间医患关系紧张状况总体评价

"医患关系"指：医患双方在诊断、治疗及术后等医疗实践中产生的一种最基本的人际关系。广义的医患关系指以医护人员为中心的包括所有与医疗服务有关的一方，以及以患者为中心的包括所有与患者健康利益有直接关系的一方所构成的群体与群体之间的多方面的关系。医患关系是否和谐有序受到来自医疗体制、医院、医生、患者、社会文化环境等多方面的影响。医患关系的好坏直接关系到患者的医疗效果和工作积极性。医患关系处理得当，病人的身心舒适，医嘱遵从性强，促进患者康复。医患关系紧张，工作积极性受挫，离职意向升高，医疗质量难以保证[①]。本部分报告将从医患双方调查数据分析之上，考察当前我国医患关系的紧张程度、表现和诱因并提出对策建议。

5.1.2 对医患关系状况的评价

（1）医患关系紧张状况总体评价

调查显示：80.6%的医务人员认为当前我国医患关系紧张，其中41.7%的人称很紧张；17.1%的人感到一般，感到医患关系和谐的不足3%。而5年前的调查显示：四

---

① Truog R D. Patients and doctors-evolution of a relationship [J]. N Engl J Med. 2012, 366（7）: 581-585.

分之三（74.9%）的医务人员认为当前我国医患关系紧张，35.7% 的人感到一般，仅有3.6% 的人感到和谐。5 年来，我国广大医务人员感受到的医患之间的紧张状况没有随着新一轮医改的开展而得到有效缓解。

表 5-1　医务人员对医患关系状况总体评价　　　　　　（%）

选项	您觉得当前的医患关系紧张状况如何？	
	百分比	样本量
总计	100.0	11771
很紧张	41.7	4914
紧张	38.9	4579
一般	17.1	2009
和谐	2.0	241
很和谐	0.2	28

调查显示：82.8% 的男性医务人员称医患关系紧张，79.7% 的女性有同样的回答。2013 年的调查显示：75.3% 的男性医务人员称医患关系紧张，74.7% 的女性有同样的回答。两次调研中，女性医务人员中称"和谐"的比例均高于男性，但均未超过5%。

年龄在 25～34 岁和 35～44 岁的医务人员感受到的医患关系最紧张，分别为83.3% 和 82.8%，高于 25 岁以下者（71.5%）和 55 岁以上者（68.9%）的水平。这样的调查结果均略高于 5 年的水平。2013 年的调查显示：年龄在 25～34 岁和 35～44 岁的医务人员感受到的医患关系最紧张，分别为 76.8% 和 76.6%，高于 25 岁以下者（73.0%）和 45 岁以上者（67.3%）的水平。本科学历和研究生学历的医务人员感到的医患紧张的比例分别是 82.4% 和 83.4%，高出大专及以下者约 10 个百分点。

表 5-2　医务人员对医患关系紧张状况的差异性判断　　　　　　（%）

选项		您觉得，当前我国医患关系紧张状况如何？			样本量
		紧张	一般	和谐	
性别 **	男	82.8	15.5	1.7	3520（29.9）
	女	79.7	17.7	2.5	8251（70.1）
年龄 *	25	71.5	23.3	5.2	1262（10.7）
	25～34	83.3	14.6	2.1	5765（49.0）
	35～44	82.8	15.5	1.7	3067（26.1）
	45～55	75.3	23.0	1.7	1449（12.3）
	55～	68.9	29.4	1.8	228（1.9）
最高学历 **	大专及以下	73.4	22.0	4.6	2519（21.4）
	本科	82.4	15.9	1.8	6921（58.8）
	研究生	83.4	15.4	1.3	2331（19.8）

注：* 表示 $p < 0.05$；** 表示 $p < 0.01$。

不同性别的医师由于接诊经历的不同对医患关系的判断有所差异。年龄处于25～45岁之间的医务人员工作强度高，容易与患者因沟通不畅而产生冲突；35～44岁的医生每天会面对最多的病人，长期的疲劳作战也会使他们对病人的态度并不那么友善，因此医患双方的矛盾会较为集中地在这一年龄段。这群人恰好是医院的骨干力量，自然就更真切地体会到医患关系的紧张。年龄在55岁以上的医务人员中容易受患者尊敬，医患关系紧张的状况也比较少。55岁以上的医务人员具有丰富的医疗经验，在诊断中会更少地犯错误；同时他们多年的医疗生活也会积累一定的与病人相处的经验，会避免一些常见的冲突。

高学历医生都集中于三甲医院，会面对绝大多数的病人，因此也会产生最多的医患矛盾。高学历医生通常在关键岗位，大专及以下学历的医务人员并不会直接为病人诊断，会更少的面临医务关系的紧张。总结来看，不同学历的医师由于自身发展压力和所处职位不同，对医患关系的判断也有所差异。本科及研究生学历以上的医师存在提升职称的压力，在接诊治疗的同时需要做科学研究发表论文，加之多处于主治医师以上职称，大城市医务人员工作强度和生活压力都大。

（2）不同类型医院医务医患关系紧张状况比较

调查显示：三甲医院和三乙医院中，分别有81.1%和82.5%的人感到医患关系紧张，二甲医院也达到八成（80.7%），二乙医院和未定级的医院的紧张程度相对低一些。2013年调查显示：三甲综合医院中有76.1%的人感到医患关系紧张，被调查的各类公立医院中，均有超过八成的人感到医患关系紧张。除了二乙医院以外，其他各类被调查医院中，感到医患关系和谐的均不超过5%。两次调查结果均显示：公立医院比民营医院的医患关系紧张。

表 5-3　不同类型医院医患关系紧张状况　（%）

选项		当前我国医患关系紧张状况如何？			样本量
		紧张	一般	和谐	
医院类型	省属综合医院	80.3	17.9	1.9	3196（100.0）
	市区属综合医院	81.6	16.4	2.0	4608（100.0）
	县人民医院	81.6	15.9	2.5	1996（100.0）
	中医医院	81.0	16.4	2.5	1070（100.0）
	民营医院	74.7	21.0	4.3	901（100.0）
医院级别	三甲	81.1	16.8	2.2	6573（100.0）
	三乙	82.5	16.0	1.5	1703（100.0）
	二甲	80.7	16.9	2.4	2685（100.0）
	二乙	73.1	21.7	5.2	405（100.0）
	未定级	73.1	23.2	3.7	405（100.0）

公立医院比民营医院医患关系紧张。对黑龙江省 5 市 27 家公立医院 1737 名医务人员调查显示：医患关系非常和谐的仅为 8.2%，三级医院和二级医院对不和谐的分别为 58.1% 与 53%[①]。公立医院接待的患者更加多，人员类型更复杂，产生更多的纠纷。民营医院接待的人群比较单一，盈利性质更高，服务更加全面，医患关系会更紧张。民营医院因其价格高，医务人员报酬高，医疗条件好和较为优质的服务态度好。

（3）不同类型医务人员对医患关系紧张状况的差异性评价

调查显示：分别有 71.5% 和 79.3% 的医技人员和护士感到医患关系紧张，高出医生（71.5%）和管理人员的（67.4%）的水平，管理人员中称医患关系紧张的占 67.4%。医护人员、医技人员和管理人员对医患关系紧张状况的判断有差异（$p<0.01$）。

表 5-4　不同类型医务人员对医患关系紧张状况的差异性认知　　（%）

选项		您觉得，当前我国医患关系紧张状况如何？			样本量
		紧张	一般	和谐	
技术职务类型	医生	71.5	23.3	5.2	5316（100.0）
	护士	79.3	17.9	2.8	4626（100.0）
	医技人员	74.0	22.6	3.4	1089（100.0）
	管理人员	67.4	26.9	5.7	740（100.0）

医生对医患关系紧张状况估计最高的主原因是：①患者的直接责任人，当发生医疗差错时，患者及家属难免首先归咎于医生；②医生工作强度大，工作倦怠感强，医患沟通少，引发患者不满；③部分医生责任心不强、得不到患者的信任和尊重。护士要协助新人手术，急、危重病人的处理；负责备血、取血，护送危重病人外出检查等。护士与患者全方位接触，工作性质更为细致、琐碎，且各种操作均暴露在患者及其家属的面前，因此出现差错率更高。护士与患者交流和沟通也较医生频繁，患者有需求或病情变化第一时间通知护士，增加了医患纠纷风险，导致患者投诉多。管理人员处理问题上比学术性人才如医生护士处理极端问题的手段更显老练。

（4）不同临床科室医务人员对医患关系紧张的差异性评价

急诊科和麻醉科医务人员感受到的医患关系紧张状况最强烈，分别占到 86.0% 和 86.1%，其次为儿科、大外科和大内科，这些科室医务人员的回答也超过了八成。相对而言，管理科室中仅有 69.9% 的人感到医患关系紧张。

---

① 于益，郝艳华，梁立波，等. 医方因素对医患关系和谐程度的影响——基于黑龙江省 27 家公立医院的调查［J］. 中国卫生政策研究，2016，6：15-19.

表5-5　不同科室医务人员对医患关系紧张状况的认知　　　　　　（%）

选项		当前我国医患关系紧张状况如何？			样本量
		紧张	一般	和谐	
所在科室	大外科	82.3	15.5	2.2	2445（100.0）
	大内科	81.9	16.1	2.1	1918（100.0）
	妇产科	79.2	17.8	3.0	902（100.0）
	儿科	81.5	16.0	2.5	550（100.0）
	急诊	86.0	12.5	1.5	597（100.0）
	麻醉科	86.1	13.1	0.9	1056（100.0）
	其他临床科室	78.8	18.9	2.3	2118（100.0）
	医技科室	78.1	19.2	2.7	1319（100.0）
	管理科室	69.9	26.0	4.1	727（100.0）

不同的科室负责不同的病种，内科病人病情复杂，易预后不良；急诊科患者的疾病发生突然就诊不分昼夜，处理棘手；值班医师必然情绪低落，加之患者焦急的情绪，易发生纠纷乃至医闹。不同的科室医患关系紧张程度不同，主要有以下三个原因：第一，医院根据专业特长进行了相应的分科，病种有急缓轻重之分，医患矛盾的紧张程度不同。重症病房比保健病房要紧张、临床医疗科室比医技辅助科室要紧张，急诊、麻醉、外科比内科紧张。第二，病种和治疗手段不同。患者对有创性的治疗往往比无创性的治疗紧张，所以手术、介入治疗比单纯用药的内科要紧张。第三，如妇产科、儿科的患者为妇女儿童，属于受家庭的更多关注的群体，家属和患者本人对医疗服务的预期高，容易产生紧张的医患关系；不同科室患者对疾病的预后要求和治疗效果的判断不同，如中晚期患者对健康的预期更高、对生存的渴望更大，故更容易产生医患矛盾。病症较重意味着病患的病情较为棘手，医生处理起来难度很大，医治结果令患者不满意的程度高。第四，不同科室的忙闲程度不同，医生值班、抢救、手术是精神较紧张，从而造成医患关系紧张程度不同。如急诊的大夫值班多，且多为急症，医生压力大，医患矛盾会更紧张。麻醉科大夫多待在手术病房，且手术连轴转，时间空间都很紧张，容易焦虑急躁。

（5）三分之一的患者感到医患关系紧张

患者调查显示：三分之一（33.1%）的患者称医患关系紧张，认为医患关系和谐的占34.4%，32.5%的人不置可否。2013年的患者调查显示：30.8%的人称医患关系和谐，23.8%的人称医患关系紧张，45.4%的人感到一般。患者群体也感受到医患关系总体在恶化。

表 5-6 患者群体对医患关系紧张状况的总体评价

选项	您对当前医患关系的总体评价如何？	
	样本量	百分比（%）
总计	2944	100.0
很紧张	383	13.0
紧张	591	20.1
一般	956	32.5
和谐	755	25.6
很和谐	259	8.8

对河南省 10 家不同等级医院的 550 名医务人员及患者问卷调查显示：三级医院对当前医患关系紧张和非常紧张的总评价率达 66.7%，33.0% 的患者认为和谐或较和谐[1]。

医患双方对医患关系紧张状况的认知差异有以下原因：第一，医生行医过程中每天都会会接触到大量患者，是一对多的关系，会认为和谐程度低。患者就医过程中是一对一的关系，认为和谐程度相对高。医患关系还与医疗活动在医方生活中所占比例较重、工作强度较高、舆论压力大有关，一旦发生医患纠纷，医务人员对事件的群体感受度较高。第二，患方对他人身上发生的医患纠纷的实际感受不如医方强烈，从心理上构成了对医方的信任感。医方受到来自患者和社会的压力，心态和行为受到影响，产生防御心理和自卫性医疗行为，导致在医疗活动中可能多开检查，产生过高费用引起患者不满，导致恶性循环，带来巨大的隐患。第三，患者一般着眼于挂号难易程度、等候时间、医生问诊时间、医生态度、能否解答对疾病的疑惑、能否合理诊治、不乱收费乱开药以及诊疗费用、医治效果等因素。

5.1.3 我国医患关系紧张之诱因分析

医患关系不和谐宏观因素有：医疗保障制度不完善、政府财政补助不足、医疗资源分布不合理、政府监管不到位、医疗服务补偿不合理、法律制度不健全、媒体舆论导向等。医患关系难题的真正症结在于制度伦理失序，表现在：民众缺乏医疗服务购买力；医生群体薪酬过低；缺乏严格的医疗行业管理规则；未建立起真正的医疗服务市场。破解医患关系难题的制度[2] 基于医患关系冲突行为中的施动主体往往来自患方。在文献分析和访谈基础上，课题组识别了如下方面的医患纠纷诱因：医患沟通不到位、多开药或多检查、漏诊或误诊、医学局限性、服务态度差、工作压力大。

（1）九成称"医患沟通不畅"是造成医患关系紧张的主因

调查显示：89.8% 的医务人员称"医患沟通不畅"是造成医患关系紧张的主因，排

① 王玮，邬智伟，岳文丽，等. 河南省不同等级医院医患关系现状调查分析 [J]. 河南预防医学杂志，2016，3：167-170.

② 许昭昭. 新时代医患冲突问题的解构与应对 [J]. 法制与社会. 2018，23：143-144.

在第二、三位的分别是"医学局限性"（64.2%）和"工作压力大"（60.0%），而选择"多开药、多检查""服务态度差"的均不超过三成。

表5-7 因医方原因而造成的医患关系紧张突出表现

选项	您认为，因医方原因而造成的医患关系紧张突出表现在：	
	样本量	百分比（%）
总计	11771	100.0
医患沟通不畅	10565	89.8
多开药或多检查	3501	29.7
漏诊、误诊	3101	26.3
医学局限性	7560	64.2
服务态度差	3030	25.7
工作压力大	7058	60.0
其他	498	4.2

注：限选3项。

在对医患关系紧张的认知上，无论医生、护士、管理人员，或是不同科室医生，均认为医患沟通不畅是导致医患关系紧张的第一因素。由于医生和患者知识结构、认知水平、所处地位的不同，造成某些医生未能清晰地将病情、治疗方案等解释给患者；同时某些患者由于知识的缺乏、对医生的不信任，导致不能完全理解医生的做法。在这样的条件下，双方沟通必然不畅；医方不关心患者，患者不了解医方，医患关系紧张在所难免。

引发医患关系紧张的首因是"医患沟通不到位"，两次调查结果均超过七成，且均排在首位。医患沟通不到位表现在：第一，医患双方不能客观准确、有效、恰当地交流传递诊疗信息；第二，在医患沟通中，医护人员与患者之间缺乏必要的情感交流，只看"病"，不识"人"；第三，"医学局限性"和"人员缺、工作量大"也会影响到医患沟通的质量。

表5-8 医务人员对医患关系紧张诱因的差异性认知　　　　（%）

个人信息		因医方而导致的医患关系紧张的诱因							样本量
		医患沟通不畅	开药或多检查	漏诊、误诊	医学局限性	服务态度差	工作压力大	其他	
性别	男	86.8	26.1	27.5	70.7	24.5	58.6	5.8	3520（29.9）
	女	91.0	31.3	25.9	61.4	26.3	60.5	3.6	8251（70.1）

个人信息		因医方而导致的医患关系紧张的诱因							样本量
		医患沟通不畅	开药或多检查	漏诊、误诊	医学局限性	服务态度差	工作压力大	其他	
年龄	<25	87.3	37.9	31.5	56.4	28.6	56.4	1.8	1262（10.7）
	25～34	89.6	31.2	25.2	62.5	25.8	61.4	4.3	5765（49.0）
	35～44	89.9	24.4	25.1	68.9	24.2	61.9	5.5	3067（26.1）
	45～54	92.0	27.9	28.4	66.9	26.0	55.4	3.4	1449（12.3）
	>54	91.2	31.1	29.8	71.9	26.8	45.6	3.5	228（1.9）
学历	大专及以下	89.8	39.5	31.0	53.8	29.3	55.0	1.7	2519（21.4）
	大本	90.1	30.1	26.5	63.6	25.6	60.1	4.0	6921（58.8）
	研究生	88.5	18.2	21.0	77.5	22.3	64.9	7.6	2331（19.8）

注：限选3项。

从性别上看，可以分析出男性和女性对医患关系紧张的诱因在认识上各有侧重。女性认为医患关系紧张的原因在于医患沟通不畅以及多开药、多检查的比例高于男性，而男性选择医学局限性的比例明显高于女性。女性更加注重双方的沟通，对经济因素更加敏感。女性除了担任医院的工作，家庭任务较男性更重，工作生活冲突明显。男性担任医生的比例较高，更倾向于从技术上去寻找原因。

年龄越大，越认为医学局限性是导致医患关系紧张的原因，可能是因为老年人群体得病的风险更高，更有机会在医院体会到医学并不能解决所有身体上的问题。而年轻人则倾向于认为医患关系紧张的诱因是工作压力大。由于信息发达，年轻人多各种乱收费的显现了解的比较多，在检查和开药方面会比较强硬，对错诊、误诊等反应更剧烈，对服务要求也比较高。

大专及以下学历的患者更多地认为多开药或多做检查是诱因，而研究生学历的人则只有不到一半持这种观点。高学历人群更希望在生病时能对自己身体上的问题做全面的检查，并且在经济上负担也相对较小，因此对多开药多花钱的敏感程度更低。低学历人群倾向于认为误诊漏诊是主因，但高学历的人易接触到更好的医疗资源，误诊率更低，导致对诱因判断的差异。由于高学历人群对医学局限性了解更多，更多地将诱因归结到医学局限性上，而低学历人群更有可能把医疗上出现的问题归结到医生身上。

（2）超过七成的医生把"医学局限性"视为医患关系紧张重要诱因

医生认为多开药或多检查是导致医患关系紧张的诱因所占比例明显低于护士、医技人员、管理人员，后三者之间未见明显差异。主要原因是医生具有丰富的专业知识，从专业性来判断所开的检查和药对病人的病情都是必要的，因此医生较少认为多开药或多检查是导致医患关系紧张的诱因。

表5-9　不同类型医务人员对医患关系紧张诱因的差异性认知　　　　（%）

选项		因医方而导致的医患关系紧张的诱因							样本量
		医患沟通不畅	多开药多检查	漏诊、误诊	医学局限性	服务态度差	工作压力大	其他	
人员类型	医生	88.5	21.1	23.6	76.8	20.7	62.9	6.3	5316（45.2）
	护士	91.4	37.1	26.9	53.8	27.2	61.0	2.6	4626（39.3）
	医技人员	89.6	36.4	31.8	56.7	31.8	51.7	2.1	1089（9.3）
	管理人员	88.1	36.1	34.5	50.3	43.6	44.7	2.7	740（6.3）

注：限选3项。

医生认为漏诊、误诊是导致医患关系紧张的诱因方面，所占比例最低，管理人员所占比例最高，主要原因之一是大部分管理人员不具备医学专业知识。漏诊、误诊不仅可以导致医患关系紧张，更易引起的医疗纠纷，从而上报或向管理部门投诉，因此管理人员在认为漏诊、误诊是导致医患关系紧张的诱因方面所占比例最高。

医生认为医学局限性是导致医患关系紧张的诱因所占比例明显高于护士、医技人员、管理人员，后三者之间未见明显差异。医生具有更专业性的医学知识和技能且对疾病诊疗的现状及进展了解更清楚，对医学局限性的认识要比其他类型人员更深刻，因此在认为医学局限性是导致医患关系紧张的诱因方面，医生所占比例要显著高于其他类型人员。

护士认为医患沟通不畅是导致医患关系紧张的诱因所占比例最高达91.4%，其余三类人员所占比例未见明显差异。护士每天在病房面对患者的时间最长，和患者接触最多，再加上工作强度大，所管的病人较多，对于病人提出的问题，多数护士难以有足够的时间去解答患者疑问，从而引发患者不满。

管理人员认为服务态度是导致医患关系紧张的诱因所占比例明显高于医生和护士，医技人员所占比例次之。主要原因是管理人员很少直接面对病人，所以体会不到病人之所痛、病人之所急，因此当病人有事需找管理部门时，管理部门人员对病人态度较差。医护人员认为工作压力大是导致医患关系紧张的诱因的比例明显高于医技人员和管理人员。医生和护士直接面对病人，责任大、风险高，极易引起身心疲惫，与病人沟通时容易导致态度不好。

（3）六成的大医院医务人员把"工作压力大"视为主要诱因

级别高的医院条件好，收入来源多，误诊率低，医护人员更专业，服务态度好，低级别的医院则需要通过开药和检查来创收，由于医护人员水平有限，误诊率相对更高，服务态度也更差些。高级别的医院门诊量大，需要承担的风险更大，工作压力最大。

表 5-10　不同类型医院医务人员对医患关系紧张诱因的差异性认知 （%）

选项		因医方而导致的医患关系紧张的诱因							样本量
		医患沟通不畅	开药或多检查	漏诊、误诊	医学局限性	服务态度差	工作压力大	其他	
医院类型	省级综合综合医院	90.4	25.4	21.9	67.8	23.7	64.9	5.8	3196（27.2）
	市区综合医院	89.5	30.7	26.5	62.9	26.0	60.3	4.0	4608（39.1）
	县人民医院	88.1	30.5	30.1	63.7	27.7	57.1	2.9	1996（17.0）
	中医医院	90.7	32.5	26.7	63.8	24.4	57.4	4.5	1070（9.1）
	民营医院	91.3	35.3	32.5	59.7	28.9	49.9	2.3	901（7.7）
医院级别	三甲	90.0	28.6	24.0	65.0	24.7	62.5	5.2	6573（55.8）
	三乙	89.2	29.2	26.9	67.5	22.9	60.4	3.9	1703（14.5）
	二甲	89.9	31.1	29.8	61.5	28.8	56.5	2.5	2685（22.8）
	二乙	87.9	36.3	33.6	58.5	29.4	52.3	2.0	405（3.4）
	未定级	89.1	36.0	31.4	62.0	31.6	47.4	2.5	405（3.4）

注：限选 3 项。

　　不同类型医院的医务人员中，认为医患关系紧张的诱因表现在医患沟通不畅的占比很高，说明医患沟通对和谐医患关系的构建有重要影响。医院规模越小，多开药情况越严重，误诊、漏诊或服务态度差的情况也越严重。说明这些医院在这些方面亟待提高。此外，大型综合性医院工作压力远大于小型医院，对医患矛盾的产生也有一定影响，需要我们构建合理的患者分流制度。

　　省综合医院、三甲医院认为工作压力大的比例明显高于其他类型医院，这确实是由于病患比较信任级别较高的大型医院而倾向于到省综合医院看病，造成这部分医院病人多，医护人员工作量大，从而工作压力大。他们对于医学专业知识比较深入，也比较明白医学局限性造成的医患关系紧张。省级综合医院的管理相对比较规范，技术比较好，多开药多检查和漏诊误诊的比例明显小于其他类型医院。

　　（4）不同科室医务人员对医患关系紧张诱因的差异性认知

　　调查显示：所有临床科室医务人员均把"医患沟通不畅"视为医患关系紧张的首因，其中妇产科和大外科所占比例均超过九成。39.3% 的急诊科人员称"多开药或多检查"是首因，其次为医技科室（33.1%）和管理科室（33.8%），而麻醉科、妇产科和儿科相对较少。急诊科医护人员中 30.0% 把"漏诊、误诊"视为首因，居临床科室的首位，大外科（23.8%）和麻醉科（23.6%）最低。急诊科医护人员中，60.1%的人把"医学局限性"视为首因，低于其他临床科室水平；大内科（65.5%）和麻醉科（64.3%）把"工作压力大"视为首因，高于妇产科（57.3%）和急诊科（55.7%）的水平。

大外科和大内科医生中，分别有88.1%和86.5%的人称医患沟通不畅是首因；护士群体中占分别为92.9%和90.0%，而管理人员中分别占95.2%和92.3%，这两个群体的回答均比医生群体高。大外科和大内科的医生中称"多开药或多检查"的分别占21.7%和19.1%，而护士中分别占42.5%和占31.1%，管理人员分别占40.4%和26.9%。大外科"多开药或多检查"现象比大内科还严重。大内科的医生中称"漏诊或误诊"的占26.2%，而护士中占23.6%，医技人员中占46.2%，管理人员占28.8%。

表5-11 不同科室医务人员对医患关系紧张诱因的差异性认知 （%）

选项		因医方而导致的医患关系紧张的诱因							样本量
		医患沟通不畅	开药或多检查	漏诊、误诊	医学局限性	服务态度差	工作压力大	其他	
科室类型	大外科	90.7	32.9	23.8	65.5	21.0	61.4	4.7	2445（20.8）
	大内科	88.6	26.2	25.0	67.0	22.4	65.5	5.3	1918（16.3）
	妇产科	91.8	25.1	27.7	66.5	27.5	57.3	4.1	902（7.7）
	儿科	89.8	27.6	26.0	67.3	21.6	63.1	4.5	550（4.7）
	急诊	87.6	39.9	30.0	60.1	23.1	55.7	3.5	597（5.1）
	麻醉科	89.9	22.5	23.6	67.7	28.1	64.3	3.9	1056（9.0）
	其他临床科室	89.5	28.4	24.0	66.5	25.1	61.5	4.9	2118（18.0）
	医技科室	89.8	33.1	33.3	58.2	29.6	53.7	2.3	1319（11.2）
	管理科室	89.5	33.8	31.6	50.9	45.5	46.2	2.3	727（6.2）

注：限选3项。

大内科比例最高，大内科往往接待患者种类较多且人数最多，大多数患者出现任何不明症状时会选择先大内科就诊，因而，大内科医生工作压力大；此外，大内科疾病较为繁多，医生需要学习的知识和掌握的技能也更多，加大大内科医生的工作压力。管理科室因不直接参与临床决策，且面对患者较少，其工作压力则较少。妇产科和大外科医务人员认为医患沟通不畅所占比例达到九成；急诊科所占比例相对更低，而其他科室所占比例无明显差异。

急诊科患者及家属一般都意识到疾病的凶险和严重性，比较容易有心理准备，对坏的、不好的结果更容易接受，急诊科医生有更高的警觉性和行动力，更易被患者和家属感知，容易导致医患沟通不畅。急诊科医务人员中称多开药或多检查表现得尤为突出，高达 39.9%。急诊送诊的一般是危急患者，患者往往有多处受损或复合性的、系统性的疾病，急诊医生为了更全面的了解患者的病情，往往多做检查，也为了更好地控制病情而多开药。患者麻醉前的检查和开药都比较常规化，选择的范围也较少，麻醉科较少出现多开药或多检查现象。

医技科室人员称漏诊、误诊所占比例相对较高；而麻醉和大外科所占比例相对较少，其他科室无明显差别。医技科室由于检查项目中的正常参考值范围是根据人群普查而得到的，由于患者个体差异，在正常参考值范围附近波动时，更易造成漏诊、误诊。麻醉科进行麻醉时的判断指标相较更为稳定，而大外科就诊患者往往是由内科或其他科室转过来的，一般都进行了比较详细的手术评估，造成漏诊或误诊的可能性较小。

（5）患者对医患关系紧张诱因的差异性认知

调查显示：69.4% 的患者称"与医方沟通不畅"是导致医患关系紧张的主因，紧随其后的是"不信任医护人员"（47.5%）、"疗效不尽如人意"（44.0%）、"对医护人员的态度和行为不满"（41.6%）。其他选项均不超过四成。

表 5–12 患者群体称因患方原因而导致医患关系紧张的主因

选项	您认为，因患方原因而导致医患关系紧张的主因是	
	百分比（%）	样本量
总计	100.0	2944
与医方沟通不畅	69.4	2043
对医护人员的态度和行为不满	41.6	1225
不信任医护人员	47.5	1398
疗效不尽如人意	44.0	1296
患者不合理的就诊要求	25.2	742
不熟悉医院标识、诊疗流程	34.2	1008
医疗费用超出承受能力	36.7	1081
其他	1.3	39

注：限选 3 项。

七成的患者认为，导致医患关系紧张的主要认知诱因是与医方沟通不够。由于患者往往缺乏医学知识，对治疗的期望值较高，加上医务人员如果对发生的问题不能客观地分析、解释，没有认真履行告知义务，不尊重患者的知情权、选择权，那么将很容易引起患者对医疗过程及结果的不认同，发生纠纷后，不及时的妥善解决。

接近半数的患者不信任医护人员，这也导致了医患关系紧张。患者不信任医生是整个社会不信任的一方面。当医患关系都变成金钱关系时，信任度降低。当看病救人与金钱的关系越来越密切，医患间的信任也被严重破坏。有的患者对治疗感到不满，会认为疗效不尽如人意（44%），或感到医护人员的态度和行为不佳（41.6%）。患者日益增长的健康需求与医疗技术的局限性存在矛盾，期望值与现实结果存在差异是导致患者迁怒与医护人员的重要因素。

费用问题也是诱发医患关系紧张的重要因素，36.7%的患者认为医疗费用超出承受能力。当地经济不发达，下岗、失业人员过多，基本医疗保险普及率低，"看病难、看病贵"等社会相关问题集中反映在医院，使患者对医院产生了对立不满情绪，造成医患生纠纷。

5.1.4 改进医患关系的建议

一是患者要尊重医务人员。不管医学如何进步发达，医生如何敬业努力，总是存在一些遗憾。医患双方都要遵循医学科学的客观规律。医务人员要依法执业，规范执业行为，以科学的方法来检查、诊断和治疗疾病。相当一部分患者的死亡、残废和功能障碍，是由于不可预料的或不可避免的并发症所致，属于意外情况，患者应接受事实，不要动辄闹到医院或责难医生，这样使得医生胆子越来越小，为自我保护检查越来越细，既不利于医学的发展，也加重患者的治疗费用。

二是畅通医患沟通渠道。医患之间相互依存，医生因患者而生存，医学因疾病而发展，患者生病也要医生救治才能恢复健康。医患之间应该成为社会上最和谐的人际关系。虽然造成医患关系紧张的因素很多，需要从体制上加以统筹解决，但医院不能坐等靠，而应主动有所作为。医生要严格执行和落实医疗规章制度，不断提高医疗服务质量，在检查、诊断、治疗过程中多为患者着想，予以人文关怀，使其减轻痛苦，减少负担，绝大多数患者对医生是充满感激之情的。

三是临床科室应对之策。无论身处哪个科室，因详细了解患者的具体病情、特殊情况和个性需求，在重视医疗设备和医疗技术科技含量及提高诊疗质量的同时，也应重视和坚持人性化的医疗服务，不仅要注重和病人的交流，还要注重和患者家属的沟通，不仅要认真负责地处理疾病，还要关注患者及其家属的心理需求。只有真正做到医患主体间的平等与尊重，切实进行情与情的交融、心与心的沟通，医患冲突才会减少。

5.2 暴力伤医的表现及诱因分析

内容提要

- 39.7%的医务人员称自己被辱骂过1~2次，28.4%的人被辱骂过3次及以上，仅有三成称去年未被患者辱骂过。
- 19.3%的医务人员称去年与患者发生过肢体冲突与5年前持平。

工作场所暴力（Workplace Violence）是指工作人员在工作场所遭受到辱骂、威胁或袭击，从而影响其安全、福祉或健康。伤医事件屡见不鲜。以往研究主要探讨了伤医事件发生的表现和原因，但很少从区域、医院及诊室类型、季节、及伤医者特征等方面进行定量分析。医疗场所暴力行为包括：口头辱骂、威胁、言语性骚扰，以及打、踢、拍、推、咬等身心方面的暴力，破坏医院或个人财产、干扰正常的医疗工作秩序等。医院工作场所暴力分为身体暴力和心理暴力。遭受暴力侵权的医务人员感到愤怒、耻辱、恐惧、自责、无助、被利用、身体受伤害、增加的压力和焦虑、丧失自尊、怀疑自己的专业能力，工作满意度降低，增加离职率[①] 我国自 2013 年以来相继印发了《关于维护医疗秩序打击涉医违法犯罪专项行动方案》《关于依法惩处涉医违法犯罪维护正常医疗秩序的意见》，但频频发生的伤医案件成为政府、社会公众、大众媒体和理论界关注的社会焦点。如何尽快遏制伤医案频发的势头，这是广大医务人员和社会公众急迫期盼得以解决的难题。

5.2.1　近七成医务人员遭患方语言辱骂

（1）医务人员遭受辱骂状况总体状况

总结起来，不同类型医务人员与患方发生肢体冲突的原因主要有三点：①医务人员与患者沟通交流能力。总体来说，年长的医务人员经验更加丰富，女性医务人员更加有耐心。②患者疾病类型。急诊患者及家属情绪更易激动，更易与医生发生冲突。③与患者疾病诊断治疗和经费缴纳有关的医务人员更易发生冲突。主要是医生和管理人员。

调查显示：39.7% 的医务人员称自己被辱骂过一两次，28.4% 的人被辱骂过 3 次及以上，仅有三成（31.9%）的医务人员称去年未被患者辱骂过。

表 5-13　医务人员遭受患方"语言侮辱"的次数

选项	去年，您遭受患方"语言侮辱"的次数	
	百分比（%）	样本量
总计	100.0	11771
0	31.9	3756
1～2	39.7	4673
3～4	11.0	1291
>4	17.4	2051

调查显示：72.3% 的男性医务人员遭受患者辱骂过，而在女性中为 66.3%，男性遭受语言辱骂的比例高于女性。两成的男性遭受 4 次及以上的语言侮辱。

年龄在 25～34 岁和 35～44 岁的医务人员中，遭受患者辱骂的分别占 70.4% 和 69.6%，这两个群体去年遭受患者 4 次及以上的辱骂的比例也高于其他群体。年龄在 55 岁及以上的人去年遭到患者辱骂的仅占 46.1%，而遭受 3 次及以上的比例也最低，占 16.6%。

医务人员学历越高，遭受患者辱骂的比例越高，大专及以下的人中占 60.6%，本科学历的人中为 69.7%，而研究生学历者中占 71.6%。

① 世界卫生组织. 新的研究表明工作场所暴力威胁卫生服务［J］. 世界卫生组织简报，2002，17：7-8.

表 5-14　不同特征医务人员遭受患方语言侮辱的次数　　（%）

选项		去年，您遭受患方"语言侮辱"的次数？				样本量
		0	1～2	3～4	>4	
性别	男	27.7	38.6	13.2	20.5	3520（100.0）
	女	33.7	40.2	10.0	16.1	8251（100.0）
年龄	<25	37.8	38.7	9.2	14.3	1262（100.0）
	25～34	29.6	40.8	11.0	18.6	5765（100.0）
	35～44	30.4	39.5	11.9	18.2	3067（100.0）
	44～54	35.8	38.1	11.1	15.0	1449（100.0）
	<54	53.9	29.4	6.1	10.5	228（100.0）
最高学历	大专及以下	39.4	35.8	9.2	15.6	2519（100.0）
	本科	30.3	40.5	11.0	18.1	6921（100.0）
	研究生	28.4	41.5	12.7	17.3	2331（100.0）

男性遭受辱骂的比例要高于女性，两成的男性遭受 4 次及以上的语言侮辱；男性本身阳刚特点，脾气一般相对女性较暴躁，容易产生冲突；男性医生往往没有女性医生有耐心、表达方式不够婉转；男性医生往往是在容易出现医疗纠纷的外科、急诊科工作。患者及家属对女性医务人员相对能更包容；女性在医护工作过程中对患者更具耐心，更容易和患者进行情感与工作交流，相对不易遭受患者的语言辱骂。男性医护人员应多注意与患者交流及治疗过程中的言行举止，对待患者的态度好坏可能比医术的高低更加重要。

年龄在 25～44 岁的医务人员中更容易遭受患者的辱骂其原因可能是：其医疗工作经验和能力相对不足和欠缺，年纪轻脾气较急躁，不易满足患者的内心医疗期望，更易遭受患者及其家属的质疑；而年长的医务人员在医疗技术水平上具备多年的临床经验和知识积累，更具权威性；年轻的医务工作者常处在临床一线且工作时间长、压力大，第一时间面对患者及家属的不良情绪和迫切期望，更易发生医患双方矛盾；年长者更擅长与患者及其家属的良好沟通。年轻医生是医疗主力军，也面临学业压力和科研压力上，临床实践能力相对不足，可能是导致高学历者易遭受患者辱骂的原因之一。

（2）医生群体遭受患者辱骂频次最高

医生群体遭受患者辱骂的比例最高，占 72.2%，其次是护士群体，占 67.6%，而非临床科室的医技人员和管理人员中均占五成多。医生群体中遭受 3 次及以上语言侮辱的竟然达到 31.0%。

表 5-15 不同类型医务人员遭受语言侮辱次数 （%）

选项		去年遭受患方"语言侮辱"的次数				样本量
		0	1~2	3~4	>4	
人员类型	医生	27.8	41.2	12.8	18.2	5316（100.0）
	护士	32.4	40.0	9.7	17.9	4626（100.0）
	医技人员	41.3	34.1	9.1	15.5	1089（100.0）
	管理人员	44.2	35.4	8.2	12.2	740（100.0）

医生群体是直接面对患者并与之充分接触，医疗质量和患者就医的心理期望若没得到满足，更容易导致医生群体被辱骂。医生作为患者的治疗开展的第一责任人，对疗效负有不可推卸的责任，不少患者由于医学背景知识的缺乏，以及小部分患者对现行医保付费制度的不满，加之有在医院开展治疗的过程中因其他非医疗原因产生的不满情绪，会将所有委屈和不满都发泄到医生这个第一责任人身上。

医生和护士直接与患者及其家属接触，并直接影响到患者的医疗体验，容易与患者及其家属发生冲突，导致被辱骂；很多患者对医生有过高的期待，加之医疗费用的昂贵，会引起患者的强烈不满，辱骂医生；某些医生以昂贵的药物取代有效的廉价药物，致使患者承受巨额医疗费用，引发患者不满；有些医生没有足够的耐心讲解，不给患者足够的机会表达意愿。

（3）县人民医院和省级综合医院医务人员遭受患方的比例最高

县人民医院和省级综合医院医务人员遭受患方的比例最高，分别为 71.2% 和70.2%。三乙医院医务人员遭受患方辱骂的比例最高，占 73.6%，其中 22.0% 的人遭受患方 4 次及以上的语言辱骂。

表 5-16 不同类型医院医务人员遭受语言侮辱次数 （%）

选项		去年遭受患方"语言侮辱"的次数				样本量
		0	1~2	3~4	>4	
医院类型	省级综合医院	29.8	41.4	11.3	17.5	3196（100.0）
	市区属综合医院	31.8	39.4	10.9	17.9	4608（100.0）
	县人民医院	28.8	38.9	12.5	19.8	1996（100.0）
	中医医院	35.6	40.0	9.6	14.8	1070（100.0）
	民营医院	42.4	36.7	8.4	12.4	901（100.0）

续表

选项		去年遭受患方"语言侮辱"的次数				样本量
		0	1~2	3~4	>4	
医院级别	三甲	31.5	40.9	11.1	16.6	6573（100.0）
	三乙	26.4	39.6	12.0	22.0	1703（100.0）
	二甲	33.7	37.3	11.0	18.1	2685（100.0）
	二乙	43.0	36.0	7.2	13.8	405（100.0）
	未定级	43.0	36.0	7.2	13.8	405（100.0）

相对于县市级乃至大医院，民营医院的医疗水平、医疗器械配置和医护人员的整体水平的底下是有目共睹的。因此，当患者遇到一些大的健康问题时，自然就会避开民营医院而选择大型专科医院就治。为了同公立医院开展良性竞争，民营医院服务态度好，患者满意度相应较高；民营医院医生收入相对较高，医务人员幸福感可能较强，促进了良好服务态度的形成；民营医院就诊患者相对较少，其医务人员接诊压力较小，有更多时间与患者沟通，提供更细心的服务。

（4）急诊科医务人员遭受患方语言辱骂的比例最高

急诊科医务人员遭受患方语言辱骂的比例最高，占82.6%，其中遭受语言侮辱4次及以上的超过三分之一（34.1%）；其次为大外科（75.7%）、大内科（74.2%）和儿科（71.1%）等。这些科室医务人员比其他临床科室遭受语言侮辱的比例高10个百分点。急诊科医务人员因直接面对一线抢救病人，医患双方都处在高度紧张状态，更易发生沟通问题。在救治过程中，急症在身，本人及其家属往往处于激动、焦虑的情绪中，当救治的过程与其预期不相符时，便会诱发医患矛盾。

表5-17 不同临床科室医务人员遭受语言侮辱次数　　（%）

选项		去年遭受患方"语言侮辱"的次数				样本量
		0	1~2	3~4	>4	
所在科室	大外科	24.3	43.1	13.0	19.6	2445（100.0）
	大内科	25.8	41.8	11.4	21.0	1918（100.0）
	妇产科	36.0	42.5	9.8	11.8	902（100.0）
	儿科	28.9	37.6	13.3	20.2	550（100.0）
	急诊	17.4	35.5	13.0	34.1	597（100.0）
	麻醉科	43.4	41.8	6.6	8.2	1056（100.0）
	其他临床科室	34.6	39.5	10.7	15.3	2118（100.0）
	医技科室	37.5	35.7	10.3	16.5	1319（100.0）
	管理科室	50.9	30.1	8.8	10.2	727（100.0）

某医学院校 393 名实习医生调查结果显示：38.7% 实习医生遭受过医院场所暴力，其中 91.4% 的人遭受责骂、威胁等语言攻击，36.8% 的人遭受踢、打等身体攻击，有 6.6% 的人遭受性骚扰。实习医生在遭受医院场所暴力后，出现工作热情下降、不想从事本职业、焦虑等不良情绪[①]。调查研究表明，83.3% 的受访医务人员曾经遭受工作场所暴力，其中 68.9% 经历过非肢体暴力，如被患方辱骂或恐吓，相比于护士，医生遭到非肢体暴力或人身的频率更高[②]。通过对 2001 年到 2014 年的网络报道的伤医事件进行特征分析，发现伤医事件依然呈快速增加趋势，且恶性伤医事件增多[③]。

5.2.2 一成医务人员与患方发生过肢体冲突

（1）总体状况

调查显示：9.8% 的人称自己在去年与患者发生过肢体冲突，1.7% 的人甚至称患者与自己发生"肢体冲突"的次数在三次及以上。

表 5-18 医务人员遭受患方肢体冲突的次数 （%）

次数	去年与患方发生"肢体冲突"的次数	
	样本量	百分比
总计	11771	100.0
0	10622	90.2
1～2	948	8.1
3 次及以上	201	1.7

调查显示：16.5% 的男性医务人员与患方发生过肢体冲突，而在女性中为 6.93%，男性遭受肢体毛利的比例高于女性。3.2% 的男性遭受 3 次及以上的肢体暴力。年龄在 25 岁以下及 25～34 岁的医务人员中，与患者发生肢体冲突的比例最高的分别占 10.2% 和 10.1%，年龄在 55 岁及以上的人去年与患方发生肢体冲突的占 6.6%。研究生学历的医务人员遭受患方肢体暴力的比例略高，为 11.7%，本科学历和大专学历的不足一成。

表 5-19 不同特征医务人员遭受患方肢体冲突的次数 （%）

选项		去年与患方发生"肢体冲突"的次数			样本量
		0	1～2	≥3	
性别	男	83.5	13.3	3.2	3520（100.0）
	女	93.1	5.8	1.1	8251（100.0）

① 赵海艳，刘嘉，王为，等. 实习医生遭受医疗暴力情况调查与分析——以某医学院校实习医生调查为例 [J]. 医学与哲学（A），2015，7；57-59，95.

② Sun P, Zhang X, Sun Y, et al. Workplace violence against health care workers in North Chinese hospitals: a cross-sectional survey [J]. International journal of environmental research and public health, 2017, 14（1）：96.

③ 陈立富. 网络中 135 起伤医事件分布特征分析 [J]. 中华医院管理杂志，2015，31（005）：373-377.

续表

选项		去年与患方发生"肢体冲突"的次数			样本量
		0	1～2	≥3	
年龄	<25	89.8	8.1	2.1	1262（100.0）
	25～34	89.9	8.0	2.1	5765（100.0）
	35～44	90.2	8.6	1.3	3067（100.0）
	44～54	91.6	7.6	.8	1449（100.0）
	<54	93.4	5.3	1.3	228（100.0）
最高学历	大专及以下	90.5	7.5	2.0	2519（100.0）
	本科	90.8	7.7	1.5	6921（100.0）
	研究生	88.3	9.8	1.9	2331（100.0）

与患者发生冲突的男性医务人员占 16.5%，比女性多 8 个百分点。女性医护人员在患者看来更加亲切，且女性一般有更好的耐心，不容易与患者发生摩擦。25 岁以下的医务人员中发生冲突的比例最高，为 10.2%，高于 54 岁的医务人员中，发生冲突的比例最低，为 6.6%，而且发生冲突的比例有明显随着年龄升高而递减的趋势。一是年轻医务人员较年长者更容易冲动，二是随着年龄增长，医务人员与患者沟通交流以及应对各种情况的经验愈加丰富，可以更好地避免冲突产生。研究生学历的医务人员发生冲突的比例略高于本科、大专及以下的医务人员，为 11.7%，这一项的百分比没有显著差别。高学历医护人员与患者的医学知识差距导致沟通障碍加大；高学历医生在沟通时可能更喜欢讲专业术语，而患者及家属无法理解；高学历医生往往承担更多工作，任务繁重，在与患者沟通上没有更多时间。

（2）管理人员和医生遭受患者肢体暴力的比例最高

管理人员和医生遭受患者肢体暴力的比例最高，分别占 13.0% 和 11.4%，略高于护士群体和医技人员的水平。按照技术职务类型将曾发生冲突的医务工作者分类，管理人员比例最高，其次是医生，而护士和医技人员则相对较低，原因可能是管理人员及医生与患者接触的机会更多，且与疾病诊断治疗和经费缴纳有关，涉及更多患者的切身利益，所以更易产生矛盾。医生是诊断处理的决定者，矛盾冲突的点更多；患者无法找到具体的负责医技和管理人员，但负责医生只有一位或几位，更容易接触到；有些患者理解层面有限，对于问题只想到是医生的责任；医生是药价高、看病贵的替罪；患者对医生的期望值远高于护士、医技和管理人员。

表 5–20 不同类型医务人员遭受患方肢体冲突的次数 （%）

选项		去年与患方发生"肢体冲突"的次数			样本量
		0	1~2	≥3	
人员类型	医生	88.6	9.6	1.8	5316（100.0）
	护士	91.8	6.6	1.6	4626（100.0）
	医技人员	93.8	5.0	1.2	1089（100.0）
	管理人员	87.0	10.5	2.4	740（100.0）

（3）民营医院的肢体暴力发生率最低

不同类型医院医务人员遭受患方肢体暴力的比例大致相同。县人民医院和卫计委直属或省属综合医院的的比例略高，分别为10.5%和10.9%。三乙医院医务人员遭受患方肢体暴力的比例最高，占11.6%，而其他级别医院在一成以内。公立医院一般属于医保定点医院，接受的患者数量巨大，且患者的文化素质水平和经济能力相对较低；患者认为公立医院应该免费看病，看病花钱心中不快；患者认为三乙医院如果看不好，还可去三甲医院，因此辱骂了医护人员仍有地方可以就医；患者对三乙医院的医疗水平不充分信任。不同类型医院医务人员遭受患方肢体暴力的比例大致相同。都约在一成。

表 5–21 不同类型医院科室医务人员遭受患方肢体冲突的次数 （%）

选项		去年与患方发生"肢体冲突"的次数			样本量
		0	1~2	≥3	
医院类型	省属综合医院	89.5	8.4	2.1	3196（100.0）
	市区属综合医院	90.4	8.1	1.6	4608（100.0）
	县人民医院	89.1	9.0	1.9	1996（100.0）
	中医医院	92.8	5.8	1.4	1070（100.0）
	民营医院	91.6	7.3	1.1	901（100.0）

表 5–22 不同级别医院医务人员遭受患方肢体冲突的次数 （%）

选项		去年与患方发生"肢体冲突"的次数			样本量
		0	1~2	≥3	
医院级别	三甲	90.6	7.6	1.8	6573（100.0）
	三乙	88.4	9.9	1.7	1703（100.0）
	二甲	90.2	8.2	1.5	2685（100.0）
	二乙	91.9	7.4	.7	405（100.0）
	未定级	91.1	6.9	2.0	405（100.0）

（4）急诊科、大内科和儿科肢体暴力发生频次高

急诊科医务人员遭受患方肢体冲突的比例最高，占21.9%，其中遭受肢体冲突为3次及以上的占4.6%；其次为大内科（12.6%）和儿科（12.3%）等。这些科室医务人员比其他临床科室遭受语言侮辱的比例高10个百分点。这些科室遭受语言侮辱的比例比其他科室高出一成，大外科和大内科负责诊治的疾病更为重大，容易使患者及家属产生强烈的情绪波动；而儿童患病时，家长容易出现紧张情绪，所以容易与医生发声冲突。

表5-23 不同科室医务人员遭受患方肢体冲突的次数 （%）

选项		去年与患方发生"肢体冲突"的次数			样本量
		0	1~2	≥3	
所在科室	大外科	90.7	7.9	1.4	2445（100.0）
	大内科	87.4	10.6	2.0	1918（100.0）
	妇产科	94.5	4.7	.9	902（100.0）
	儿科	87.6	10.7	1.6	550（100.0）
	急诊	78.1	17.3	4.6	597（100.0）
	麻醉科	94.0	5.2	.8	1056（100.0）
	其他临床科室	91.9	6.5	1.6	2118（100.0）
	医技科室	93.0	5.5	1.4	1319（100.0）
	管理科室	89.7	8.0	2.3	727（100.0）

急诊科接收的危重病人多，病情急，要在短时间内迅速诊断及治疗，对医生的要求较高，高风险性导致医患矛盾多；大外科和大内科主要接收常见病症的病人，接诊量大，而且患者人群复杂，潜在冲突多；儿科由于家长的过度关爱容易导致对医生的误解；儿科患者无法清楚提供病史且病情变化快、进展迅速，容易出现。门诊和查房任务主要中青年承担，平时与患者打交道频率高；某些患者及家属存在"欺小、欺生"心理，更容易对年轻医生抱有不信任的态度；年轻医生在沟通方式上没有年老医生经验丰富，容易出现沟通障碍；年轻医生年轻气盛，有时过于自信，对医疗风险没有充分交代给患者及家属，易产生纠纷。2017年，天津市第三中心医院超声科主任经翔被多年前的一位患者砍伤颈部，导致整个医疗界人心惶惶。

（5）中外针对医务人员的暴力侵权比较

根据国家公布的数据，相比2015年，2016年全国医疗纠纷减少6.7%，涉医违法犯罪减少14.1%，医师执业环境的改善十分明显。截至2017年5月底全国各地公安机关侦破涉医犯罪1023起，刑事拘留1058人，查处治安案件4627起，治安拘留4732人，现场制止违法犯罪1700起。急诊科是医患冲突的高发地，患者家属打人、骂人的事常会发生。为减少冲突，医护人员总是小心翼翼，遭到辱骂也往往小事化了，但由此带来的精神紧张和巨大压力却越积越重。不过，2018年发布的《中国医师执业状况白皮

书》显示：66%的医师经历过不同程度的伤医事件。

在英国生活，看病是一个让人头痛的问题。因医患矛盾引发的暴力事件日渐增多，每天达200起。医患矛盾突出反映在部分城市地区，医护人手不足是构成医患矛盾的主要原因。2016年英国有7万多名医护人员被暴力对待，较前一年上升4%。医闹的手段可谓层出不穷：挥拳打脸掐脖子算轻的，有的用椅子砸人，甚至打断医护人员手脚。萨雷说："医护人员身心都受到巨大伤害。心理阴影会持续很长时间。"美国有的则表现为恶性的枪击事件，问题是在中国发生的针对医务工作者的暴力频率和严重程度日益突显，加速递增态势，令人担忧。医疗暴力是一个世界性的普遍问题。在美国134家急诊科的医生调查（n=263）中，78%的人自己在过去的一年内遭受至少一次的工作场所暴力侵袭。在被调查的男性和女性之间没有显著差异。在所有暴力侵权类型中，最常见的是语言威胁，占75%，肢体攻击占21%[1]。

5.2.3 工作场所暴力伤医的恶劣影响

（1）遭受患者暴力侵权者的工作满意度低

调查显示：去年与患者发生肢体冲突的医务人员中，40.3%的人感到不满，5年前的同类调查中，34.8%的人感到不满，二者相差5个百分点。那些在过去一年曾经遭受患者3次及以上辱骂的医务人员中，34.6%的人工作满意度不高，与5年前持平。不过，即使没有遭受过患者辱骂或躯体攻击的人中，工作满意的人的比例也不超过三成。医务人员工作满意度高低的成因是多种因素综合作用的结果。减少伤医事件会缓解医务人员的不满情绪，但不必然提高其工作满意程度。

表 5-24　工作场所暴力侵权与工作满意度的相关性　　　　（%）

		对当前工作的满意程度		
		不满意	一般	满意
与患者肢体冲突	无	21.1	57.6	21.3
	有	40.3	48.0	11.7
	r_s	−0.131		
	p	<0.001		
遭到患者语言辱骂	0	14.3	55.8	29.9
	1~2	21.7	59.9	18.4
	≥3	34.6	53.0	12.4
	r_s	−0.223		
	p	<0.001		

① Marcelina Behnam, Roger D Tillotson, Stephen M Davis, etc. Violence in the Emergency Department: A National Survey of Emergency Medicine Residents and Attending Physicians [J]. The Journal of Emergency Medicine, 2011, 4 (5): 565–579.

（2）遭受患者暴力侵权者的职业忠诚度低

那些在过去一年曾经遭受患者 3 次及以上辱骂的医务人员中，71.3% 的人称若有再次择业机会将不会选择当前职业，与 5 年前的比例相同。没有遭受辱骂过的人中 48.6% 有同样的选择，5 年前为 50.5%。那些与患者发生过肢体冲突的人中，69.3 的人称若有再次择业机会将不会选择当前职业，5 年前为 70.9%；那些没有发生过肢体冲突的人中，58.6 的人称若有再次择业机会将不会选择当前职业，5 年前为 57.5%。与患者肢体冲突情况越严重、遭到患者语言辱骂次数越多，选择再次从医的频率越低。

表 5-25　工作场所暴力侵权与离职意向　　　　　　　（%）

			若有再次择业机会，还会选择当前职业吗？		
			不会	会	说不清
与患者肢体冲突		无	58.6	16.6	24.9
		有	69.3	12.1	18.6
		r_s	−0.062		
		p	<0.001		
遭到患者语言辱骂		0	48.6	24.1	27.3
		1～2	60.1	14.8	25.2
		≥3	71.3	9.1	19.6
		r_s	−0.155		
		p	<0.001		

那些遭受过患者辱骂 3 次及以上的医务人员中，83.2% 的人不希望自己的子女学医，5 年前为 79.9%；那些没有遭受过患者辱骂的人中，65.8% 的人不希望自己的子女学医，5 年前为 62.3%。那些与患者发生过肢体冲突的人中，69.3% 的人称不希望自己的子女学医，5 年前为 76.7%，那些没有类似不愉快经历的人中，58.9% 不希望自己的子女学医，5 年前为 68.9%。工作场所暴力侵权情况与希望子女学医均呈负相关，即与患者肢体冲突情况越严重、遭到患者语言辱骂次数越多，希望子女学医的频率越低。

表 5-26　工作场所暴力侵权与希望子女学医情况　　　　（%）

		是否希望子女学医？		
		不会	会	说不清
与患者肢体冲突	无	58.6	16.6	24.9
	有	69.3	12.1	18.6
	r_s	−0.048		
	p	<0.001		

续表

		不会	会	说不清
		\multicolumn{3}{}{是否希望子女学医?}		
遭到患者语言辱骂	0	65.8	13.1	21.1
	1~2	74.9	7.8	17.3
	≥3	83.2	5.1	11.7
	r_s	-0.148		
	p	<0.001		

　　医患冲突愈演愈烈的今天，医生承受着前所未有的职业压力。司法和行政等解决医疗纠纷的方式缺乏人文关怀，因而很难起到根本预防的作用，只会增加医生的职业倦怠[①]。一名陕西的护士长反映，本科室一名护士被患者的丈夫殴打后报了警，派出所距医院不到一百米，半小时后民警赶到，只是将打人者带走，什么也没有问。医疗纠纷是永远抹不掉的痛。针对医务人员的人身攻击给当事人及其同事带来负面影响是巨大的，在身体、精神、心理上的创伤无法在短时间内消除。

　　一名首都儿研所的年轻女医生说："里面有个大桌子，我背对着门口。我有点忐忑，如果听见开门的声音，我就扭头去看一眼谁进来了。哈医大的那个事件，王浩就是背对着门坐着，凶手进来就把他捅死了。暴力袭医束缚了医生手脚，直至无人敢做风险大的手术。"如果医生整日诚惶诚恐、忐忑不安，时刻防暴力袭医，势必变成"戴着镣铐跳舞"，还有何精力发挥正常的医疗水平、专注于医疗技术的提升？

5.2.4　对策建议

　　一是建立各级政府主导的医警联动机制，建立应对恶性伤医的应急预案。卫健委和公安部要全面督查"关于加强医院安全防范系统建设的指导意见"等政策措施的落实状况，各地二级及以上医院是否建立入侵报警系统、出入控制系统，是否形成预防暴力伤医的处置预案。各省政府牵头，开展专项整治活动，坚决打击群体性医闹事件。修改《治安管理处罚条例》，把作为救死扶伤的医疗执业场所列为公共场所进行管理，加强医院治安综合治理，做到早发现、早报告、早处置。

　　二是健全人民调解机制，推行医师责任保险。将医疗纠纷调解纳入规范的法制化轨道。提高人民调解委员会在医务人员和患者中间的知晓率和认可程度，逐渐成为有权威的和公信力的第三方。推行医师责任保险的实施，建立非医疗过失引发的医疗损害社会补偿制度。相对统一《医疗事故处理条例》与《民法通则》《侵权责任法》相关法律中纠纷赔偿标准，制定纠纷赔偿指导标准及最高赔偿标准，缩短法院判决与医疗事故鉴定时间，健全医院或医生违法、违规的追究责任。

　　三是对伤医行为的高发科室、高发时间段加强监督与管理。加强对急诊科、儿科、外科等暴力伤医高发科室防暴知识及医患沟通技巧的培训，学会自我保护；在伤医案高发的临床科室大门安装金属探测器，以免有人持凶器入内；设置紧急员工避险房间，

[①]　宋红，徐连英，任华玉. 对医生人文关怀的价值思考与对策［J］. 中国医院管理，2013，1：17-19.

保证治疗区有备用出口。医院应在门诊及病房大楼安装门禁系统，禁止患者及家属携带危险品进入医院，减少恶性伤医事件的发生。对于伤医的高发月份，医院和警务部门应加强安保保护措施。

四是加强对民众文明就医教育，严格执法，严惩伤医凶手。引导民众加强对医学科学知识的认识和掌握，引导民众理解并积极配合医务人员的诊疗工作，减少对立情绪。建议将医学基本常识纳入九年义务教育，提高民众的医学基本素养，缓解医学科学技术的局限性与患者认知之间的矛盾。医院、公安部门、司法部门等部门应联合起来，严格执法，使打击涉医违法犯罪法治化、常态化。制定医疗纠纷与处置地方性法规，为医疗纠纷调处提供法治保障，为制定法律积累经验。

5.3 医患沟通与互信

内容提要

- 近四分之三医务人员称"病情危急或复杂多变"乃导致医患沟通不畅的主因。
- 医生群体中，分别有77.9%、57.4%和53.9%的人称"病情危急或复杂多变""疗效不确定""专科局限性"，均高于其他医务人员的应答比例。
- 在被调查患者看来，导致医生与患者沟通不畅的主因是"病情危急或复杂多变"（61.8%）和"疗效不确定"（60.5%），其次是"沟通时间不够"（46.7%）和"专科局限性"（40.0%）。
- 三成（32.2%）的医务人员称，患者较为信任自己，而2013年为26.0%。53.0%的患者称自己信任医护人员，称自己不信任医务人员仅占3.2%。

5.3.1 医患双方对医患沟通不畅诱因的差异性认识

（1）近四分之三医务人员称"病情危急或复杂多变"乃导致医患沟通不畅的主因

从医方角度看，导致医患沟通不畅的主要原因是多元的，但选择"病情危急或复杂多变"的占了近四分之三（73.5%），排在第二位是"疗效不确定"，也超过了半数（52.7%），"沟通能力不足"（28.8%）、"沟通时间不够"（32.8%）、"防备患者的心理过重"（28.9%）等相对较少。本文将分析不同类型医院的不同科室、不同性别、年龄或学历的医务人员对医患沟通不畅诱因的差异性判断的原因。

表 5-27　导致医患沟通不畅的主因

选项	从医方角度看，导致医患沟通不畅的主因	
	样本量	百分比（%）
总计	11771	100.0
专科局限性	5663	48.1
病情危急或复杂多变	8655	73.5
疗效不确定	6199	52.7
沟通意识缺乏	3882	33.0

第5章 医患关系

选项	从医方角度看，导致医患沟通不畅的主因	
	样本量	百分比（%）
沟通能力不足	3389	28.8
沟通时间不够	3859	32.8
防备患者的心理过重	3402	28.9
其他	264	2.2

注：限选3项。

年龄在54岁以上的人中，52.6%选择了"疗效不确定"。年龄在25岁以下的人中，45.4%的人选择了"沟通意识缺乏"，高出其他年龄段13个百分点以上。年龄在25～34岁、35～44岁和45～54岁的人中，均有超过七成的人选择了"病情危急或复杂多变"；学历越高，选择"病情危急或复杂多变"的比例越高，其中研究生学历者中占了75.8%，而大专及以下学历者中占68.8%。学历越低，越觉得"沟通意识缺乏"或"共同能力不足"是首因，但学历越高，越感到"沟通时间不够"是主因。

表5-28 不同特征医务人员导致医患沟通不畅的主因 （%）

选项		医患沟通不畅的诱因								样本量
		专科局限性	病情危急或复杂	疗效不确定	沟通意识缺乏	沟通能力不足	沟通时间不够	防备心过重	其他	
性别	男	51.9	26.5	47.3	67.0	71.2	67.2	71.1	97.8	3520（100.0）
	女	48.1	73.5	52.7	33.0	28.8	32.8	28.9	2.2	8251（100.0）
年龄	<25	45.1	69.7	46.8	45.5	35.4	30.5	26.1	.9	1262（100.0）
	25～34	49.0	74.2	53.7	32.0	27.0	32.1	30.2	2.0	5765（100.0）
	35～44	47.2	74.6	53.7	30.2	27.8	33.9	29.5	3.1	3067（100.0）
	45～54	48.6	72.7	52.2	32.2	32.2	34.3	25.1	2.8	1449（100.0）
	>54	52.6	68.4	48.7	30.3	30.7	38.6	28.9	1.8	228（100.0）
学历	大专及以下	43.5	68.8	48.0	44.5	36.8	30.9	26.4	1.0	2519（100.0）
	大本	48.4	74.5	53.5	32.1	28.9	31.4	29.2	2.1	6921（100.0）
	研究生	52.3	75.8	55.3	23.0	19.9	38.9	30.7	4.2	2331（100.0）

注：限选3项。

（2）医生与其他医务人员差异性认知

医生群体中分别有 77.9%、57.4% 和 53.9% 的人称"病情危急或复杂多变""疗效不确定""专科局限性"，均高于其他医务人员的应答比例。医生群体中，称"防备心理过重"的占 31.7%，医技人员为 29.9%，二者高于护士和管理人员的水平。管理人员中称"病情危急或复杂多变""疗效不确定""专科局限性"，为首因的比例均低于与临床医护人员的应答比例，而把"共同意识缺乏"和"沟通能力不足"视为首因的比例最高。

在管理人员的角度来看，"沟通意识缺乏""沟通能力不足"视为首因。由于管理人员的主要工作是辅助医生帮助患者康复，不需要对患者的病情进行直接的诊治，因此与患者的沟通显得尤为重要。管理人员的沟通能力不足或者双方都没有一个互相配合的整体意识，必然会造成医患沟通的阻塞。然而，妇产科医生选择"沟通时间不够"的比例却高于其他科室，甚至管理科室，这说明对于妇产科来说，医生需要更多与患者沟通的时间。

表 5-29　不同类型医务人员对医患沟通不畅的诱因的差异性认知　　（%）

人员类型		医患沟通不畅的诱因								样本量
		专科局限性	病情危急或复杂多变	疗效不确定	沟通意识缺乏	沟通能力不足	沟通时间不够	防备心理过重	其他	
人员类型	医生	53.9	77.9	57.4	22.1	21.0	32.4	31.7	3.6	5316（100.0）
	护士	42.7	72.8	50.2	40.9	34.0	32.1	26.2	1.0	4626（100.0）
	医技人员	48.8	65.4	44.7	40.9	33.3	35.6	29.9	1.4	1089（100.0）
	管理人员	39.1	58.9	45.7	50.4	45.5	35.3	23.9	1.2	740（100.0）

注：限选 3 项。

民营医院医务人员中称"病情危急或复杂多变"（68.3%）、"疗效不确定"（49.7%）的比例均低于各级公立医院的水平。

表 5-30　不同类型医生医务人员对医患沟通不畅的诱因的差异性认知　　（%）

选项		医患沟通不畅的诱因								样本量
		专科局限性	病情危急或复杂	疗效不确定	沟通意识缺乏	沟通能力不足	沟通时间不够	防备患者心理过重	其他	
医院类型	省综合医院	46.6	74.6	53.0	30.2	26.0	39.3	27.6	2.7	3196（100.0）
	市区综合医院	48.7	73.1	52.2	33.4	29.4	31.6	29.4	2.2	4608（100.0）

选项		医患沟通不畅的诱因								样本量
		专科局限性	病情危急或复杂	疗效不确定	沟通意识缺乏	沟通能力不足	沟通时间不够	防备患者心理过重	其他	
医院类型	县人民医院	46.9	74.4	53.9	33.4	30.8	28.4	30.2	2.0	1996（100.0）
	中医医院	52.8	75.0	53.8	33.6	27.3	26.9	28.1	2.5	1070（100.0）
	民营医院	47.5	68.3	49.7	39.2	32.9	32.5	29.2	0.8	901（100.0）
医院级别	三甲	47.4	73.9	52.2	31.5	27.5	36.5	28.4	2.6	6573（100.0）
	三乙	48.6	74.7	57.7	30.9	26.2	30.8	28.7	2.5	1703（100.0）
	二甲	49.3	73.8	52.1	34.7	32.5	26.3	29.7	1.5	2685（100.0）
	二乙	45.9	68.6	49.9	45.4	31.1	25.4	32.1	1.5	405（100.0）
	未定级	51.1	65.9	45.9	41.2	33.6	31.6	30.1	0.5	405（100.0）

注：限选3项。

（3）临床科室

医务人员所处的岗位不同，对于医患沟通的阻碍的认识存在显著差异。对于不同科室的医生来说，造成医患沟通不畅的诱因也不尽相同。急诊科医生会遇到复杂多变的病情，其特殊性导致医患双方本就沟通不便。麻醉科医生更加需要患者的信赖，消除患者防备心，促进医患双方良好的沟通。

急诊科医务人员中称"病情危急或复杂多变"为首因的占80.3%，排在第二、三位的是"专科局限性"（49.2%），"疗效不确定"（52.4%）。急诊科医务人员并没有把沟通能力、沟通意识和沟通时间等方面的因素视为首因。管理科室医务人员选择"沟通能力不足"的占45.1%，远高于其他科室的水平。管理科室中，仅有39.3%的人称"专科局限性"是首因，低于临床科室10个百分点。麻醉科医生选择"防备心理重"的占37.7%，远高于其他科室水平。妇产科医务人员选择"沟通时间不够"的占39.7%，高于其他科室水平。

表 5-31　不同临床科室医务人员对医患沟通不畅的诱因差异性认知　　　（%）

选项		医患沟通不畅的诱因								样本量
		专科局限性	病情危急或复杂	疗效不确定	沟通意识缺乏	沟通能力不足	沟通时间不够	防备心理重	其他	
所在科室	大外科	49.0	79.0	57.8	29.4	27.1	29.4	25.8	2.7	2445（100.0）
	大内科	47.5	76.1	55.6	31.8	25.8	32.2	28.3	2.7	1918（100.0）
	妇产科	46.5	70.2	46.7	33.6	30.3	39.7	31.7	1.4	902（100.0）
	儿科	47.1	74.7	58.0	31.3	27.3	32.0	28.2	1.5	550（100.0）
	急诊	49.0	80.3	52.4	33.7	28.4	27.2	27.3	1.6	597（100.0）
	麻醉科	49.8	74.0	45.6	29.3	28.4	33.3	37.7	1.9	1056（100.0）
	其他临床科室	49.5	72.1	57.9	30.9	25.9	32.2	28.5	3.1	2118（100.0）
	医技科室	49.7	67.6	43.1	37.9	32.1	36.5	31.2	1.9	1319（100.0）
	管理科室	39.3	59.0	43.6	50.6	45.1	37.8	23.9	0.6	727（100.0）

注：限选 3 项。

（4）患者的态度

在被调查患者看来，导致医生与患者沟通不畅的主因是"病情危急或复杂多变"（61.8%）和"疗效不确定"（60.5%），排在第三、四位的分别是"沟通时间不够"（46.7%）和"专科局限性"（40.0%）。

表 5-32　患者对医患沟通不畅的诱因差异性认知

选项	您认为，导致医生与患者沟通不畅的主因是什么？	
	样本量	百分比（%）
总计	2944	100.0
专科局限性	1177	40.0
病情危急或复杂多变	1820	61.8
疗效不确定	1781	60.5
医生的沟通意识缺乏	1018	34.6
医生的沟通能力不足	741	25.2
沟通时间不够	1369	46.5
防备患者的心理过重	891	30.3
其他	35	1.2

注：限选 3 项。

（5）医患双方对医患沟通不畅的诱因比较

医患双方均认为，"病情危急或复杂多变"和"疗效不确定"是限制二者之间顺畅沟通的最主要因素。相对而言，医务人员把"专科局限性"列为主要限制因素，也有四成的患者对此较为专业的因素有相当程度的认知。尽管仅有三成的医务人员称"沟通时间不够"是一个主要的限制性因素，但患者群体中却超过了四成，二者相差了14个百分点。医患双方在"沟通意识缺乏""沟通能力不足"和"防备患者的心理过重"等方面有相似的认知水平。

表 5-33　医患双方对导致医患沟通不畅诱因的差异性认知　　　　　（%）

选项	导致医患沟通不畅的主要原因	
	医务人员	患者
总计	100.0	100.0
专科局限性	48.1	40.0
病情危急或复杂多变	73.5	61.8
疗效不确定	52.7	60.5
沟通意识缺乏	33.0	34.6
沟通能力不足	28.8	25.2
沟通时间不够	32.8	46.5
防备患者的心理过重	28.9	30.3
其他	2.2	1.2

注：限选 3 项。

对医生而言，最主要的诱因是"病情危急或复杂多变"和"疗效不确定"。从病人角度来说，去医院看病并且按照医嘱进行治疗，就应该得到理想的治疗效果，但病情、体质、生活习惯的差异，很难将每一个病人的病情控制在非常理想的范围内，进而产生不满甚至是愤怒的情绪，阻碍了后续医患双方的沟通。学历越高的医生越是认为沟通时间不足，而学历较低的医生则称是"沟通意识缺乏"或"沟通能力不足"，这说明：提高医生的医学素养和知识并且增加医生与患者的沟通时间，能够提升医患沟通的顺畅度。对武汉市两家三甲医院的 760 名医护人员和 752 名患者进行问卷调查结果显示：医护人员对医患关系现状及发展前景的认知较患者悲观，患者认为医方因素对医患关系影响最大，而医护人员认为社会和患方因素是影响医患关系的主因。加强医患双方的有效沟通和交流、互相理解和体谅、缩小医患双方的认知差异等是构建和谐医患关系的重要手段[①]。

___

① 曹癸兰，梁静，陶宝明. 武汉地区三级甲等医院医患双方对医患关系认识的调查分析［J］. 中国社会医学杂志，2016，3：236-236.

5.3.2　医患沟通状况的影响

医患沟通的差异受到文化水平、文化差异和健康素养的影响[①]。随着互联网和移动终端的互相助推发展带来的信息畅通，逐渐打破了医患信息不对称现象。患者会先从互联网上获取相关疾病的知识和治疗方法，更容易理解医生对病情、诊断结果、治疗方法或用药情况，参与意愿提高，有自己的诊疗选择偏好，患者从"信息缺失"变成"信息充足"。互联网平台让患者能够从第三方获取关于疾病的临床表现、疾病成因、治疗方法、用药等详细信息，甚至疾病护理、饮食等信息，使患者能够在就医前已经掌握大量相关信息。如果这些信息是准确的话，弥补医生在有限的问诊时间内诊疗信息提供的不足，有助于患者对病症形成全面的认识。相反，假如患者专业知识技能的缺乏，将无法辨析互联网医疗信息的真伪不明。不过，这些网络医疗信息鱼龙混杂，有可能误导患者的判断和决策。患者即使通过查询，有时并不能真正掌握各个诊疗方法的优劣[②]。

医患关系紧张的首要原因是缺少必要的沟通，若患者和家属对于疾病能早发现、早诊断、早治疗，认识到医学的科学性和局限性，抛弃偏见和过高的期望值，每个医生都会竭尽全力医治病痛，成功了不必过于感谢，失败了请多一分理解。医患是同盟不是敌人，是合作不是对立，医生和患者只有齐心协力才能实现双赢。

"病情危急或者复杂多变"并不是医生或者患者能够决定的，"疗效不确定"与整体社会的医疗水平紧密相关。提升整个社会对疾病的认识和关注，保持良好的体检和检查习惯，争取对疾病做到高效预防、早发现早治疗，在疾病初期对其进行控制和治疗，降低疾病危急、复杂多变。患者在患病的时候保持稳定的心态，不要盲目相信非专业医生或者网络的疾病诊断和治疗方案，应该持有对科学治疗方法和医务人员的信心，确保获得及时和最佳的治疗。医务人员认为患者及家属对疾病的主动沟通意识缺乏，而患者认为医务人员主动沟通的意愿不强，留给患者及家属提问的机会不多、时间不够。医患上都应该换位思考。

其次，医方工作繁忙和患方医学知识缺乏是医患沟通的主要障碍。大医院的医方工作繁忙，工作负荷大，缺少沟通时间导致了医患间沟通障碍。有的患方对自己的健康状况和有关疾病的知识知之甚少，缺乏医学常识使得医患间无法有效沟通，患方无法理解医生的治疗方案，失去主动参与治疗选择的机会。患方质疑的态度会阻碍医患沟通，影响治必要的信息的传递。医患沟通是一个互动信息和情感交流，这可能就要求医方注意语言和非语言的表达艺术性。

病情往往都是复杂多变的，这点医生能更好地认识到，耐心地向患者解释清楚，患者就会认为的医院很好而且医生医术很高，病情应该会有所好转。但是往往由于病情的复杂多变，导致最终的疗效不向患者想象的那样，导致患者对医生的不满或者怀疑。医患沟通顺畅，患者医从性提高；那些医生与患者沟通不佳的情形中，增加了

①　Misra-Hebert A D, Isaacson J H. Overcoming health care disparities via better cross-cultural communication and health literacy [J]. Cleve Clin J Med, 2012, 79（2）：127–33. doi：10.3949/ccjm.79a.11006.

②　蔡昱，关健，黄莺. 当前医患信任的确实原因及其重建 [J]. 中国医学伦理学，2017，30（6）：701–706.

19%的患者医从性差的风险；接受了沟通培训的医生比没有接受培训医生而言，其患者的医从性增加1.62倍[①]。不充分的沟通加剧肿瘤患者及家人的悲痛。专科医生与临床科室之间的沟通不充分也会引发医患不自信[②]。因此，风险信息交流的医患沟通的重要内容[③]。

5.3.3 医患互信

（1）医患互信程度偏低

调查显示：三成（32.2%）的医务人员称，患者较为信任自己，而2013年为26.0%。

表5-34 患者对医务人员信任程度

选项	样本量	百分比（%）
总计	11771	100.0
很不信任	446	3.8
不信任	949	8.1
一般	6582	55.9
信任	3477	29.5
很信任	317	2.7

2013年的调查显示：26.0%的医务人员称患者信任自己，12.1%的人称患者不信任自己，61.9%的人的回答是"一般"。只有四分之一的医务人员明确表示患者信任自己。2013年的患者调查显示：46.4%的人称自己信任医务人员，只有9.1%的人称不信任，44.5%的人的回答为一般。近五成的患者明确表示自己信任医务人员，这个比例虽然比医生群体的高了一倍，但仍然不足半数。

女性医务人员中称患者信任自己的占31.9%，5年前为24.5%，男性为32.9%，5年前为26.9%；只有一成的男性和女性称患者不信任自己。六成的男性和女性医务人员称患者对自己的信任程度为"一般"。在患者对自己的信任程度方面，不同性别的医务人员之间没有显著差异。

① Zolnierek K B, Dimatteo M R. Physician communication and patient adherence to treatment: a meta-analysis [J]. Med Care. 2009, 47（8）：826-834.

② Kwan M L, Tam E K, Ergas I J, et al. Patient-physician interaction and quality of life in recently diagnosed breast cancer patients [J]. Breast Cancer Res Treat. 2013, 139（2）：581-595.

③ Edwards I R, Lindquist M. Understanding and communicating key concepts in risk management: what do we mean by benefit and risk [J]. Drug Saf, 2009, 32：449-452.

表 5-35　不同特征医务人员对医患信任程度的理解　　（%）

选项		患者对您的信任程度			样本量
		不信任	一般	信任	
性别**	男	14.4	52.7	32.9	3520（100.0）
	女	10.8	57.3	31.9	8251（100.0）
年龄**	<25	7.7	60.6	31.7	1262（100.0）
	25～34	13.1	59.0	27.8	5765（100.0）
	35～44	10.5	46.4	43.1	3067（100.0）
	≥45	9.2	39.0	51.8	1677（100.0）
技术职称	初级	11.8	59.2	29.0	5046（100.0）
	中级	13.1	55.7	31.2	4155（100.0）
	高级	10.2	45.5	44.3	1917（100.0）
	未定级	8.9	62.8	28.3	653（100.0）
人员类型	医生	12.0	55.0	32.9	5316（100.0）
	护士	11.8	57.3	30.9	4626（100.0）
	医技人员	12.4	56.7	30.9	1089（100.0）
	管理者	10.0	52.6	37.4	740（100.0）

年龄越大，越感到患者对自己的信任程度增加。年龄在 25～34 岁的人中，31.7%的人称自己得到患者的信任，年龄在 45 岁以上的人中 51.8% 的人有同样的判断。随着技术职称的增加，赢得患者信任的程度越高。初级职称者中，29.0% 的人称自己得到患者的信任；在高级职称者中，44.3% 的人有同样的判断。32.9% 的医生称患者信任自己，略高出护士（30.9%）的水平，但低于管理人员（37.4%）的水平。

（2）5 年医患信任程度比较

调研显示：32.2% 的医务人员称患者信任自己，而 5 年前为 26.0%。5 年间，患者对医务人员的信任程度有上升。

表 5-36　5 年间医务人员互信情况对比　　（%）

	患者对您的信任程度			
	不信任	一般	信任	样本量
2013	12.1	61.9	26.0	5852（100.0）
2018	11.9	55.9	32.2	11771（100.0）
Z		−88.986		
p		<0.001		

注：* 表示 $p<0.05$；** 表示 $p<0.01$。

海南省人民医院一名管理者说：2016 年全年门诊量 190 万人，手术 3 万多台，住院患者 10 万人，投诉数 235 起，医疗纠纷 47 件，医闹 12 起，绝大部分患者信任医务人员。调查显示：70% 的患者称自己信任医务人员，只有 45.9% 的医务人员称患者信任自己[①]。对北京市 5 家三甲医院医务人员和患者共 1010 人进行问卷调查结果：医方对于医患关系的评价低于患方，存在感觉患者不信任医方的担忧。医患不信任已经对医方的医疗行为造成了不良影响，其言行过分谨慎、规避风险、消极自保行为，甚至偏离医学原则[②]。

对浙江金华地区 4 家医院的 230 名医护人员和 390 名病人或家属的调查结果显示：医患双方对医患关系现状的认知不尽相同，对导致医患关系责任主体认知存在矛盾，对彼此间信任认知存在分歧[③]。对江苏省 13 家三甲医院调查显示：医务人员对医患关系改善的信心不足，认为责任心是提高医疗服务质量的最因；医疗费用高、医患沟通不到位是影响患者信任的主因[④]。只有切实保障医患双方的合法权益，提高医务人员责任心，加强医患双向互动沟通，才能重建医患信任，促进医患关系和谐。

（3）医患互信状况对比分析

调查显示：53.0% 的患者称自己信任医护人员，称自己不信任医务人员仅占 3.2%。

表 5-37　患者对医务人员的信任程度　（%）

选项	样本量	百分比
很不信任	31	1.1
不信任	63	2.1
一般	785	26.7
信任	1559	53.0
很信任	506	17.2

注：n=2994。

患者对医务人员的信任程度高于医务人员对医患信任程度的自我评价。

表 5-38　医患互信状况情况对比分析　（%）

选项	不信任	一般	信任
医务人员称患者信任自己的程度	12.1	61.9	26.0
患者对医务人员的信任程度评价	9.1	44.5	46.4

①　徐双燕，欧志梅，苏维. 成都市公立医院医患关系普遍认知调查分析［J］. 中国卫生事业管理，2009，258（12）：806-808.

②　李珑，王晓燕，王辰. 医患不信任问题对医方医疗行为的影响及对策分析［J］. 中国医院管理 2012，1：56-58.

③　周莲，徐子强. 医患双方对医患关系认知的比较研究——基于金华地区的调查研究［J］. 护理研究，2017，8：1103-1106.

④　冯玉波，冷明祥，李正关. 江苏省三甲医院医患关系与医德医风状况跟踪调查［J］. 医学与社会，2017，8：47-50.

（4）诱发医患不信任的原因

诱发医患信任危机的原因有：①国家对医疗的投入少，需要医院自负盈亏，过分强调经济利润，公益性下降；②快速社会转型过程中，不良的社会风气助长了人与人之间的猜忌心理；③患者的法律意识日渐增强，对医疗服务的要求或期望更高，部分患者片面认为到了医院就是进了"保险箱"，对治愈疾病的期望很高，没有认识到医学局限性和不确定性；④媒体的舆论导向偏颇。

医生具备专业技术水准和医学知识常识，而患者多数不具备医学方面的专业知识。由于理解能力有限或自身意愿等原因，患者除了对自身疾病的感性认知之外，首先思考的是尽快治好疾病，而对于疾病的康复时间、成功率、药品治疗原理和是否会有并发症等专业化指标不太了解。医疗信息特殊的客观原因和部分患者主动放弃更多细节化专业信息的主观原因共同造成了二者对医疗信息不对等。由于医学知识本身的局限性和诊疗的不确定性，患者应该理解医生，应该对疾病诊疗抱有合理预期。

医患不信任则具体表现在：①相当多的人不信任基层医院医生的医术，有病就去大医院就诊，即使是小病或处于康复期也不愿意转到下级医院；②有些人不相信医生会尽力看病，除非送红包；③不信任年轻医生或进修医生。当出现医患纠纷时，患者不是选择政府管理部门的行政调解，而是乐意采取"私了"或"医闹"方式解决问题。

病人到医院看病，是购买一种高技术高风险的服务，医生和患者之间存在信息不对称：患者难以判断病因、诊疗方法是否安全有效、医疗费用是否合理。病人的就医吃药的选择既要依赖医生的建议，又要依赖第三方付费人的医疗费用约束。患者所体会到的公益性在降低，对医生开药、开检查单的动机有所怀疑。医患不信任会阻碍患者获得恰当的医疗服务，导致依从性降低[①]。

5.3.4　建立健全医患之间的沟通互信机制

一是加强医患沟通、交流，达成共识，促进医患互信。加强医患沟通，建立医患互信机制，防止红包回扣等医院和医生层面的措施可以改进医患关系，但治标不治本。医改政策设计者、公立医院院长要将实施分级治疗，破除"以药养医"的机制，增加收入、减少过度医疗，消除红包回扣。为了构建和谐医患关系也要倒逼公立医院改革，构建医联体和医疗集团，促进区域医疗资源整合，消除实施分级诊疗的重重障碍，缓解"看病难、看病贵"。

二是各级卫生主管部门要统筹协调建立健全患者投诉管理系统，健全医患沟通机制。卫生主管部门要建立健全患者投诉管理系统，定期监督检查，定期汇总各级医院的患者投诉信息资料，通过官方网页和官方微博等方式及时向医疗机构和社会公众反馈纠纷与投诉的总体统计情况，作为政府信息公开的一项重要内容，保证病人群体和医院之间的沟通渠道通畅。

---

① Judy A Shea, Ellyn Micco, Lorraine T Dean. Development of a Revised Health Care System Distrust Scale [J]. Gen Intern Med, 2008, 23（6）: 727-732.

三是加强并改进医风医德教育，提高医务人员的科学和人文素养，加强患者健康教育。教育部和国家卫生计生委共同加强医学人文教育教学，国家社科基金资助重大课题研究，组织专家编写新型的医学伦理学教材。加强广大患者健康教育，提高社会公众的科学素养，让患者理解医学的不确定性和局限性，正确区分"漏诊、误诊或误治"。

四是转变医疗观念，医患合作促使诊疗过程透明化。不良事件，告知差错，分析原委，同情道歉。病人利益至上。

5.4 构建和谐医患关系的策略

内容提要

- 32.8% 的被调查医务人员称妥善解决医患纠纷的最佳方法是医患协商，36.5% 的人称是第三方调解，而选择"法律诉讼"（15.9%）和"行政调解"（12.3%）的不超两成。
- 那些认为患者信任自己的医务人员中，37.2% 的人称妥善解决医患纠纷的最佳方法是"医患协商"，而那些认为患者不信任自己的人中，25.7% 的有同样回答。
- 那些认为媒体舆论没有或偶尔对医务人员形象带来负面影响的医务人员中，50.6% 的人称妥善解决医患纠纷的最佳方法是"医患协商"，而那些认为媒体舆论总是对医务人员形象带来负面影响的人中，25.7% 有同样选择，二者相差25 个百分点。

医者与患者之间到底存在怎么样的一种关系，将来完善的医疗救助体系能否促成更和谐的医患关系。利益冲突首先存在过错方，冲突或医闹都有一定的起因，医院方面不作为，存在医疗失误，亦或是患者方的不理解、不配合等。过错方要承担一定责任，但医疗中出现的过错方在谁需要第三方的责任认定。医生以救死扶伤为天职，按照患者的病情对症下药，采取合理和符合患者利益的治疗方式，患者也应该选择有资质的医疗机构，充分提取医生的专业建议，并信任医生，对医疗存在的风险认知，以理性的态度对待可能的矛盾。

5.4.1 医务人员对医患纠纷调解方式的认知差异及影响因素

（1）"医患协商"是解决医患冲突的最常见方法

调查显示：32.8% 的医务人员称妥善解决医患纠纷的最佳方法是医患协商，36.5% 的人称是第三方调解，而选择"法律诉讼"（15.9%）和"行政调解"（12.3%）的均不超过两成。

表 5-39　医务人员对解决医患纠纷方式的看法

妥善解决医患纠纷的最佳方法	样本量	百分比（%）
总计	11771	100.0
医患协商	3856	32.8
法律诉讼	1875	15.9
第三方调解	4292	36.5
行政调解	1444	12.3
其他	304	2.6

三分之一的被调查医务人员称妥善解决医患纠纷的最佳方法是医患协商或第三方调解。医患协商分为科室与患方协商、医院与患方协商。院外调解分为医学会，政府指定第三方机构，或公安机关。法院介入包括法院调解和法院裁判。

以协商的方式解决医患冲突，程序简单，耗时较短，社会效果好；第三方调解，在一定程度上能缓解医患双方信息不对称所造成的不公平问题，相比医患双方协商，更容易取得患方的信任，更容易达成一致；而诉讼，民事诉讼的一审期限为六个月，不服一审判决还可以启动二审，耗时长，医患双方所投入的人力物力财力较多，故不容易成为解决医患冲突的普遍选择；行政调解，行政机关除调解冲突外，还肩负对医院和医务人员的监管职责，若发现医疗机构及医务人员有过错，有可能会采取一定的处理措施，基于这方面的考虑，该方式不会成为医务人员解决冲突的普遍选择。

（2）医生群体对"医患协商"的认同程度最低

在管理人员中，37.2%的认为妥善解决医患纠纷的最佳方法是"第三方调解"其次是医患协商（34.5%）。在医护人员和医技人员看来，第三方调解和医患协商也是首选；四类医务人员中对"行政调解"的认可程度最低，其次是法律诉讼。法律诉讼、行政调解、医疗事故鉴定等耗时长、成本高、难度大，患方大多数选择"私了"。而"私了"有可能滑向"大闹大赔、小闹小赔、不闹不赔"。有的医院越想"花钱买平安"，"医闹"越猖獗，医院越不平安。

表 5-40　不同类型医务人员对解决医患冲突的看法　　　　　　（%）

	医患协商	法律诉讼	第三方调解	行政调解	其他	样本量
医生	27.2	21.5	36.1	10.9	4.4	5316（45.2）
护士	36.7	10.3	37.4	14.5	1.1	4626（39.3）
医技人员	40.6	13.9	32.9	11.2	1.5	1089（9.3）
管理人员	36.5	14.2	38.6	10.3	0.4	740（6.3）

不论哪种类型的医院，医患协商和第三方调解两种方式的认可度都占到了三分之二以上；除民营医院外，其他医院对于解决医患冲突的方式，最认可的是第三方协商；民营医院对医患协商的认可度最高。

表 5-41　不同类型医院医务人员对解决医患冲突的看法　　　　（%）

选项		您认为，妥善解决医患纠纷的最佳方法是什么？					样本量
		医患协商	法律诉讼	第三方调解	行政调解	其他	
	总计	3856（32.8）	1875（15.9）	4292（36.5）	1444（12.3）	304（2.6）	11771（100.0）
医院类型	省属综合医院	29.8	16.2	38.0	12.7	3.4	3196（27.2）
	市区综合医院	32.3	15.9	37.9	11.5	2.5	4608（39.1）
	县人民医院	32.4	19.5	32.5	13.1	2.6	1996（17.0）
	中医医院	36.8	13.2	37.5	11.1	1.4	1070（9.1）
	民营医院	42.0	10.7	31.5	14.0	1.9	901（7.7）

（3）影响医务人员选择医患纠纷方式的因素

　　那些认为患者信任自己的医务人员中，37.2% 的人称妥善解决医患纠纷的最佳方法是"医患协商"，而那些认为患者不信任自己的医务人员中，25.7% 的人有同样的回答，二者相差 11 个百分点。那些认为患者信任自己的医务人员中，13.6% 的人称妥善解决医患纠纷的最佳方法是"法律诉讼"，而那些认为患者不信任自己的医务人员中，22.1% 的人有同样的回答，二者相差 8 个百分点。不论患者是否信任自己，均有超过三分之一的医务人员称妥善解决医患纠纷的最佳方法是"第三方调解"。患者对医生不信任，对于代表医生利益的医院给出的协商方案难免会质疑；而信任医生的患者，也更容易信任医院，与医院协商更容易达成一致。

表 5-42　医患关系紧张状况对医务人员选择医患纠纷最佳方式的影响　　（%）

选项		您认为，妥善解决医患纠纷的最佳方法是什么？					样本量
		医患协商	法律诉讼	第三方调解	行政调解	其他	
总计		3856（32.8）	1875（15.9）	4292（36.5）	1444（12.3）	304（2.6）	11771（100.0）
患者对您的信任程度	不信任	25.7	22.1	36.1	12.2	3.9	1359（11.9）
	一般	31.7	16.0	37.1	12.9	2.4	6582（55.9）
	信任	37.2	13.6	35.5	11.3	2.4	3794（32.2）
医患关系	紧张	30.8	17.1	36.7	12.6	2.9	9493（80.6）
	一般	39.6	11.6	36.1	11.2	1.5	2009（17.1）
	和谐	49.1	7.4	32.3	10.0	1.1	269（2.3）

　　对于被患方语言侮辱过的医务人员侮辱 3 次及以上的，对医患协商的认可度较低，为 24.0%，相比未被语言侮辱过的医务人员，对医患协商的认可度低了 16 个百分点；

而与患者发生过肢体冲突的医务人员，对协商解决医患纠纷的认可度也低于未发生过肢体冲突的医务人员。可能的原因是：凡被患方语言侮辱过或者发生过肢体冲突的医生，认为患者难以沟通，通过协商达成一致的可能性较低。

表5-43　暴力伤医状况对医务人员选择医患纠纷最佳方式的影响　（%）

选项		您认为，妥善解决医患纠纷的最佳方法是什么？					样本量
		医患协商	法律诉讼	第三方调解	行政调解	其他	
总计		3856（32.8）	1875（15.9）	4292（36.5）	1444（12.3）	304（2.6）	11771（100.0）
语言侮辱	0	40.1	12.2	34.5	11.6	1.6	3756（31.9）
	1~2	33.1	15.6	37.0	12.0	2.4	4673（39.7）
	3次及以上	24.0	20.6	38.0	13.4	4.0	3342（28.4）
肢体冲突	0	33.6	15.1	36.5	12.2	2.5	10622（90.2）
	1~2	25.0	23.5	35.9	12.4	3.2	948（8.1）
	3次及以上	32.8	15.9	36.5	12.3	2.6	201（1.7）

那些认为媒体舆论没有或偶尔对医务人员形象带来负面影响的医务人员中，50.6%的人称妥善解决医患纠纷的最佳方法是"医患协商"，而那些认为媒体舆论总是对医务人员形象带来负面影响的医务人员中，25.7%的人有同样的选择，二者相差25个百分点。

那些认为大众媒体报道医疗纠纷事件时没有或偶尔偏袒患方的程度医务人员形象带来负面影响的医务人员中，51.1%的人称妥善解决医患纠纷的最佳方法是"医患协商"，而那些认为大众媒体报道医疗纠纷事件时没有或偶尔偏袒患方的程度医务人员形象带来负面影响的医务人员中，26.6%的人有同样的选择，二者相差15个百分点。

媒体舆论对医务人员带来的负面影响越高，媒体报道对患方越是偏袒，医生及医疗机构的形象越灰暗，患方对医方越不信任，在协商上越不容易达成一致。

表5-44　媒体舆论对医务人员选择医患纠纷最佳方式的影响　（%）

选项		您认为，妥善解决医患纠纷的最佳方法是什么？					样本量
		医患协商	法律诉讼	第三方调解	行政调解	其他	
总计		3856（32.8）	1875（15.9）	4292（36.5）	1444（12.3）	304（2.6）	11771（100.0）
媒体舆论对医务人员形象带来负面影响的程度	无或偶尔	50.6	7.6	30.5	10.8	0.5	1633（13.9）
	有时	37.3	12.2	37.0	12.3	1.2	3686（31.3）
	总是	25.7	20.2	37.6	12.6	3.9	6452（54.8）

续表

选项		您认为，妥善解决医患纠纷的最佳方法是什么？					样本量
		医患协商	法律诉讼	第三方调解	行政调解	其他	
大众媒体报道医疗纠纷事件时偏袒患方的程度	无或偶尔	51.1	7.6	29.2	11.7	0.4	1480（12.6）
	有时	38.6	11.0	36.7	12.3	1.3	3015（25.6）
	总是	26.6	19.7	37.8	12.4	3.6	7276（61.8）

5.4.2　医患双方对纠纷调解方式的认知差异及影响因素

（1）患者对妥善解决医患纠纷的最佳方法的看法

患者对解决医患冲突的方法中，对医患协商最为认可，占比67.2%；其次是第三方调解，占20%；诉讼仅占5.4%，行政调调解占6.5%。可能的原因是：协商是所有解决医患冲突的方式中社会效果最好的方式，便捷，耗时少，执行快。如果涉及赔偿，容易和医院协商达成一致，院方一般在几天内就能将赔偿款转入患者账户，这是其他任何方式都不能做到的。

表 5-45　患者对妥善解决医患纠纷的最佳方法的理解　　（%）

选项	样本量	百分比
总计	2944	100.0
医患协商	1978	67.2
诉讼	159	5.4
第三方调解	588	20.0
行政调解	190	6.5
其他	29	1.0

对于解决医患纠纷的最佳方法，医务人员的对医患协商的认可度占32.8%，而患者对协商的认可度占67.2%。于患者而言，只要达成协商，医院执行赔偿便捷、效果好。而对于医院而言，达成一致后，有些患者容易反悔，对赔偿结果一而再、再而三要求提高价格，因而有些院方被患方的反复所累，对协商的认可度自然不如患者高。

表 5-46　医患双方认为解决医患纠纷最佳方法的情况　　（%）

	医患协商	法律诉讼	第三方调解	行政调解	其他	样本量
医务人员	32.8	15.9	36.5	12.3	2.6	11771（100.0）
患者	67.2	5.4	20.0	6.5	1.0	2944（100.0）

（2）"第三方调解"尚且没有得到医患双方的认可

调查发现：医患双方并没有充分认识到第三方调解的重要性。男性和女性中分别由30.9%和32.0%的人首选第三方调解，双方均有一成的人选择了行政调解。医务人员并没有一个统一的认识，对政府大力推广的"第三方调解"也没有特殊的青睐，而且，患者中仅有22.0%的人有同样的选择。

（3）患者对诊疗服务不满意时的应对措施

调查显示：88.5%的患者称对医疗服务过程或结果不满意时，最可能采取的应对措施是"与医方沟通"，19.0%的人选择"投诉"，16.7%的人选择"沉默"，2.8%的人选择"媒体曝光"，0.8%的人选择"医闹"，11.0%的人选择了"其他"。

患者来医院的目的是诊疗疾病，如果对过程或结果不满意，大部分患者会当面表达自己的诉求、获得理解，达到诊疗目的，这是最效率最高的。大部分医务人员能正确面对沟通，能加以解释和部分改进；也有小部分患者对医生强烈不满，选择投诉，希望医生得到一定的惩罚，以平不满和愤怒。

表5-47 患者对诊疗服务过程或结果不满意的态度 （%）

选项	当您对诊疗服务过程或结果不满意时，您会采取怎样的应对措施？	
	样本量	百分比
总计	2944	100.0
沉默	491	16.7
与医方沟通	2606	88.5
投诉	560	19.0
媒体曝光	83	2.8
医闹	25	.8
其他	324	11.0

在协商过程中，医患双方的地位是不平等的。患方处于协商的不利地位。患方多不愿选择向卫生行政部门求助，卫生行政部门不愿参与医疗纠纷的调解。法律诉讼程序复杂、耗时较长。医院为了息事宁人，宁愿多赔点钱也不愿意与患者对簿公堂[①]。

5.4.3 对策建议

完善人民调解、行政调解、司法调解联动工作体系，建立调处化解矛盾纠纷综合机制。加强医疗机构社会治安综合治理，创新立体化社会治安防控体系，依法严密防范和惩治各类违法犯罪活动。按照医患纠纷产生的原因，把医患纠纷分为因暴力伤医产生的医患纠纷、因医疗损害产生的医患纠纷，以及因其他原因产生的纠纷。对医患纠纷进行分类处理。

---

① 方鹏骞，王桂秀. 医疗纠纷解决机制的现状与制度构建［J］. 中国卫生事业管理，2010，261（3）：178-179.

一是医院、公安部门、司法部门等部门应联合起来，使打击涉医违法犯罪法治化、常态化。完善相关法律法规。应抓紧推进全国医疗纠纷预防与处置立法工作，完善法律法规和制度体系；在这之前，地方可先制定医疗纠纷与处置地方性法规，为医疗纠纷调处提供法治保障，为制定法律积累经验。医院应在门诊及病房大楼安装门禁系统，禁止患者及其家属携带危险品进入医院，减少恶性伤医事件的发生。

二是针对医疗损害产生的纠纷。充分发挥医疗责任险的作用。医患协商在指导思想、评估决策机制、协商流程和赔偿计算方法方面要消除不确定性，提高评估决策能力，协商流程要标准化，明确赔偿标准。各级医疗机构要规范投诉管理，实行"首诉负责制"，建立医患纠纷群体性事件联动处理机制，公安、民政、司法等部门要联手打击"医闹"，构建防范医患纠纷的长效机制。

三是加强医疗机构党委领导，发挥政府的引发、协调作用。坚持依法治理，加强法治保障，运用法治思维和法治方式化解医患矛盾。坚持综合治理，强化道德约束，规范患者的社会行为，调节医患双方的利益关系，协调社会关系。坚持医患矛盾的源头治理，标本兼治、重在治本，以网格化管理、社会化服务为方向，建立健全医院社会工作服务部，及时反映和协调患者的利益诉求。此外，政府应加强民众的基础医学知识教育普及，应加强对媒体舆论的监督。

第6章 职业精神与医院文化

医学是一个治病救人的职业，医乃仁术，医者仁心。医学职业精神的内涵展现在具体的文化之中，不同文化形态下的职业精神的要素和认可状况有所差异[1]。重塑医务人员的职业理想就要冲破医疗体制内偏颇思想观念的障碍、找到症结所在，找准医风医德建设的突破口和着力点。结合调查结果，深刻反思我国医院文化建设中存在的问题，弘扬医师职业精神，在公正、可持续的医疗体系构建中，培育年轻医生的职业荣誉感和社会责任感[2]。

6.1 患者利益至上

内容提要

- 面对医患利益冲突，69.6% 的医务人员称自己会把患者的利益放在首位，其中女性医务人员中选择把患者利益会放在首位的占 72.7%，比男性高出 10 个百分点。
- 医务人员的年龄越小，越是在发生医患利益冲突时把患者利益放在首位；学历越高，越将个人利益放在首位。
- 对个人合法权益得到保障的状况、执业环境状况评价越好的医务人员，面临医患冲突时，越倾向于选择将患者利益放在首位。

医疗机构和医务人员要牢固树立"以病人为中心"的理念，向病人提供全程优质医疗护理服务，以病人为利益为出发点和归宿。近年来，我国学者加强了以病人为中心的过程与结局之间的影响机制研究，以病人为中心的疗效比较研究、以病人为中心的测量与评估[3]。不过，不少医院缺乏关爱病人的人文环境，一些医务人员职业精神缺失，在利益冲突面前，"以病人为中心"服务理念动摇了。

---

① Al-Rumayyan A, Van Mook WNKA, Magzoub ME, et al. Medical professionalism frameworks across non-Western cultures: A narrative overview [J]. Med Teach. 2017, 39 (sup1): S8-S14.

② Dharamsi Shafik, Ho Anita, Spadafora Salvatore M, et al. The Physician as Health Advocate: Translating the Quest for Social Responsibility Into Medical Education and Practice [J]. Academic Medicine, 2011, 86 (9): 1108-1113.

③ 都丽婷，马敬东，杨丽，等. 以病人为中心研究的演进路径、热点与前沿分析 [J]. 中国卫生事业管理，2016, 12: 886-889.

6.1.1 医患双方对利益冲突的看法

（1）总体评价

调查显示：七成（69.6%）的医务人员称，当医患之间发生利益冲突时，自己通常会把患者的利益放在首位，21.7%的人保医院利益放在首位，仅8.8%的人称会把自身利益放在首位。从统计数据中可以看出，多数医务人员在能选择病人利益优先，充分说明了"病人利益至上"是理念深入人心，也反映了多数医务人员具有良好的职业道德与素养。

表6-1 医务人员对利益冲突的差异性看法

选项	当医患之间发生利益冲突时，通常谁的利益会被放在首位？	
	样本量	百分比（%）
总计	11771	100.0
患者利益	8190	69.6
医院利益	2551	21.7
个人利益	1030	8.8

2013年的调查显示：面对医患利益冲突，63.8%的医务人员称自己会把患者的利益放在首位，而把医院利益（19.0%）和个人利益（7.8%）放在首位，9.4%的人不置可否。

（2）不同性别、年龄、学历医务人员的认知差异

72.7%的女性医务人员称，当医患之间发生利益冲突时，自己通常会把患者利益会放在首位，比男性医务人员高出10个百分点。年龄越小，越是在发生医患利益冲突时把患者利益放在首位，其中年龄在25岁以下的人中占71.4%，而年龄在55岁以上的人中仅占66.7%。

女性比男性更多把患者利益放在首位。女性更加细腻、敏感，能够体会到病人的艰难与困苦，而男性从小受到的教育是坚强，不畏困苦。女性对于患者同情心更多，而男性更偏于理性思考。外科医生主要是男性，工作压力大，首先考虑如何完成医疗工作。护士同患者接触多，更体恤患者利益。

研究生学历者中三分之二（66.7%）的人称面对医患利益冲突，自己会把患者利益放在首位，略低于本科学历者和大专及以下学历者的水平。学历越高，对临床治疗的认知就更加深刻，更加清楚在冲突中自己的哪些利益是应受保护的。部分高学历的人员学习成本较高，造成其对个人的利益考虑的较多。

表 6-2　不同类型医务人员对利益冲突的差异性认识　　　　（%）

选项		当发生医患利益冲突时，通常谁的利益会被放在首位？		
		患者利益	医院利益	个人利益
性别**	男	62.3	23.5	14.2
	女	72.7	20.9	6.4
年龄**	<25	71.4	22.9	5.7
	25～34	69.8	21.6	8.6
	35～44	69.9	20.5	9.6
	>44	66.7	23.3	10.0
最高学历**	大专及以下	69.5	24.0	6.5
	本科	70.6	21.0	8.4
	研究生	66.7	21.1	12.2

注：* 表示 $p<0.05$；** 表示 $p<0.01$。

（3）四分之一的管理人员选择把医院利益放在首位

72.6% 的护士称，当医患之间发生利益冲突时，通常患者的利益会被放在首位，医生群体中为 67.7%，而管理人员中仅为 63.9%。四分之一的管理人员称，面对医患利益冲突，自己会把医院利益放在首位，明显高于其他义务人员的水平。能否做到"病人利益至上"与受调查者所处的管理岗位、临床岗位有关。管理人员更倾向于维护医院的利益，而医生更加了解患者的病情，在出现问题时更有可能体恤患者。管理岗位比临床岗位接触病人机会较少，所以对患者的关注较少。

管理科室人员面对医患利益冲突时把患者的利益会被放在首位的比例低于临床科室医务人员将近 10 个百分点。医院管理者更多考虑的是医院的利益和自身利益，尽量减少医院的损失。临床科室医务人员其亲身与患者接触，其可能感受到更多的患者的不易和难处，感同身受。患者出于自身利益考虑，自然更加希望在矛盾发生时，能够获得更多利益，或者避免更大损失。比医务人员更觉得应该患者利益至上。对于管理科室人员，从事行政、处理日常事务的工作多一些，直接与患者的接触相对较少，会权衡各方的利益。

表 6-3　不同类型医务人员对利益冲突的态度　　　　（%）

选项		当医患之间发生利益冲突时，通常谁的利益会被放在首位？			
		患者利益	医院利益	个人利益	样本量
技术职务类型*	医生	67.7	20.7	11.6	5316（100.0）
	护士	72.6	22.3	5.1	4626（100.0）
	医技/药剂人员	5.1	21.2	8.9	1089（100.0）
	管理人员	473	25.3	10.8	740（100.0）

注：* 表示 $p<0.05$。

2013 年的调查显示：超过六成的医务人员称自己会把患者利益放在首位，不足一成的人称自己会把个人利益放在首位。分别有 63.6% 和 65.9% 的医生和护士称自己会把患者利益放在首位；医技人员和管理人员中，分别有 62.3% 和 61.1% 的人称会把患者利益放在首位，追求自己的医学职业梦，坚守职业良知。相当多的接受访谈的医护人员称，自己是从心底里喜欢这个职业，全身心的投入，为了给病人一个明确的诊断，为了让病人早日康复。

（4）不同类型医院医务人员认知差异

调查显示，国家及省属综合医院医务人员中，68.3% 的人称，当医患之间发生利益冲突时，通常患者利益会被放在首位，县人民医院中，67.8% 有同样选择；其他医院的选择居中。

表 6-4　不同类型医院医务人员对利益冲突的态度　　　　　　（%）

选项		当医患之间发生利益冲突时，通常谁的利益会被放在首位？			样本量
		患者利益	医院利益	个人利益	
医院类型 *	国家或省属综合医院	68.3	22.3	9.4	3196（100.0）
	市（区）属综合医院	70.9	21.5	7.7	4608（100.0）
	县人民医院	67.8	23.0	9.1	1996（100.0）
	中医医院	70.2	19.7	10.1	1070（100.0）
	民营医院	70.6	19.8	9.7	901（100.0）
医院级别	三甲	69.0	22.0	9.0	6573（100.0）
	三乙	70.5	21.0	8.5	1703（100.0）
	二甲	69.6	21.9	8.4	2685（100.0）
	二乙	72.1	21.0	6.9	405（100.0）
	未定级	72.1	18.5	9.4	405（100.0）

注：* 表示 $p < 0.05$。

2013 年的调查显示：二甲综合医院的医务人员中，66.5% 的人把患者利益放在首位，高出中医医院和民营医院 6 个百分点。在不同类型医院的医务人员中间，均有不超过一成的人称没有把自己的利益放在首位。

（5）患者对"患者利益至上"的态度

调查显示：当患者与医生之间发生的利益冲突时，78.5% 的患者称患者利益被放在首位，比医生群体高 9 个百分点。不足 5% 的患者称，当医患利益冲突时，把医生利益放在首位。

表 6-5　患者对利益冲突的态度　　　　　　　　（%）

选项	当患者与医生之间发生了实际的利益冲突时，谁的利益被放在了首位？	
	样本量	百分比
总计	2944	100
患者利益	2312	78.5
医院利益	498	16.9
医生利益	134	4.6

　　这说明，多数被调查患者还是相信医院、相信医生为着自己的利益着想。患者群体对医生群体的职业素养和职业操守是高度信任的。2013年的调查显示：三成（32.4%）的患者称医务人员会把自己的利益放在首位，35.2%的人称面对医患利益冲突，医务人员会把自己的利益放在首位。当存在利益冲突时，超过六成的医务人员称能够做到患者利益至上，而患者中只有三分之一有同样的判断。分别有30.1%和35.2%的患者称，面对医患利益冲突，医务人员会把医院利益或医务人员利益放在首位。

　　医务人员只有把患者利益放在首位的态度，患者是亲人的意识和思想，才能更好地救死扶伤，服务患者。在医疗过程中患者和医生知识、理解、信息不对称经常导致对"患者利益至上"这一理念产生巨大的认知差异，患者对自身利益的认知具有比较明显的主观性和盲目性，患者评判自身利益是否至上很大程度上依赖于个人诉求能否得到满足。大部分患者的医疗费用压力大，希望少花钱、看好病。

　　患者与医务人员在首位利益问题上的认知差异是由利益主体不同导致的。患者相信医生是治病救人，同时期望医生更多考虑病人等弱势群体利益，相对少考虑个人利益；而医生在最大可能保障病人利益的基础上，则要考虑自身安全。管理层则还要为医院整体利益考虑，相对将患者利益放在首位比例较低。《大医精诚》要求医者要有高尚的品德修养，以"见彼苦恼，若己有之"感同身受的心，策发"大慈恻隐之心"，进而发愿立誓"普救含灵之苦"。医者要有同情心，行医过程要保持端正和良心，把患者的生命和健康放在首位。

6.1.2　限制患者利益至上的原因

　　调查显示：那些认为医患关系和谐的医务人员中，71.4%的人称当医患之间发生利益冲突时，那些认为医患关系紧张的人中，70.2%称会把患者的利益会被放在首位。

表 6-6　医患关系状况对利益冲突态度的影响　　　　　　（%）

选项		当医患之间发生利益冲突时，通常谁的利益会被放在首位？			样本量
		患者利益	医院利益	个人利益	
医患关系 **	紧张	70.2	21.0	8.8	9493（100.0）
	一般	66.5	24.7	8.8	2009（100.0）
	和谐	71.4	23.0	5.6	269（100.0）

　　注：* 表示 $p<0.05$；** 表示 $p<0.01$。

医务人员的合法权益得到保障的程度越好，越会认为当医患之间发生利益冲突时，通常患者的利益会被放在首位；其中，感到自身合法权益得到较好保障的人中，75.3% 的人称会把患者利益放在首位，但认为较差的人中，67.4% 的人有同样的判断。

表 6-7　医务人员的合法权益保障对利益冲突态度的影响　（%）

选项		当医患之间发生利益冲突时，通常谁的利益会被放在首位？			样本量
		患者利益	医院利益	个人利益	
在执业中，您的合法权益得到保障的状况 **	差	67.4	22.0	10.6	3398（100.0）
	一般	69.9	21.6	8.5	7547（100.0）
	好	75.3	20.8	3.9	826（100.0）

　　注：* 表示 $p<0.05$；** 表示 $p<0.01$。

　　那些认为当前我国医疗执业环境的总体状况好的人中，72.1% 的人称面对医患利益冲突，患者利益被放首位。认为当前我国医疗执业环境的总体状况差的人中，68.3% 的人称面对医患利益冲突，患者利益被放首位。

表 6-8　医疗执业环境对利益冲突态度的影响　（%）

选项		当医患之间发生利益冲突时，通常谁的利益会被放在首位？			样本量
		患者利益	医院利益	个人利益	
执业环境 **	差	68.3	21.1	10.6	6284（100.0）
	一般	70.9	22.3	6.7	4985（100.0）
	好	72.1	21.9	6.0	502（100.0）

　　注：* 表示 $p<0.05$；** 表示 $p<0.01$。

　　那些认为大众媒体报道医疗纠纷时间时不偏袒或偶尔偏袒患方的医务人员中，68.5% 的人在面临医患冲突时，把患者利益放在首位；认为大众媒体报道医疗纠纷时间时总是偏袒患方的医务人员中，面临医患冲突时，把患者利益放在首位的占 69.8%。医务人员中越是认为媒体偏袒患方，把患者利益放在首位的比例越高。

表 6-9　媒体舆论对利益冲突的影响　（%）

选项		当医患之间发生利益冲突时，通常谁的利益会被放在首位？			样本量
		患者利益	医院利益	个人利益	
大众媒体报道医疗纠纷时间时总是偏袒患方的程度 **	无或偶尔	68.5	24.6	6.9	1633（100.0）
	有时	69.6	22.8	7.6	3686（100.0）
	总是	69.8	20.3	9.9	6452（100.0）

　　注：* 表示 $p<0.05$；** 表示 $p<0.01$。

医疗职业环境不佳影响到了医务人员的临床判断。部分媒体舆论对医疗纠纷的炒作与负面报道进一步加剧了这种紧张的关系，使得医务人员在某些情况下出于自我保护的目的，以及个人利益前途及医院声誉的考虑，而侵犯了患者的利益。为了减少医患矛盾，应该进一步制定合理的法律法规来保障患者、医生及医院各方的正当利益，同时提高医院管理水平，提高医务人员诊疗技能，加强医患沟通，注重沟通方法，真正把患者利益至上落到实处。

6.1.3 对策

一是深化医改既需要机制创新，更需要精神引领、价值支撑和道德坚守。 挖掘发现典型，总结提炼感人事迹和高尚品德，升华成为医疗卫生职业精神的表述。医疗卫生系统的核心价值观是卫生文化的精髓。医学职业精神有着共同的价值观：崇敬生命，忠诚患者，敬业精业，奉献博爱。有时代感的医疗卫生职业精神应表述当代医学伦理最基本的准则，突出医疗人员忠诚于病人的健康，对生命的敬畏与关爱，病人健康的利益高于一切。既要传承中国传统的医者精神，又要有当代医学的精神符号。

二是理解病人实际需求、就医需求。 正确应对"病人中心"，用心倾听、引导、理解症状体验，解释和教育，不是医生对病人恩赐，医生有不可推卸的义务。救死扶伤视病人为家人。面对职业信念与个人、医院利益，社会舆论，信任，培育与时代精神契合、职业精神。选择了医生，就要坚定战胜疾病的信念，培养良好医德，感情，全心全意为病人服务的荣誉感，发扬大医精诚理念和人道主义精神，以病人为中心，全心全意为人民健康服务。

三是医德规范内容具体化，以增强其临床导向性功能。 道德原则与原则是规范体系的总纲，而道德规范则是道德的发展、补充和具体化。因此，现行医德规范在内容上应区分医德原则和医德规范，如"发扬大医精诚理念和人道主义精神，以病人为中心，全心全意为人民健康服务"应作为医德原则，明确的导向性和具体的伦理行动的判断标。另外，医德规范应能解决义务冲突产生的伦理问题，如当患方的决定不利于患者生命利益时医生应该怎么做？解决医生临床伦理问题的医德规范才能以他律的形式真正指导医生的诊疗行为合乎伦理。

6.2 科研不端行为及应对

内容提要

- 医生群体参与科研的比例最高，为 40.0%，远高于护士（14.7%）、医技／药剂人员（20.8%）以及管理人员（27.3%）。
- 科研工作时碰到的最突出问题是"临床业务繁重"，其次在医生群体中为"科研与临床脱节"，而在护士、医技／药剂人员、管理人员群体中均为"缺乏研究团队"。
- 医学科研人员称，周围同事中有 28.9% 的人存在学术造假，21.9% 的人有篡改行为，35.4% 的人有抄袭现象，14.1% 的人存在虚构同行评议行为。
- 53.9% 的医生称"诚信意识淡薄"是诱发不端行为的主因，低于他医务人员 6

个百分点；72.6% 的医生称"评价考评机制偏颇"是主因，而其他医务人员对此项的选择均不超过六成最大。

负责任的医学研究是维护科学声誉，提高医疗服务质量的重要保障。激烈的科研竞争、急功近利的心态和浮躁的学术环境却会诱发科研不端行为[1][2]。进入 21 世纪，国际组织和各国政府都在加强科研诚信制度建设[3]。为此，原国家卫生计生委于 2014 年 9 月发布了《医学科研诚信和相关行为规范》，为医学科研诚信建设确立了指导性意见。2018 年 11 月，国家发改委、科技部等 41 个部门联合印发《关于对科研领域相关失信责任主体实施联合惩戒的合作备忘录》，旨在"加强科研诚信体系建设，建立健全科研领域失信联合惩戒机制，构筑诚实守信的科技创新环境"。"面子"做足了是不够的，治本的"里子"是根植于心的正念，是规范教育和修身于尊的意识形态[4]。本文考察了医务人员对学术诚信和不端行为的认知和态度，并为防范医学科研不端行为提供了对策建议。

6.2.1 医学科研状况及问题

（1）医务人员科研活动状况

调查显示：27.5% 的医务人员参与了科研工作；参与教学、管理的医务人员分别是 41.6% 和 30.4%。有 43.7% 的人的工作内容仅仅限于本职岗位。学历越高，参与科研的比例越大。初级职称中，14.4% 的人参与科研，中级职称中占 31.5%；高级职称中超过了半数（57.5%），而正高级职称中超过了六成（65.4%）。研究生学历的医务人员中，超过三分之二（67.1%）的人参与了科研，本科学历者中占 21.1%，而大专及以下学历者中仅占 8.3%。

表 6-10 不同性别、年龄、技术职称医务人员参与科研状况 （%）

项目		未参加	参加	样本量
性别 **	男	59.6	40.4	3520（100.0）
	女	78.0	22.0	8251（100.0）
年龄 **	<25	89.8	10.2	1262（100.0）
	25～34	78.0	22.0	5765（100.0）
	35～44	60.5	39.5	3067（100.0）
	>44	62.7	37.3	1677（100.0）

---

① Buckwalter J A, Tolo V T, O'Keefe R J. How Do You Know It Is True: Integrity in Research and Publications: AOA Critical Issues [J]. Bone Joint Surg Am. 2015, 97 (1): e2.

② Anderson M S, Horn A S, Risbey K R, et al. What do mentoring and training in the responsible conduct of research have to do with scientists' misbehavior: Findings from a National Survey of NIH-funded scientists [J]. Acad Med, 2007, 82 (9): 853-853.

③ Wada M. Scientific misconduct: Research integrity guidelines in Japan [J]. Nature, 2014, 514 (7520): 35.

④ 张月红，叶青. 没有诚信，何有尊严 [J]. 科技与出版，2019，4：153-158.

续表

项目		未参加	参加	样本量
技术职称 **	初级	85.6	14.4	5046（100.0）
	中级	68.5	31.5	4155（100.0）
	高级	42.5	57.5	1917（100.0）
	未定级	85.3	14.7	653（100.0）
学历 **	大专及以下	91.7	8.3	2519（100.0）
	本科	78.9	21.1	6921（100.0）
	研究生	32.9	67.1	2331（100.0）

注：* 表示 $p<0.05$；** 表示 $p<0.01$。

医生群体中，40.0% 的人参与了科研，护士群体中占 14.7%，医技人员中占 20.8%，而管理人员中占 27.3%。

表 6-11　不同类型医务人员参与科研状况　　　　　　（%）

项目		未参加	参加	样本量
医务人员类型 **	医生	60.0	40.0	5316（100.0）
	护士	85.3	14.7	4626（100.0）
	医技 / 药剂人员	79.2	20.8	1089（100.0）
	管理人员	72.7	27.3	740（100.0）

注：* 表示 $p<0.05$；** 表示 $p<0.01$。

省级综合医院医务人员参与科研的占 45.5%，市区综合医院和中医医院分别为 24.4% 和 26.5%，县人民医院占 11.8%，还不及大型民营医院的（15.0%）的水平。医院级别越高，医务人员参与科研的比例越大，三甲医院中占 36.9%，三乙医院中占 27.5%，二甲医院和二乙医院均不超过一成。

表 6-12　不同类型、不同级别医院医务人员参与科研状况　　（%）

项目		未参加	参加	样本量
医院类型 **	国家或省属综合医院	54.5	45.5	3196（100.0）
	市（区）属综合医院	75.6	24.4	4608（100.0）
	县人民医院	88.2	11.8	1996（100.0）
	中医医院	73.5	26.5	1070（100.0）
	民营医院	85.0	15.0	901（100.0）

续表

	项目	未参加	参加	样本量
医院级别 **	三甲	63.1	36.9	6573（100.0）
	三乙	72.5	27.5	1703（100.0）
	二甲	90.5	9.5	2685（100.0）
	二乙	94.3	5.7	405（100.0）
	未定级	84.7	15.3	405（100.0）

注：* 表示 $p<0.05$；** 表示 $p<0.01$。

日工作时间日间越长，参与科研的人员比例越高。那些日工作时间在 8 小时的人中，18.8% 的人参与了科研，而日工作时间在 10 个小时以上的人中，这一比例达到了 40.5%。

表 6-13　不同日工作时间类型的医务人员参与科研状况　　　　（%）

	项目	未参加	参加	样本量
日均工作时间 **	<8	85.0	15.0	888（100.0）
	8	81.2	18.8	4724（100.0）
	9 ~ 10	67.6	32.4	3474（100.0）
	>10	59.5	40.5	2685（100.0）

注：* 表示 $p<0.05$；** 表示 $p<0.01$。

（2）医务人员开展科研工作时碰到的突出问题

医护人员开展科研工作时碰到的突出问题有："临床业务繁重"（82.3%），"缺乏科研团队"（51.5%）和"感到科研与临床脱节"（46.4%）。

表 6-14　医务人员开展科研工作时碰到的突出问题

选项	您认为，医务人员开展科研工作时碰到的突出问题有哪些？	
	百分比（%）	样本量
总计	100.0	11771
临床业务繁重	82.3	9684
科研与临床脱节	46.4	5458
缺乏研究团队	51.5	6065
缺乏科研能力	39.7	4677
缺乏科研兴趣	20.8	2443
缺少科研经费	37.5	4409
报销程序烦琐	20.8	2447
其他	1.1	130

注：限选 3 项。

参与科研的医务人员中，52.6% 的人感到科研与临床脱节，而未参与科研的人中这一比例为 44.1%；此外，参与科研的人中，87.9% 称临床业务繁重，比未参与科研者高 8 个百分点。未参与科研的人中，42.4% 的称缺乏科研能力，比参与科研者高出 10 个百分点。

表 6–15　科研人员对开展科研工作时碰到的突出问题的看法　　（%）

选项	临床业务繁重	科研与临床脱节	缺乏研究团队	缺乏科研能力	缺乏科研兴趣	缺少科研经费	报销程序烦琐	其他
未参与科研	80.1	44.1	51.1	42.4	23.2	37.1	20.8	1.2
参与科研	87.9	52.6	52.6	32.7	14.3	38.3	20.7	0.9

注：限选 3 项；n=11771。

医务人员因业务繁重而无心思开展科研工作。有些人即便为了晋升职称而必须申请科研课题，也因缺乏科研能力、科研经费或科研团队而申请不到课题。有一些人就专心做"老主治"，但有些医生借助第三方中介机构购买"数据"、代写论文、虚假同行评议等方式获得 SCI 论文，具备了职称晋升的基本资格。当然，也有一些医生具备科研能力、也能够申请到科研经费，但考虑到这些纯粹为了职称晋升的课题研究和论文发表并不会促进临床实践，也就不愿浪费宝贵的时间和精力。不可忽视的是：有两成的人称科研报销程序烦琐，仅有两成的人称对科研不感兴趣。南京市 10 家三级医院 222 名医务人员调查结果显示：科研能力与医务人员医技水平相辅相成；科研动机与医务人员科研工作满意度密切相关；缺少充足的科研时间是影响医务人员从事医学研究的主要因素；目前医院单纯重视论文及课题情况的科研考核机制较为片面[①]。

（3）医务人员的科研压力源

当问及选择开展科研工作时碰到的突出问题时，85.9% 的医生选择了"临床业务繁重"，在护士中占 84.6%；在医生群体中，排在第二位的是"科研与临床脱节"，"缺乏研究团队"被护士、医技／药剂人员、管理人员排在第二位。

表 6–16　不同类型医务人员科研压力源　　（%）

医务人员类型	临床业务繁重	科研与临床脱节	缺乏研究团队	缺乏科研能力	缺乏科研兴趣	缺少科研经费	报销程序烦琐	其他
医生	85.9	55.6	50.2	33.2	15.5	37.5	20.6	24.7
护士	84.6	36.9	51.1	45.5	26.5	35.0	19.6	0.8
医技人员	63.4	44.1	56.6	41.1	22.3	47.8	24.1	0.6
管理人员	69.3	42.2	56.5	48.6	22.3	37.6	24.7	0.8

注：限选 3 项；n=11771。

---

① 陈舒盈，晓光，禹艳平. 医务人员科研工作现状调查及对策研究［J］. 南京医科大学学报（社会科学版），2017，5：408–411.

6.2.2　学术不端行为表现及诱因分析

（1）学术不端行为表现

调查显示：26.5% 的医务人员知道周围同事有"抄袭"现象，而医生群体中为 35.4% 的人有同感；医务人员中，65.0% 的人称不知道周围同事有学术不端行为，但医生群体中为 54.2%。在各项不端行为的认知方面，医生群体均比其他医务人员的肯定回答要高。

表 6-17　医务人员学术不端行为表现　　　　　　　　　　　　　（%）

不端行为选项	您周围的同事是否存在下列学术不端行为？			
	医务人员		医生	
	频数	百分比	频数	百分比
总计	11771	100.0	5316	100.0
捏造	2316	19.7	1514	28.5
篡改	1831	15.6	1105	20.8
抄袭	3120	26.5	1883	35.4
虚假同行评议	1420	12.1	799	15.0
以上皆不选	7656	65.0	2882	54.2

注：多选题。

当被问及"您周围的同事是否存在下列学术不端行为"，除却否认选项，在不同类型的医务人员中，"抄袭"被选择的比例最高，医生群体中，选择"抄袭"的占 35.4%，护士中为 15.3%，医技 / 药剂人员中为 26.2%，管理人员中为 33.1%。医护人员的认知差异较大。

表 6-18　不同类型医务人员对学术不端行为的认知

人员类型		您周围的同事是否存在下列学术不端行为？				
		捏造	篡改	抄袭	虚假同行评议	以上皆不选
医生	频数	1514	1105	1883	799	2882
	百分比（%）	28.5	20.8	35.4	15.0	54.2
护士	频数	462	433	707	358	3639
	百分比（%）	10.0	9.4	15.3	7.7	78.7
医技 / 药剂人员	频数	203	158	285	137	715
	百分比（%）	18.6	14.5	26.2	12.6	65.7
管理人员	频数	137	135	245	126	420
	百分比（%）	18.5	18.2	33.1	17.0	56.8

注：多选题。

被调查的医学科研人员中称周围同事中有 28.9% 的人存在学术造假，21.9% 的人有篡改行为，35.4% 的人有抄袭现象，14.1% 的人存在虚构同行评议行为。对于这项多选题中，医学科研人员中仅有 54.7% 的人给了否定答案。那些参与了科研的医务人员中，对各项学术不端行为的知晓率均高于未参加科研的人。考虑到医学科研人员对医学科研活动及科研人员的了解程度相对比较深，因此，来自医学科研人员的判断应该更为客观。

表 6-19　参加与不参加科研的医务人员对学术不端行为的认知　　　（%）

选项	捏造	篡改	抄袭	虚构同行评审意见	无
未参与科研	16.2	13.2	23.1	11.3	69.0
参与科研	28.9	21.9	35.4	14.1	54.7

填写"无"的人有两种情况：确实不关心或不知道周围有不端行为，但也不排除有些人并不能准确判断何谓学术不端行为。在访谈中，有医生认为，只要科研设计是合理的，数据是真实的，虚构同行评议算不上严重的不端行为。也有不少人无法区分捏造、篡改和抄袭的区别。访谈中发现并不少科研人员和研究生却并不觉得"一稿多投"是严重的诚信问题，但实际上这些不端行为会带来严重的后果，甚至影响到了国际形象。例如，Ferric C. Fang 在《美国科学院院报》上刊文指出：1977—2011 年在 PubMed 上撤稿的 3/4 来自美国、中国、德国和日本，其中因一稿多投而被撤稿的国家中，中国名列第一，占 23.2%[1]。实际上，《医学科研诚信和相关行为规范》第十四条规定：医学科研人员在发表论文或出版学术著作过程中，要遵守学术论文投稿、著作出版有关规定。如果未实际参加研究或论文、论著写作，不得在他人发表的学术论文或著作中署名[2]。

（2）学术不端行为的诱因

调查显示：63.0% 的医务人员称"评价考评机制偏颇"为我国医学不端行为屡禁不止的根本原因，而医生群体中占 72.6%。57.8% 的被调查医务人员称"诚信意识淡薄"为首因，医生群体中为 53.9%，略低于平均水平。

表 6-20　医务人员对学术不端行为诱因的认知情况　　　（%）

不端行为诱因	我国医学不端行为屡禁不止的根本原因是什么？	
	医务人员	
	样本量	百分比
诚信意识淡薄	6801	57.8
处罚力度小	5272	44.8
期刊评审不严	5114	43.4

① Ferric C Fang, R Grant Steenc, Arturo Casadevalld［J］. Misconduct accounts for the majority of retracted scientific publications. 2012, 109（42）：17028-17033.

② Menezes R G, Giri S, Pant S, et.al. Publication ethics［J］. Med Leg J, 2014, 82（4）：155-158.

不端行为诱因	我国医学不端行为屡禁不止的根本原因是什么？	
	医务人员	
	样本量	百分比
评价考评机制偏颇	7410	63.0
中介机构的诱导	3928	33.4
SCI 论文奖励	2458	20.9
医院责任未落实	3949	33.5
其他	381	3.2

注：限选 3 项。

医生群体中，53.9% 的人称"诚信意识淡薄"是诱发学术不端行为的主因，低于他医务人员 6 个百分点。高达 72.6% 的医生称"评价考评机制偏颇"是主因，而其他医务人员对此项的选择均不超过六成，医生群体对评价考评机制的意见最大。

表6-21　不同类型医务人员对学术不端行为诱因的认知情况　（%）

人员类型	诚信意识淡薄	处罚力度小	期刊评审不严	评价考评机制偏颇	中介机构的诱导	SCI 论文奖励	医院责任未落实	其他
医生	53.9	35.8	44.6	72.6	32.6	25.9	29.4	5.2
护士	61.0	51.2	41.1	55.2	32.6	16.2	38.8	1.5
医技人员	60.9	51.2	46.6	57.9	30.0	18.5	32.8	2.1
管理人员	61.1	60.0	45.3	49.6	33.2	17.4	31.8	1.6

注：限选 3 项。

参与科研的医务人员中，38.4% 的人称"处罚力度小"为主要诱因，而未参加科研的人中占 47.2%，二者相差 9 个百分点。参与科研的医务人员中，72.3% 的人称"评价考评机制"为主要诱因，而未参加科研的人中占 59.4%，二者相差 13 个百分点。这两个群体在"SCI 论文奖励"和"医院责任未落实"等方面的认知也有差异。

表6-22　参加与不参加科研的医务人员对学术不端行为诱因的认知情况　（%）

选项	诚信意识淡薄	处罚力度小	期刊评审不严	评价考评机制偏颇	中介机构的诱导	SCI 论文奖励	医院责任未落实	其他
未参与科研	58.8	47.2	43.3	59.4	34.2	17.7	36.9	2.5
参与科研	55.1	38.4	43.9	72.3	31.2	29.4	24.6	5.1

尽管诱发医学科研不端行为的原因是多元的，但超过六成的医务人员称最主要的原因是绩效考评机制不健全，排在首位。那些学术论文造假的作者没有得到应有的处罚，加剧了一些医务人员的诚信意识淡薄，也忽视了教育培新的主观意愿。另外，有的医院高调重奖 SCI 论文，有的甚至达到数十万元，也有的医院每一分的影响因子奖励 5000 到 20000 元不等。适度的金钱奖励是可以理解的，但高额的论文发表奖励不一定达到本单位负责任地发表高水平论文，提高科研水平的目的。

技术职称评定成为一个关乎每一位医务人员切身利益的敏感议题。客观公正合理的技术职称考评标准会最大限度地促进职称晋升公平性。当唯论文发表级别、唯课题经费多少成为事实上的"硬指标"后，论文造假的根据就无法避免，要改变这种状况就需要分类指导、根据岗位需要确立技术职称评定的主要标准。在被调查医务人员中，近五成的人称，在本院职称考评中，"临床工作能力"指标并没有得到优先考虑。

被调查群体把"改进评价机制"和"加大监督"视为科研诚信建设的重中之重，这是无可厚非的。《医学科研诚信和相关行为规范》明确要求：科研机构作为科研诚信管理的责任主体，应当履行法人职责，自觉抵制、杜绝科研不端行为；机构应当将科研诚信教育纳入科研人员职业培训体系和研究生教育体系。科研诚信教育也要常抓不懈，既要正面引导和教育培训，又要剖析诸如黄禹锡、小保芳晴子等人的典型学术造假案例，引以为戒 [1][2]。"加大处罚力度"是科研诚信建设的重要抓手，但处理、处罚科研不端行为者，首先要建立一套保护举报人的制度。

6.2.3 医学科研诚信建设的策略

（1）科研机构要建立健全科研诚信制度和机制

科研机构要医学研究要结合《医学科研诚信和相关行为规范》等相关文件，建立完善自身的规章制度，明确调查、查处不端行为责任人的实施细则，保护举报人的权益，加大科研诚信教育培训的投入，在涉及本单位科研项目申请、经费使用、成果鉴定、评奖等环节加强指导和监督管理。在科研能力评价方面，医院党委要配合业务领导积极推进"同行评议""第三方评价"和"国际评价"等评价方法，探索开放的、多方参与的科研评价措施。

（2）科研机构基层党组织要积极参与到科研诚信建设中来

科研院所基层党支部要参与组织科研诚信教育培训，规范学术研究风气，健全监督约束机制，在支部党员中开展学术批评与自我批评。基层党组织要配合科教研工作，对科教人员开展"育人为本，拓展素质"教育，开展"以党风正学风，以学风促发展"的教育；定期科研诚信规范知识问答，举办预防科研不端行为的座谈会和研讨会。

---

① Devereaux M L. Rethinking the Meaning of Ethics in RCR Education [J]. Microbiol Biol Educ, 2014, 15（2）: 165-168.

② Tanimoto T, Kami M, Shibuya K. Misconduct: Japan to learn from biomedical cases [J]. Nature. 2014, 512（7515）: 371.

（3）课题负责人要发挥模范带头作用，加强自律，以诚信为本

科研诚信是一名科研人员应该秉持的基本道德底线，追求科学精神、杜绝科研不端行为乃科研人员的立身之本。课题负责人要自觉学习领悟《医学科研诚信和相关行为规范》的文件精神，带头践行好的科研实践标准，协同科研机构业务领导在科研伦理、科研诚信和法规之间寻找最佳平衡点[①]，自觉在本机构树立科研正气、政风，干预同不端行为作斗争。

6.3 医院文化建设中的问题及根源

内容提要

- 分别有 51.7% 和 50.9% 的医务人员称医院在"精神文化"和"制度文化"上相对较好，仅有 17.5% 的人称医院在物质文化方面较好。
- 管理人员选择医院在各个方面做得好的比例均最高，对医院文化建设不满意的比例最低，而医生群体选择医院在各个方面做得好的比例均最低，对医院文化建设不满意的比例最高。
- 65.6% 的医务人员称本医院文化建设流于形式。

文化是人类社会出现的一种精神现象，人类在社会实践中创造的一切社会财富的总和。它有继承性、创造性、民族性和多样性等特征[②]。医院文化是指医院在长期医疗活动中逐渐形成的以人为核心的文化理论、价值观念、生活方式和行为准则，以及与之相适应的制度和组织结构即医院软文化。它包括医疗设备、医院建筑、医院环境、医疗技术水平和医院效益等硬文化。医院文化是全体员工普遍认同共同遵循的价值观念、规章制度、道德规范、价值观念、生活方式、人文环境和行为准则。医院文化建设有助于凝聚发展共识、构建和谐医患关系，提升医院文化软实力和核心竞争力[③]。那么，被调查医院的医风医德建设状况如何、在观念和行动上存在哪些差异？医院需要建设一种什么样的文化？党委和基层党组织在构建医院文化建设过程中应发挥了什么样的作用呢？医院文化建设在哪些方面、如何促进医疗从业环境的改善？加强医院文化建设又如何促进医务界形象的改善？

6.3.1 医院文化建设现状

调查显示：分别有 51.7% 和 50.9% 的医务人员称医院在"精神文化"和"制度文化"上相对较好，仅有 17.5% 的人称医院正在物质文化方面较好。值得注意的是，接近三成（29.3%）的人对医院的文化建设感到不满意。

---

① Kaiser M. The integrity of science-lost in translation. Best Pract Res Clin Gastroenterol, 2014, 28（2）: 339–347.

② 尹俊芳. 什么是文化 // 生命文化黑核心概念解析［M］. 中国华侨出版社，2018：2–16.

③ 徐必华，关云志，任志鹏. 医改背景下新晋级三级医院文化建设存在的问题及对策［J］. 江苏卫生事业管理，2018，2（2）：222–223.

表6-23 医务人员对医院文化建设的态度 （%）

选项	您认为本院在哪方面的文化建设做得比较好？（多选）	
	样本量	百分比
精神文化	5997	50.9
行为文化	4502	38.2
制度文化	6080	51.7
物质文化	2055	17.5
以上皆不选	3448	29.3

按性别分组，男性对医院的文化建设感到不满意的比例高出女性10个百分比；按技术职称分组，不同等级的技术职称人员选择医院在精神文化、物质方面做得好的比例均较高，选择物质文化的比例最低。

表6-24 不同性别、职称和科室医务人员对医院文化建设的态度 （%）

选项		您认为本院在哪些方面的文化建设做得比较好？				
		精神文化	行为文化	制度文化	物质文化	以上皆不选
性别	男性	45.3	33.9	45.5	16.8	36.3
	女性	53.4	40.1	54.3	17.7	26.3
技术职称	初级	52.8	42.3	54.0	18.8	26.6
	中级	48.3	34.2	48.7	15.3	32.7
	高级	50.1	33.4	49.6	15.3	31.8
	未定级	56.2	47.0	58.3	27.4	20.8
科室类型	临床	49.8	37.4	51.1	17.0	30.2
	非临床	56.5	42.2	54.5	19.6	25.0

注：多选题；n=11771。

按医务人员类型分组，管理人员选择医院在各个方面做得好的比例均最高，对医院文化建设不满意的比例最低，而医生群体选择医院在各个方面做得好的比例均最低，对医院文化建设不满意的比例最高；其中管理人员选择医院在精神文化方面做得好的比例高出医生群体15个百分点；选择医院在制度文化方面做得好的比例高出医生群体15个百分点；而医生对医院文化建设不满意的比例高出管理人员19个百分点。

表 6-25　不同类型医务人员对医院文化建设突出问题的态度　　　（%）

选项		您认为本院在哪些方面的文化建设做得比较好？				
		精神文化	行为文化	制度文化	物质文化	以上皆不选
人员类型	医生	44.2	29.2	43.9	14.7	37.1
	护士	55.6	44.6	58.8	19.2	23.1
	医技人员	58.3	44.5	52.8	18.5	25.7
	管理人员	59.2	49.2	60.8	24.5	17.7

注：多选题；n=11771。

省级三甲综合医院和中医医院医务人员中，分别有 53.8% 和 56.7% 称本院"精神文化"建设得好，而县人民医院中仅占 41.6%。44.5% 的中医医院医务人员称，本院在"行为文化"方面建设的好，居首位，同样是县人民医院的选择比例最低，仅占三分之一（33.2%）。在制度文化方面，三甲综合医院做得最好，占 55.8%，而市区综合医院和县人民医院相对较差。值得注意的是，被调查民营医院在各个方面的文化建设方面均不弱于各类公立医院。

表 6-26　不同医院类型对医院文化建设的态度　　　（%）

选项		您认为本院在哪些方面的文化建设做得比较好？				
		精神文化	行为文化	制度文化	物质文化	以上皆不选
医院类型	省级三甲综合医院	53.8	37.6	55.8	18.3	24.5
	市区综合医院	50.6	38.2	49.6	16.4	30.6
	县人民医院	41.6	33.2	48.6	15.5	36.9
	中医医院	56.7	44.5	50.7	19.8	28.1
	民营医院	56.4	44.8	55.5	21.1	24.3

注：多选题；n=11771。

针对江苏省三级公立医院的调查结果显示：91.7% 的被调查医院有相应的文化制度，但是只有 47.8% 的医院能够全部执行[1]。新形势下医院文化建设面临着思想困境、价值困境、内容困境和手段困境[2]。

6.3.2　医院文化建设中的突出问题

调查显示：被调查的医务人员中，65.6% 的人称本医院文化建设流于形式，51.8%

① 王波龙，丁强. 江苏省三级公立医院文化建设现状研究 [J]. 中国医院，2018，2：58-60.
② 龚致富，佟朋员. 医院文化建设的现实困境与突破路径 [J]. 中国医学伦理学，2019，3：384-387.

称资金投入少，52.9% 称价值导向不明，27.0% 称领导不重视。按性别、技术职称、科室类型分组后，在医院文化建设中存在的突出问题上，"流于形式"仍是医务人员选择比例最高的选项。

表 6-27 医务人员对医院文化建设存在问题的态度

选项	当前，贵医院文化建设中存在的突出问题是：	
	频率	百分比（%）
总计	11771	100.0
价值导向不明	6230	52.9
流于形式	7724	65.6
资金投入少	6101	51.8
领导不重视	3176	27.0
其他	311	2.6

注：限选 2 项。

表 6-28 不同性别、职称和科室医务人员对医院文化建设问题的态度 （%）

项目		当前贵医院文化建设中存在的突出问题是：				
		价值导向不明	流于形式	资金投入少	领导不重视	其他
性别	男性	54.3	66.0	48.3	29.0	2.5
	女性	52.4	65.5	53.4	26.1	2.7
技术职称	初级	53.0	62.9	53.2	28.5	2.4
	中级	52.6	67.7	49.8	27.0	2.8
	高级	52.7	69.1	51.1	24.0	3.0
	未定级	54.7	62.8	56.0	23.9	2.6
科室类型	临床	52.8	65.6	51.7	27.1	2.7
	非临床	53.7	65.5	52.3	26.3	2.2

注：限选 2 项；n=11771。

调查显示：67.9% 的医生称本院医院文化建设流于形式，51.5% 称医院价值导向不明。超过五成的医务人员称本医院文化建设的价值导向不明。管理人员中认为医院对文化建设的投入不足的占 49.6%，高于其他群体的水平。有些医务人员感到医院文化是虚的，不能带来经济上的增值。医院应该先解决温饱、发展问题，再去考虑医院文化。医院文化需是向上的，开拓的，促进医院发展的，否则只是形式上的空洞的文化。

表 6-29　不同类型医务人员对医院文化建设存在的突出问题的认知情况　　（%）

选项	当前贵医院文化建设中存在的突出问题是：				
	价值导向不明	流于形式	资金投入少	领导不重视	其他
医生	51.5	67.9	49.6	27.9	3.0
护士	53.8	63.4	53.8	26.6	2.3
医技人员	54.6	64.2	52.5	26.5	2.1
管理人员	55.0	65.0	54.2	23.2	2.6

注：限选 2 项；n=11771。

不同医院类型对于医院文化建设存在的突出问题的认知不同。认为医院文化建设"流于形式"的比例最高，超过六成，三甲综合医院的频率最高，民营医院最低。市区综合医院医务人员则称"资金投入少"（54.2%）高于省级三甲综合医院和县人民医院的水平；县人民医院医务人员中称"领导不重视"的比例达到 35.0%。有些医院文化建设被当作任务的安排或政绩的展示。这种靠文化年活动"做"出来文化，往往是挂在墙上的文化。

表 6-30　不同类型医院医务人员对医院文化建设存在的突出问题的认知情况　　（%）

医院类型	当前贵医院文化建设中存在的突出问题是：				
	价值导向不明	流于形式	资金投入少	领导不重视	其他
省级三甲综合医院	53.8	69.3	49.5	23.1	4.2
市区综合医院	52.0	65.5	54.2	26.2	2.1
县人民医院	51.7	64.2	47.9	35.0	1.2
中医医院	53.6	64.9	54.3	24.7	2.6
民营医院	56.6	57.2	53.7	29.4	3.1

注：限选 2 项；n=11771。

虽然网站能够便捷地提供医院和医疗服务的基本信息，但在线服务功能较弱，网站建设水平差异较大。我国政府应推动提高公立医院的建网率，公立医院的网站应增强在线服务功能。医院文化是长期积累形成的，不能一蹴而就。现在有些医院还停留在表面上追求活动的多和少，而忽视了内涵；把医院文化当成一个筐，什么都可以往里装。医院文化建设偏重物质忽视内涵和精神实质。医院文化建设单靠行政命令很难奏效。医院文化落地的过程就是使医院的文化理念根植于员工的心中，形成员工的行为习惯的过程。

6.3.3　改进医院文化建设的策略

在制度上，要完善培训机制，重视教育投入，不断提升医院的文化层次，积累文化资本；在观念上，要倡导终身学习、不进则退的思想理念，充分理解"学习型医院"

的含义；在行动上，要创造条件营造良好的环境，把医院文化建设当作一种觉悟、责任、境界和生存能力来宣传和弘扬；在形式上，要抓住重点，采取多种方式，以点带面对职工进行教育。

一是文化建设的关键在于观念引领，领导率先垂范。全方位认识医院文化建设的重要性、紧迫性和长期性。在机制创新、内容发展、传播能力、政策法规保障上采取新措施。文化建设的关键在于领导者、管理者的率先垂范。改进新闻舆论，发展健康向上的网络文化。加强医院文化人才队伍建设，探索医院党委对文化建设的引导、帮助和监督。在医院文化建设过程中，无论是文化传承、文化创新，还是践行医院文化，人始终是最重要的因素。在医院文化建设中做到"知"与"行"相统一。

二是发挥党委在提炼并弘扬医院核心价值的引领作用。医院要有明确的核心价值理念、医教研防整体建设融为一体的思考和规划，领导的率先垂范。成功的医院文化可以培养职业尊严、躬身医学、善良悲悯和伦理高尚。发挥党委在医院文化建设的组织领导、计划实施、目标考核等方面可以发挥积极的作用。北京协和医院"严谨、求精、勤奋、奉献"、同仁医院的"精诚勤和"；天坛医院的"德精严勤"，友谊医院的"仁爱博精"都体现出了文化相融的特色。加强医院文化建设也是与当前党中央关于文化大发展的总体部署是根本一致的。要用良好的文化氛围激发医务人员追求卓越，弘扬医学文化和创新文化，确立核心价值观。从自我做起改善从业环境。通过教育培训、体验、换位思考等方式凝聚医院核心价值、践行医院的社会承诺。加强对先进人物、事迹的正面宣传，树立楷模、弘扬救死扶伤。加强医院网络文化建设。

三是加强医院网络文化建设。医院党委要对文化建设的引导、帮助和监督，发展健康向上的网络文化，纳入医院等级评审实施细则。医疗卫生是网络舆论关注的重点。涉及医疗的媒体舆论具有突发突变、扩散迅速，主体多元、难以管控、跟风明显等特点。医院要加强自身网络建设，向前来就诊的患者提供视频健康教育。我国政府应推动公立医院的建网率的提高，公立医院的网站应增强在线服务功能。加强对先进人物、事迹的正面宣传，树立楷模、弘扬救死扶伤，医院文化建设偏重内涵建设。

第7章 医改与执业环境

党的十八大以来，中国医改的经验集中体现在用中国式办法解决医改这个世界性难题①。党的十九大指出，我国社会主要矛盾已经转化为人民日益增长的美好生活需要和不平衡不充分的发展之间的矛盾。医疗卫生领域要着力解决的新矛盾就要从服务供给侧发力，努力回应人民群众多层次、多样化的健康需求。推进公立医院改革必须紧扣我国社会主要矛盾的历史性变化，从而全方位、全周期保障人民健康，增强群众改革获得感。深化公立医院改革需要思考并解决下列问题：医改会危及哪些医务人员的切身利益？广大医务人员对医改的态度如何？新医改对医务人员工作满意度、职业发展、工作负荷、身心健康、医患关系带来哪些直接的或间接的影响？医联体能否缓解看病难？分级诊疗制度瓶颈何在？

7.1 医务人员对新医改的认知和态度

内容提要

- 45.8%的医务人员称，新一轮深化医改"保基本、强基层和建机制"目标的部分实现或已经实现；36.3%的医生称"保基本、强基层和建机制"目标尚未实现，高出其他医务人员17个百分点之上。
- 对我国公立医院改革效果感到满意的医务人员仅占6.7%，45.2%的人感到不满。64.5%的男性医务人员对公立医院改革效果感到不满意。
- 24.1%的患者称当前我国"看病难、看病贵"问题得到有效缓解，25.5%的人给出相反的结论。高中及以下学历的患者中，31.6%的人称我国"看病难、看病贵"问题得到有效缓解，而大学及以上学历者中，17.6%的人有同样的判断。

7.1.1 "保基本、强基层和建机制"目标实现程度

调查显示：45.8%的医务人员称，新一轮深化医改"保基本、强基层和建机制"目标的部分实现或已经实现，28.4%的人表示说不清，25.8%的人称未实现。

---

① 宋杨，朱敏，吴华章. 党的十八大以来我国医改理论与实践的重大创新［J］. 中国医院管理，2018，9：1–3，16.

表 7-1　医务人员对"保基本、强基层和建机制"目标实现状况的态度　　（%）

选项	您觉得，新一轮深化医改"保基本、强基层和建机制"目标的实现程度如何？	
	样本量	百分比
总计	11771	100.0
未实现	3041	25.8
部分实现	4963	42.2
实现	427	3.6
说不清	3340	28.4

男性医务人员中，37.2%的人称当前新一轮医改"保基本、强基层和建机制"目标尚未实现，高出女性 16 个百分点。年龄越轻、技术职称越低，越认为新医改目标基本实现。不论被调查者的个人信息如何，均有两成多的人称自己不清楚新医改"保基本、强基层和建机制"目标是否实现。年龄越大或技术职称越高，选择"说不清"的比例越高。

表 7-2　医务人员对"保基本、强基层和建机制"目标实现程度的评价情况　　（%）

项目		当前新一轮医改"保基本、强基层和建机制"目标的实现程度				样本量
		没实现	部分实现	基本实现	说不清	
总计		25.8	42.2	3.6	28.4	11771（100.0）
性别 *	男	37.2	36.0	3.8	23.0	3520（100.0）
	女	21.0	44.8	3.6	30.7	8251（100.0）
年龄 *	<25	12.4	54.4	6.0	27.3	1262（100.0）
	25～34	26.2	43.2	3.6	27.0	5765（100.0）
	35～44	31.9	37.2	2.9	28.0	3067（100.0）
	>44	23.7	38.5	3.2	34.6	1677（100.0）
技术职称 *	初级	22.1	46.6	3.9	27.5	5046（100.0）
	中级	29.2	38.8	2.9	29.0	4155（100.0）
	高级	31.6	35.0	3.1	30.4	1917（100.0）
	未定级	16.5	50.4	7.8	25.3	653（100.0）

注：* 表示 $p<0.05$；** 表示 $p<0.01$。

应该说，新一轮医改在"保基本、强基层和建机制"方面做出了不懈努力，取得了举世瞩目的成绩，仅三成的一线医务人员难以做出整体的全面判断，这一方面是医改是一项渐进式的复杂的系统工程，另一方面，部分政府和主渠道舆论媒体对"保基本、强基层和建机制"的政策制定、实施和评价等方面的解读、宣传不够，也可能是不少医务人员并不关心。

超过三分之一（36.3%）的医生称，当前新一轮医改"保基本、强基层和建机制"目标尚未实现，高出其他医务人员 17 个百分点之上；医生群体中认为部分实现的仅占 34.3%，只有 2.4% 的人称"基本实现"；这一比例也是所有被调查医务群体中最低的。管理人员中，接近六成（58.2%）称，当前新医改"保基本、强基层和建机制"目标的部分实现或基本实现，显著高于其他群体的水平。

表 7-3　不同医务人员对"保基本、强基层和建机制"目标实现程度的认知差异 （%）

选项		当前新一轮医改"保基本、强基层和建机制"目标的实现程度				样本量
		没实现	部分实现	基本实现	说不清	
总计		25.8	42.2	3.6	28.4	11771（100.0）
人员类型 *	医生	36.3	34.3	2.4	27.0	5316（100.0）
	护士	16.8	48.4	4.3	30.5	4626（100.0）
	医技人员	19.5	47.8	4.3	28.5	1089（100.0）
	管理人员	16.9	51.6	6.6	24.9	740（100.0）

注：* 表示 $p<0.05$；** 表示 $p<0.01$。

不同类型医院的医务人员的态度也有差异。县人民医院医务人员中称当前新医改"保基本、强基层和建机制"目标没有实现的占 29.0%，而市区综合医院为 23.7%。在各类公立医院中，均有不足五成的人称医改"保基本、强基层和建机制"目标部分实现或基本实现。不同级别医院医务人员也有类似的判断。

表 7-4　不同类型医院医务人员对医改"保基本、强基层和建机制"目标实现程度的态度

（%）

项目		当前新一轮医改"保基本、强基层和建机制"目标的实现程度				样本量
		没实现	部分实现	基本实现	说不清	
总计		25.8	42.2	3.6	28.4	11771（100.0）
医院类型 *	省综合综合医院	27.3	40.5	3.3	28.9	3196（100.0）
	市区综合医院	23.7	42.9	3.8	29.5	4608（100.0）
	县人民医院	29.0	41.2	3.6	26.2	1996（100.0）
	中医医院	26.8	42.7	3.2	27.3	1070（100.0）
	民营医院	23.2	45.5	4.3	27.0	901（100.0）

注：* 表示 $p<0.05$；** 表示 $p<0.01$。

2013 年的调查显示：三甲综合医院中 24.2% 的人称当前新医改"保基本、强基层和建机制"目标尚未实现，高出二甲综合医院和中医医院的水平，而民营医院中 27.7%

的人称新医改目标没实现。在不同类型医院中，均有四成多的人称基本实现，有四分之一到三分之一的人称自己不清楚是否实现新医改目标。

7.1.2 公立医院改革效果评价

调查显示：对目前我国实施的公立医院改革效果感到满意的医务人员仅占 6.7%，48.0% 称一般，45.2% 的人感到不满。

表 7–5　医务人员对公立医院改革效果的评价　　　　　　（%）

选项	您对目前我国实施的公立医院改革效果满意吗？	
	样本量	百分比
总计	11771	100.0
非常不满意	1894	16.1
不满意	3431	29.1
一般	5654	48.0
满意	731	6.2
非常满意	61	0.5

三分之二（64.5%）的男性医务人员对当前公立医院改革效果感到不满意，比女性高出了 27 个百分点。不论男女，仅有不足一成的人感到满意。年龄在 35 岁到 44 岁之间的人的不满程度最高，达到 57.2%，其次是年龄在 45～54 岁之间的人群，占 52.4%，刚入职的年轻人的不满程度偏低，半数以上称公立医院改革效果一般。医生群体对公立医院改革效果不满意程度最高，达到 62.7%，而其他医务群体均没有超过四成。类似地，高级职称群体对公立医院改革效果不满意程度最高，达到 63.6%，职称级别越低，不满程度越低，初级职称中仅占 35.3%。不同类型医院医务人员之间的不满程度没有显著差异。

表 7–6　不同特征医务人员对公立医院改革效果满意程度　　　　（%）

项目		您对我国实施的公立医院改革效果满意吗？			样本量
		不满意	一般	满意	
总计		45.2	48.0	6.7	11771（100.0）
性别 *	男	64.5	31.3	4.1	3520（100.0）
	女	37.0	55.2	7.8	8251（100.0）
技术职称 *	初级	35.3	56.1	8.7	5046（100.0）
	中级	52.0	42.8	5.2	4155（100.0）
	高级	63.6	32.4	4.0	1917（100.0）
	未定级	25.1	64.9	10.0	653（100.0）

注：* 表示 $p<0.05$；** 表示 $p<0.01$。

62.7% 的医生对公立医院改革效果感到不满意，而其他医务人员的回答均不超过四成，其中护士群体中仅为 28.3%。

表 7-7　不同特征医务人员对公立医院改革效果满意程度　　　　（%）

选项		您对我国实施的公立医院改革效果满意吗？			样本量
		不满意	一般	满意	
总计		45.2	48.0	6.7	11771（100.0）
人员类型 *	医生	62.7	34.4	2.9	5316（100.0）
	护士	28.3	61.9	9.8	4626（100.0）
	医技人员	38.0	53.4	8.6	1089（100.0）
	管理人员	36.6	51.1	12.3	740（100.0）

注：* 表示 $p<0.05$；** 表示 $p<0.01$。

县人民医院和省级综合医院医务人员对公立医院改革效果不满意程度分别为 49.6% 和 47.4%，高于公立市区医院和中医医院的水平。

表 7-8　不同类型医院医务人员对公立医院改革效果满意程度　　　　（%）

选项		您对我国实施的公立医院改革效果满意吗？			样本量
		不满意	一般	满意	
总计		45.2	48.0	6.7	11771（100.0）
人员类型 *	省级综合	47.4	46.4	6.2	3196（100.0）
	市区综合	44.0	49.0	7.0	4608（100.0）
	县人民医院	49.6	43.3	7.1	1996（100.0）
	中医医院	43.6	50.4	6.0	1070（100.0）
	民营医院	36.1	56.6	7.3	901（100.0）

注：* 表示 $p<0.05$；** 表示 $p<0.01$。

医改的目标和方向都值得肯定，从实践情况来看"十二五"国家卫生总投入连创新高，卫生总费用占 GDP 的比例从 2010 年的 4.9% 上升到 2016 年的 6.2%；但在广大医务人员看来，医改目标并没有达到预期。房莉杰认为，基层医疗机构改革和基本药物制度是目前改革陷入困境的基础性原因 [①]。

7.1.3　患者对"看病难、看病贵"问题的看法

调查显示：24.1% 的患者称当前我国"看病难、看病贵"问题得到有效缓解，50.4% 的人称一般，25.5% 的人称当前我国"看病难、看病贵"问题未得到有效缓解。

---

① 房莉杰. 理解"新医改"的困境："十二五"医改回顾［J］. 国家行政学院学报，2016，2：77-81.

高中及以下的患者中，31.6% 的人称我国"看病难、看病贵"问题得到有效缓解，大学及以上学历者中，17.6% 的人有同样的判断。学历越高，越不觉得"看病难、看病贵"问题得到有效缓解。不同性别、年龄、学历的医务人员中，均有超过两成的人称自己说不清我国"看病难、看病贵"问题是否得到有效缓解。

表 7-9　不同特征患者对"看病难、看病贵"的评价　　　　　　（%）

项目		您觉得，当前我国"看病难、看病贵"问题是否得到有效缓解？			样本量
		是	否	说不清	
总计		24.1	50.4	25.5	2944（100.0）
性别 *	男	25.9	49.3	24.8	1043（100.0）
	女	23.1	51.1	25.8	1901（100.0）
年龄 *	<25	30.4	40.4	29.2	624（100.0）
	25 ~ 34	17.7	59.6	22.7	938（100.0）
	35 ~ 44	23.2	54.8	21.9	584（100.0）
	>44	27.2	44.4	28.4	798（100.0）
学历 *	高中及以下	31.6	41.2	27.2	1141（100.0）
	大专	22.0	50.9	27.1	691（100.0）
	大学及以上	17.6	59.6	22.8	1112（100.0）
职业类型 *	工人	29.2	46.9	23.9	360（100.0）
	农民	32.2	44.4	23.4	329（100.0）
	干部	18.8	57.1	24.1	361（100.0）
	职员	22.6	54.0	23.4	782（100.0）
	自由职业者	23.3	45.3	31.4	322（100.0）
	学生	29.6	41.9	28.5	291（100.0）
	其他	18.4	54.9	26.7	499（100.0）

注：* 表示 $p < 0.05$；** 表示 $p < 0.01$。

需要加强对公立医院改革试点的经验、存在的问题的宣传力度要加大。深化医药卫生体制改革涉及每一个人的切身利益，需要包括广大医务工作者和新闻媒体在内的社会各界的理解、支持和参与，舆论在确保改革顺利推进中起着重要的导向作用，只有坚持正确的舆论导向，引导社会合理预期，才能为这项惠民利民的重大改革营造良好的社会舆论环境。

自 2009 年新一轮医改启动以来，我国公立医院综合改革持续拓展深化。聚焦于改革补偿机制、落实政府办医责任、改革人事分配制度、改革药品采购供应机制、加强医院治理、完善医保付费方式、加强医院人才队伍建设、大力发展社会办医等 8 个方面，改革的顶层设计日臻完善，公立医院收入结构持续优化，次均费用增幅持续下降，医药费用过快上涨的势头得到初步遏制。

7.1.4　讨论

2017 年 9 月，我国所有公立医院已经全部开展综合改革，取消了实行 60 多年的药品加成政策，清除了医疗卫生领域的一大历史顽疾。清除顽疾难，巩固成果更难。在党的十九大精神指引下，破除不合时宜的体制机制弊端，突破利益固化的樊篱，让公立医院彻底告别逐利机制，将改革进一步推向纵深。合理的补偿机制是维护公立医院公益性的基石。政府不仅要保障对公立医院的必要投入，更要逐步建立起以成本为基础的医疗服务价格动态调整机制。

法人治理结构改革，医院的主要任务提高核心竞争力，而不是铺摊子，扩大病人流量。合理安排公立医院所有者和管理者之间的权力架构，形成合理的激励，促进公立医院发展。权责要对等，责权界限清晰。提高公立医院运营效率，新成立的国家医疗保障局的统筹安排，加强医保导向，减少医院的趋利行为，改变医院院长重治疗轻预防的行为。例如，深圳罗湖区医改最重要最有突破性的是医保支付制度改革，实行总额管理，节余奖励。医院集团有动力做好预防保健，把群众健康管好，让老百姓少生病，少住院，把糖尿病、高血压管理好，不得大病。医生下沉到基层，建立家庭病房，社区中心医生到家里提供服务。

7.2　分级诊疗实施现状、困难与对策

内容提要

- 在医务人员看来，当前本院实施分级诊疗时碰到的主要困难分别是"上下转诊渠道不畅"（57.1%）、"病人不配合"（50.1%）和"基层诊疗能力不足"（49.1%）。
- 18.4% 的患者称自己了解目前国家推行的分级诊疗政策；具有大学及以上学历的患者中，24.6% 的称自己了解目前国家推行的分级诊疗政策，31.6% 的干部身份患者称自己了解目前国家推行的分级诊疗政策。
- 九成（90.8%）的患者称在选择就诊医院时，首要考虑的因素是"医生水平高"；而选择"硬件条件好"（48.1%）、"收费合理"（42.5%）和"服务态度好"（39.8%）名列其后；报销比例高低（16.2%）、就医环境优劣（25.3%）并不是患者就医选择的优先考虑。

7.2.1　我国分级诊疗实施现状

2012 年全国的总诊疗人次中，医院 25.4 亿人次（占 36.9%）；基层医疗卫生机构 43.4 亿人次（占 56.4%）。2016 年全国的总诊疗人次中，医院 32.7 亿人次（占

41.2%），基层医疗卫生机构43.7亿人次（占55.1%）。相比2012年，2016年基层医疗卫生机构诊疗人次所占比重下降1.3个百分点，医院所占比重上升4.3个百分点。2016年，乡镇卫生院和社区卫生服务中心（站）门诊量占门诊总量的22.7%，5年前为22.8%，基层门诊量不升反降。

2012年全国入院人数中，医院12727万人（占71.5%），基层医疗卫生机构4209万人（占23.6%），其他医疗机构876万人（占4.9%）。2016年入院人数中，医院17528万人（占77.1%），基层医疗卫生机构4165万人（占18.3%），其他医疗机构1035万人（占4.6%）。相比2012年，2016年入院人数中，医院所占的比例增加了5.6个百分点，基层医疗卫生机构所占比重下降5个百分比。

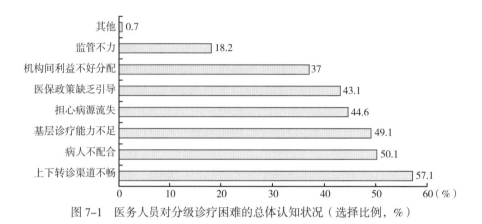

图7-1　医务人员对分级诊疗困难的总体认知状况（选择比例，%）

数据表明，自2012年《国务院关于印发"十二五"期间深化医药卫生体制改革规划暨实施方案的通知》中提出建立健全分级诊疗、双向转诊制度，积极推进基层首诊负责制试点。人们生活水平的提高，交通的愈加便捷，促进了群众对优质医疗服务的可负担性和可及性。同时也应该看到，大医院仍以其技术和人才等优势虹吸下级医院的患者。而政策中提及的双向转诊在现实中困难重重，更多地表现为"上转容易、下转难"：从乡镇卫生院、社区卫生服务中心等基层医院向区县等上级医院转诊患者较多，但从上级医院向基层医院转诊的病人却较少。在重庆某县级人民医院住院部大楼，病房里住满了病人，各层楼走廊上也加满了病床，而与此形成对比的是，当地一家街道卫生服务中心冷冷清清。

7.2.2　实施分级诊疗面临的主要困难

（1）医务人员对分级诊疗困难的总体认知

在医务人员看来，当前本院实施分级诊疗时碰到的主要困难分别是"上下转诊渠道不畅"（57.1%）、"病人不配合"（50.1%）和"基层诊疗能力不足"（49.1%）。

将医务人员按性别分组后发现，男性认为本院实施分级诊疗时碰到的主要困难排在前三位的为："上下转诊渠道不畅""机构间利益不好分配""基层诊疗能力不足"；女性认为本院实施分级诊疗时碰到的主要困难排在前三位的为："上下转诊渠道不畅""病人不配合""基层诊疗能力不足"。

　　34 岁及以下医务人员选择的限制分级诊疗的主要因素，排在前三位的为："病人不配合""上下转诊渠道不畅""基层诊疗能力不足"；35 岁以上医务人员选择的限制分级诊疗的主要因素，排在前三位的为："担心病源流失""上下转诊渠道不畅""基层诊疗能力不足"。其中 34 岁及以下医务人员与 35 岁以上医务人员在"担心病源流失""病人不配合""基层诊疗能力不足"方面的看法存在差异，其中 35 岁以上医务人员选择"担心病源流失""基层诊疗能力不足"作为分级诊疗的主要困难的比例高于 34 岁及以下医务人员，在"病人不配合"方面低于 34 岁及以下医务人员的水平。

　　不同学历的医务人员对限制医院分级诊疗的主要因素的看法不同。医务人员中研究生学历者选择的限制分级诊疗的主要因素排在前三位的为："上下转诊渠道不畅""机构间利益不好分配""基层诊疗能力不足"。学历越低，越把"病人不配合"视为限制分级诊疗的主要因素；大专及以下学历者选择此项的比率比研究生学历者高出 21 个百分点。学历越高，越把"上下转诊渠道不畅"视为限制分级诊疗的主要因素；研究生学历者选择此项的比率比大专及以下学历者高出 8 个百分点。学历越高，越把"机构间利益不好分配"视为限制分级诊疗的主要因素；研究生学历者选择此项的比率比大专及以下学历者高出 10 个百分点。学历越高，越把"基层诊疗能力不足"视为限制分级诊疗的主要因素；研究生学历者选择此项的比率比大专及以下学历者高出 5 个百分点。学历越低，越把"监管不力"视为限制分级诊疗的主要因素；大专及以下学历者选择此项的比率比研究生学历者高出 7 个百分点。

表 7-10　不同学历医务人员对分级诊疗中困难的态度　　　　（%）

| 选项 | 您觉得，当前本院实施分级诊疗时碰到的主要困难是什么？ | | | | | | | | 样本量 |
	担心病源流失	病人不配合	上下转诊渠道不畅	机构间利益不好分配	医保政策缺乏引导	基层诊疗能力不足	监管不力	其他	
总计	44.6	50.1	57.1	37.0	43.1	49.1	18.2	0.7	11771
大专及以下	43.9	60.4	52.9	30.6	44.4	47.0	20.4	0.4	2519
本科	45.1	50.1	57.3	36.0	42.9	49.0	19.0	0.6	6921
研究生	44.2	39.3	60.9	46.6	42.4	51.7	13.6	1.2	2331

注：此题为多选题。

　　医务人员看来，当前本院实施分级诊疗时碰到的主要困难排在前三位的是"病人不配合""上下转诊渠道不畅""基层诊疗能力不足"。初级、中级职称者医务人员中高级职称者的排序结果与总体一致，但"担心病源流失"一项在高级职称者的选项中排到第三位，"医保政策缺乏引导"一项在未定级职称者的选项中排到第三位。在有定级医务人员中，技术职称越高，越把"担心病源流失""上下转诊渠道不畅""机构间利益不好分配""基层诊疗能力不足"视为限制分级诊疗的主要困难。

表 7-11　不同职称医务人员对分级诊疗中困难的态度　　　　（%）

选项	您觉得，当前本院实施分级诊疗时碰到的主要困难是什么？								样本量
	担心病源流失	病人不配合	上下转诊渠道不畅	机构间利益不好分配	医保政策缺乏引导	基层诊疗能力不足	监管不力	其他	
总计	44.6	50.1	57.1	37.0	43.1	49.1	18.2	0.7	11771
初级	43.3	56.1	55.8	34.1	44.2	48.3	17.7	0.5	5046
中级	45.8	47.1	57.4	37.3	42.7	49.6	19.4	0.7	4155
高级	48.0	39.5	59.0	43.8	40.2	51.7	16.6	1.2	1917
未定级	38.0	55.0	59.7	36.4	45.6	44.6	20.2	0.5	653

注：此题为多选题。

（2）不同医院医务人员对推行分级诊疗碰到困难的认知差异

不同于总体排序结果，"担心病源流失"一项在省级综合医院和民营医院的医务人员的选项中排到第三位。说明分级诊疗带来的大医院病源流失现象正成为限制大医院积极参与分级诊疗的重要影响因素。

表 7-12　不同类型医院医务人员对推行分级诊疗碰到困难的认知比较　　　（%）

选项	您觉得，当前本院实施分级诊疗时碰到的主要困难是什么？								样本量
	担心病源流失	病人不配合	上下转诊渠道不畅	机构间利益不好分配	医保政策缺乏引导	基层诊疗能力不足	监管不力	其他	
总计	44.6	50.1	57.1	37.0	43.1	49.1	18.2	0.7	11771
省级综合医院	43.3	43.1	60.5	37.8	42.0	54.2	18.4	0.8	3196
市区综合医院	46.6	49.9	56.7	38.4	42.5	47.4	17.9	0.5	4608
县人民医院	39.9	58.6	54.5	32.1	47.1	47.7	19.5	0.5	1996
中医医院	45.9	52.3	57.6	35.8	44.8	47.5	14.8	1.4	1070
民营医院	48.3	55.0	52.6	38.8	39.1	44.6	20.8	0.8	901

注：此题为多选题。

不同医务人员类型对分级诊疗中存在的困难的认知排序不同，当前本院实施分级诊疗时碰到的主要困难排在前三位的是"病人不配合""上下转诊渠道不畅""基层诊疗能力不足"，护士、医技 / 药剂人员和管理人员的排序结果与总体一致，但"担心病源流失"一项在医生的选项中排到第三位，在一定程度上说明，病人的数量仍是医生在执行分级诊疗制度时考虑的重要因素之一。但不同医务人员之间在看待病源流失问题上，不存在统计学差异。在"病人不配合"问题上，不同类型医务人员间存在显著的统计学差异，选择此项的医生的比例明显低于其他类型的医务人员。在"机构间利益不好分配"的问题上，选择此项的医生的比例明显高于其他类型的医务人员；目前虽允许医生进行多点执业，但由多点执业带来的利益分配问题仍亟待解决。

表 7-13　不同类型医务人员对推行分级诊疗碰到困难的认知比较 （%）

| 选项 | 您觉得，当前本院实施分级诊疗时碰到的主要困难是什么？ | | | | | | | | 样本量 |
	担心病源流失	病人不配合	上下转诊渠道不畅	机构间利益不好分配	医保政策缺乏引导	基层诊疗能力不足	监管不力	其他	
总计	44.6	50.1	57.1	37.0	43.1	49.1	18.2	0.7	11771
医生	45.2	44.7	58.3	41.7	42.8	49.6	16.7	1.0	5316
护士	44.2	56.5	55.3	31.3	43.9	48.7	19.7	0.3	4626
医技人员	43.6	52.2	58.6	37.6	39.9	48.9	18.3	0.8	1089
管理人员	45.0	46.6	57.4	37.2	44.5	48.5	20.4	0.4	740

注：此题为多选题。

不同等级医院对限制分级诊疗的主要因素的排序结果基本与总体排序结果一致。在看待"病人不配合"这一影响因素方面，在定级医院中，医院等级越低，选择"病人不配合"为限制分级诊疗的主要因素的比例越高，说明在等级越高的医院，医务人员越认为病人更配合转诊工作。现实中，大型医疗机构可以提供更高质量和更全面的医疗服务，病人更加相信大医院的医疗服务，更易接受医生的治疗和转诊等建议。

表 7-14　不同级别医院医务人员对推行分级诊疗碰到困难的认知比较 （%）

| 选项 | 您觉得，当前本院实施分级诊疗时碰到的主要困难是什么？ | | | | | | | | 样本量 |
	担心病源流失	病人不配合	上下转诊渠道不畅	机构间利益不好分配	医保政策缺乏引导	基层诊疗能力不足	监管不力	其他	
总计	44.6	50.1	57.1	37.0	43.1	49.1	18.2	0.7	11771
三甲	45.0	46.1	58.7	38.2	42.2	51.0	18.0	0.8	6573
三乙	43.6	52.9	57.4	37.1	44.2	47.6	16.7	0.5	1703
二甲	44.4	56.1	53.8	34.8	44.5	45.4	20.4	0.5	2685
二乙	44.2	59.5	53.1	30.1	48.9	48.6	14.6	1.0	405
未定级	45.5	54.3	56.0	37.3	37.3	50.4	18.5	0.7	405

注：此题为多选题。

（3）不同科室医务人员对分级诊疗困难的认知存在差异

儿科医务人员中，称"基层诊疗能力不足"的占55.1%。妇产科称"病人不配合"的占59.5%，急诊科室占58.6%，儿科为56.5%。无论是临床科室还是医技科室或管理科室，把"上下转诊渠道不畅"视为限制分级诊疗实施的主要因素的均超过五成，其中妇产科、大外科、急诊科和管理科室的医务人员的选择均接近六成。

表7-15　不同临床科室医务人员对推行分级诊疗碰到困难的认知比较　　（%）

选项	您觉得，当前本院实施分级诊疗时碰到的主要困难是什么？								样本量
	担心病源流失	病人不配合	上下转诊渠道不畅	机构间利益不好分配	医保政策缺乏引导	基层诊疗能力不足	监管不力	其他	
总计	44.6	50.1	57.1	37.0	43.1	49.1	18.2	0.7	11771
大内科	47.3	50.3	57.5	34.9	42.7	49.1	17.5	0.7	2445
大外科	44.7	49.2	58.1	38.7	42.9	46.9	18.9	0.6	1918
妇产科	40.1	59.5	59.3	30.2	43.6	49.9	16.7	0.7	902
儿科	42.5	56.5	54.4	31.3	41.3	55.1	18.2	0.7	550
急诊	35.5	58.6	58.0	34.0	44.2	50.0	18.9	1.0	736
麻醉科	48.9	40.7	52.1	46.4	43.4	47.5	19.9	1.1	1056
其他临床科室	46.6	46.7	57.5	37.1	43.7	50.0	17.8	0.7	2118
医技科室	42.8	52.0	56.9	39.7	40.6	49.1	18.3	0.7	1319
管理科室	43.6	47.2	58.2	36.5	47.0	48.4	18.8	0.3	727

注：此题为多选题。

（4）不同地区医务人员的认知差异

被调查的北京、广东等地的医务人员中，选择本院实施分级诊疗时碰到的主要困难为"上下转诊渠道不畅"的比例均超过五成。北京、辽宁、四川、江苏和广东等省市，称"病人不配合"为主要困难的相对较高。河南、陕西、四川等省市，称"担心病源流失"为主要困难的相对较高。

表7-16　不同省市医务人员对推行分级诊疗碰到困难的认知比较　　（%）

选项	您觉得，当前本院实施分级诊疗时碰到的主要困难是什么？								样本量
	担心病源流失	病人不配合	上下转诊渠道不畅	机构间利益不好分配	医保政策缺乏引导	基层诊疗能力不足	监管不力	其他	
总计	44.6	50.1	57.1	37.0	43.1	49.1	18.2	0.7	11771
北京	37.7	53.9	57.1	37.9	39.1	54.9	18.4	0.9	951
辽宁	45.1	54.4	55.8	37.8	42.4	46.1	17.8	0.6	1270

续表

选项	您觉得，当前本院实施分级诊疗时碰到的主要困难是什么？								样本量
	担心病源流失	病人不配合	上下转诊渠道不畅	机构间利益不好分配	医保政策缺乏引导	基层诊疗能力不足	监管不力	其他	
河南	50.6	43.2	58.5	39.2	39.8	47.8	20.5	0.3	2581
陕西	50.8	44.1	58.4	38.2	41.2	48.9	17.4	0.9	1268
宁夏	43.3	48.1	58.6	30.8	52.8	48.9	16.8	0.7	720
四川	52.6	54.5	51.1	30.7	45.4	49.4	15.8	0.5	1194
广西	40.5	46.8	58.3	33.6	51.6	50.7	17.6	1.0	909
江苏	38.7	55.7	59.4	39.4	39.6	47.3	18.6	1.3	1628
广东	34.7	55.5	55.2	38.4	46.2	51.5	18.1	0.3	1250

注：此题为多选题。

7.2.3 患者对分级诊疗的态度

（1）患者群体对分级诊疗政策的知晓程度

调查显示：18.4% 的患者称自己了解目前国家推行的分级诊疗政策，而不了解的人占 46.6%，还有三分之一（35.0%）的人不置可否。这说明政府、主流媒体和医疗机构对分级诊疗的内容、意义宣传不够。如果社会公众尤其是广大患者不了解国家的大政方针，不理解分级诊疗的战略意义，单靠政府行政力量、医保和医院规定而没有广大患者对政府好政策的理解和支持，分级诊疗的政策推进的成本就会高企。

女性患者比男性患者更了解分级诊疗政策。具有大学及以上学历的患者中，五分之一（24.6%）的称自己了解目前国家推行的分级诊疗政策，明显高于大专及以下学历者的水平。干部身份的患者中，31.6% 的人称自己了解目前国家推行的分级诊疗政策。在身份为农民的患者中，近六成（59.8%）称自己不了解国家的分级诊疗政策，而干部身份的患者中仅占 32.2%，二者相差近一倍。高中学历的患者中，56.2% 的人称自己不了解国家的分级诊疗政策，而大学及以上学历者患者中仅占 38.3%。总之，不同类型患者中，不了解国家正在推进的分级诊疗制度或不置可否的患者占了七成。因此，为了更好地贯彻实施分级诊疗制度，加大针对广大患者群体和社会公众的宣传教育力度。

表 7-17　不同类型患者对分级诊疗政策知晓程度的认知　　　　　（%）

项目		您是否了解目前国家推行的分级诊疗政策？			样本量
		不了解	一般	了解	
总计		46.6	35.0	18.4	2944（100.0）
性别**	男	50.8	31.9	17.3	1043（100.0）
	女	44.3	36.7	19.0	1901（100.0）

续表

| 项目 | | 您是否了解目前国家推行的分级诊疗政策？ | | | 样本量 |
		不了解	一般	了解	
年龄	<35	46.0	35.9	18.1	624（100.0）
	≥35	47.3	33.9	18.8	938（100.0）
学历**	高中及以下	56.5	31.6	11.8	1141（100.0）
	大专	43.1	37.5	19.4	691（100.0）
	大学及以上	38.6	36.9	24.6	1112（100.0）
职业类型**	工人	54.2	33.1	12.8	360（100.0）
	农民	59.9	26.1	14.0	329（100.0）
	干部	32.1	36.3	31.6	361（100.0）
	职员	43.4	36.1	20.6	782（100.0）
	自由职业者	53.1	36.6	10.2	322（100.0）
	学生	47.1	34.7	18.2	291（100.0）
	其他	43.5	38.7	17.8	499（100.0）

注：* 表示 $p<0.05$；** 表示 $p<0.01$。

（2）患者选择就诊医院时首要考虑的因素

调查显示：九成（90.8%）的患者称在选择就诊医院时，自己首要考虑的因素是"医生水平高"，高居榜首；而选择"硬件条件好"（48.1%）、"收费合理"（42.5%）和"服务态度好"（39.8%）名列其后；报销比例高低（16.2%）、就医环境优劣（25.3%）并不是患者就医首选。

如果基层医生得不到患者的认可的话，社区首诊、双向转诊难以落到实处。当患者群体把医生水平放在最优先考虑位置时，分级诊疗的重点应该是加强基层诊疗能力，而不是继续提高基层就医报销比例、加强基层硬件设备投入或改善基层就诊环境。

分级诊疗的重点是靠医疗，而不是医保。分级诊疗必须是连续医疗，必须提高基层的服务能力，医保必须制定适应分级诊疗的报销政策，基层的药品供应保障，管理队伍建设等。因此，分级诊疗要用医疗、医保、药品、价格、财政、绩效等6种方式，就像"六味地黄丸"，少一味药都不行。

在医务人员看来，当前本院实施分级诊疗时碰到的主要困难是"病人不配合""上下转诊渠道"和"基层诊疗能力不足"。这样的调查结果与患者调查结果有较大的差异。患者就诊首选的医生的诊疗水平。尽管在医务人员看来，"医保政策缺乏引导"也是限制分级诊疗的主要困难之一，但患者群体并没有把"报销比例高低"视为知己就诊医院选择的主要因素。医患双方对限制分级诊疗因素的认知差异，会影响到政策制定和实施效果好坏的评价。

（3）患者群体转诊到基层进行康复治疗的意愿

大医院将一些压床慢性病、术后患者、康复期病人转回社区，提高医院的床位周转率。当问及上级医生建议患者转诊到基层进行康复治时，51.0% 的人表示自己愿意；明确表示反对的占 27.7%，21.3% 的人说不清。假若医生建议您转诊到基层进行康复治疗，五成的患者称自己愿意，但近三成的患者明确表示不愿意。这样的调查结果已经相当可观。假如临床实践中，确实有五成的处于康复期的患者下转大基层医疗机构，则双向转诊局面就会大大改观。

有两成的患者选择了"说不清"，主要的原因有：不清楚大医院的医生是否在推诿病人，基层医院能否具备诊疗能力，万一出现意外情形，基层医生能否及时处理等。考虑到各个利益主体之间的关系。分级诊疗的目的不是强制老百姓在基层看病，按照国际惯例，分级诊疗的本意是提供有管理的连续性医疗，使病人不要在医疗机构之间奔波，帮助患者找专家或转回到基层康复。

学历越低，越愿意下转到基层进行康复治疗；高中学历的人中 56.1% 愿意，而大学及以上的人中，则降低到 45.3%。干部身份的患者下转到基层康复治疗的意愿最低，仅占 42.7%，低于自由职业者（57.5%）和学生（56.0%）的水平。

表 7-18　不同类型患者对下转基层康复的态度　　　　（%）

项目		假若医生建议您转诊到基层进行康复治疗，您是否愿意？			样本量
		愿意	不愿意	说不清	
总计		51.0	27.7	21.3	2944（100.0）
性别	男	51.3	26.7	22.1	1043（100.0）
	女	50.8	28.2	20.9	1901（100.0）
年龄 *	<35	51.5	25.7	22.8	624（100.0）
	≥35	50.4	29.9	19.7	938（100.0）
学历 **	高中及以下	56.1	20.9	23.0	1141（100.0）
	大专	51.7	25.8	22.6	691（100.0）
	大学及以上	45.3	35.8	18.9	1112（100.0）
职业类型 **	工人	55.8	25.3	18.9	360（100.0）
	农民	50.2	26.4	23.4	329（100.0）
	干部	42.7	40.4	16.9	361（100.0）
	职员	51.7	27.4	21.0	782（100.0）
	自由职业者	57.5	23.3	19.3	322（100.0）
	学生	56.0	17.9	26.1	291（100.0）
	其他	43.5	38.7	17.8	499（100.0）

注：* 表示 $p<0.05$；** 表示 $p<0.01$。

连续性服务是医疗机构之间对患者就医进行管理，按照设计好的就医路径去就医和不按照就医路径去就医。患者是随意就医，医保、各种福利就要打折扣。我国应通过建机制来激励患者在基层就医而不是强制。2016 年，我国就发文确定试点期间基层就诊自愿原则，而是不用强制的办法。要让老百姓自觉自愿在基层看病，强基层是关键，而不是通过医保报销的限制来约束患者的就医行为。真正要做的是医疗机构之间提供连续性服务，对患者就医进行科学、合理的管理。

三分之二（67.7%）的患者称，在病情允许的情况下，自己会选择在社区首诊，两成（19.1%）明确表示反对，13.1% 的人选择说不清。在社区首诊方面，约七成患者表示在病情允许的情况下会选择在社区首诊。男性表示会选择社区首诊的比例高于女性。35 岁及以上患者组表示不会选择社区首诊的比例高于 34 岁及以下患者组。学历越高越倾向于不选择社区首诊。干部身份的患者选择基层首诊的意愿最低，为 62.0%。干部身份的患者明确表示不会选择社区首诊的为 29.1%，高出农民 14.2 个百分比。拥有职工医保的患者表示不会选择社区首诊的比例最高，高出拥有新农合医保的患者 6.7 个百分点。

表 7-19　不同特征患者选择社区首诊的意愿　　　　（%）

项目		在病情允许的情况下，您是否会选择在社区首诊?			样本量
		会	不会	说不好	
总计		67.7	19.1	13.1	2944（100.0）
性别	男	69.1	17.8	13.0	1043（100.0）
	女	67.0	19.8	13.2	1901（100.0）
年龄 **	<35	67.7	17.7	14.7	624（100.0）
	≥35	67.8	20.8	11.4	938（100.0）
学历 **	高中及以下	68.3	16.0	15.7	1141（100.0）
	大专	69.6	19.1	11.3	691（100.0）
	大学及以上	66.0	22.3	11.7	1112（100.0）
职业类型 **	工人	68.9	19.2	11.9	360（100.0）
	农民	70.2	14.9	14.9	329（100.0）
	干部	62.0	29.1	8.9	361（100.0）
	职员	67.9	19.9	12.1	782（100.0）
	自由职业者	71.1	17.7	11.2	322（100.0）
	学生	68.4	11.7	19.9	291（100.0）
	其他	66.5	18.6	14.8	499（100.0）
医保类型 **	职工医保	66.8	21.7	11.5	1441（100.0）
	城镇居民医保	67.3	18.4	14.3	587（100.0）
	新农合	71.8	14.0	14.2	634（100.0）
	商业保险	69.6	16.1	14.3	56（100.0）
	无	62.8	19.5	17.7	226（100.0）

注：* 表示 $p<0.05$；** 表示 $p<0.01$。

调查显示：70.9%的被调查患者表示愿意与家庭医生建立稳定的契约服务关系，18.8%的人表示说不清楚，仅10.3%的人表示不愿意。该结果表明，约七成居民对签约家庭医生具有较高的积极性。

35岁及以上的患者群体表示愿意与家庭医生建立稳定的契约服务关系的比例高于34岁及以下的患者群体，高出5.8个百分点。患者学历越高，越倾向于与家庭医生建立稳定的契约服务关系，大学及以上学历的患者在此方面的意向比例高出高中及以下患者8个百分比。按不同职业类型分类，农民表示愿意与家庭医生建立稳定的契约服务关系的比例最低，为64.7%，干部表示愿意与家庭医生建立稳定的契约服务关系的比例最高，为74.8%，两群体相差10个百分比。

表7-20 不同特征患者与家庭医生契约服务的意愿 （%）

项目		您是否愿意与家庭医生建立稳定的契约服务关系？			样本量
		会	不会	说不好	
总计		70.9	10.3	18.8	2944（100.0）
性别	男	71.4	9.9	18.7	1043（100.0）
	女	70.6	10.5	18.9	1901（100.0）
年龄**	<35	68.2	11.2	20.6	624（100.0）
	≥35	74.0	9.2	16.9	938（100.0）
学历**	高中及以下	66.8	10.3	23.0	1141（100.0）
	大专	71.5	10.0	18.5	691（100.0）
	大学及以上	74.8	10.4	14.7	1112（100.0）
职业类型*	工人	72.2	10.0	17.8	360（100.0）
	农民	64.7	12.2	23.1	329（100.0）
	干部	74.8	11.1	14.1	361（100.0）
	职员	73.8	10.2	16.0	782（100.0）
	自由职业者	69.6	9.0	21.4	322（100.0）
	学生	70.1	8.6	21.3	291（100.0）
	其他	68.1	10.4	21.4	499（100.0）

注：* 表示 $p<0.05$；** 表示 $p<0.01$。

7.2.4 对策建议

一是组建医联体或医疗集团，开展基层首诊负责制试点。组建医疗集团，实现资源共享、促进人才流动，建立信息互联互通机制。建立公立医院与基层医疗卫生机构要实现上下联动的分工协作机制。大医院管办社区医疗管理形式视投资主体的不同可分为两种，一是大医院接管，人事管理、财务管理、医疗管理等一体化。二是由医院托管或与医院挂靠，共享技术、统一管理。优化就医流程，加强医疗服务的精细化管理。研究推进基层首诊负责制试点，建立健全分级诊疗、双向转诊制度和机制，增强医疗服务连续性和协调性。探索便民可行的诊疗付费举措。

二是推动部分城市公立二级医院向康复和护理院转型。开展公立二级医院试点转型，为带动基层医疗卫生机构服务能力的提高，引导患者分层就医。医院为社区急、危、重症患者的向上转诊开设"绿色通道"，术后及康复期患者可转入康复院、护理院或社区卫生服务机构接受后续康复服务。真正实现小病在社区、大病进医院、康复回社区的阶梯就医形式。

三是采取多种措施吸引优秀的全科医生下到基层。基层医疗机构的特殊性决定了其院长的重要性，院长的管理能力和水平直接影响机构的服务能力。实行基层院长职业化、年薪制，可以充分调动基层院长的积极性和创造性。落实分级诊疗制度，需要卫生、人社、食药、各级医疗机构等部门协作。整合资源，协调关系，形成合力，让"九龙治水"变成"九九归一"。构建分级诊疗制度列为市委、市政府主持的民生工程，把落实情况作为重点考核指标纳入各级政府和各行政职能部门的考核范围。提升基层服务能力应是健康城市的建设重点。

7.3 医联体建设现状、问题与对策

内容提要

- 九成医务人员不反对医联体的，其中 45.7% 的人称自己基本赞同本院参与建立区域医联体，48.2% 表示部分赞同。
- 73.9% 的医务人员认为本院参与区域内医联体最可能实现的目标是"促进医疗资源共享"，其次是"促进双向转诊"（63.1%），其他选项均为超过五成。
- 71.8% 的医务人员称，政府在医联体建设过程中的首要职责是"推动医疗、医保、医药联动"，其次是"增加财政投入"（57.5%）和"制定运行规范"（56.1%）和"确立建设标准"（49.0%）。

7.3.1 医联体的建设现状和成效

2017 年 4 月，国办发布的《关于推进医疗联合体建设和发展的指导意见》提出了到本年末基本搭建医联体制度框架，全面启动多种形式的医联体建设试点，三级公立医院要全部参与并发挥引领作用，综合医改试点省市每个地市以及分级诊疗试点城市至少建成一个有明显成效的医联体的工作目标。这一国家层面的顶层设计，标志着医联体建设从点上的探索进入全面加速推进阶段。

医联体的作用成效逐步显现，基层服务能力进一步提升。2017 年上半年，全国县域内就诊率达 82.5%，较 2016 年年末增长 2.1 个百分点；高血压、糖尿病患者规范化诊疗和管理率持续上升。双向转诊格局进一步形成，下转患者明显增加。2017 年上半年，全国医疗机构下转患者 239.6 万例次，高于 2016 年全年水平；三级、二级公立医院转往基层医疗卫生机构住院病人占比由 2016 年的 0.6%、0.5% 增长至 0.9%、0.7%。截至 2017 年 6 月底，全国已经有 1764 家三级医院开展了多种形式的医联体建设工作，占全国三级

医院的八成。江苏、重庆、四川、陕西等 8 个省市超过 90% 的三级医院参与组建了医联体。

从全国看，医联体建设呈现出以下几个特点和趋势：第一，医联体建设的内涵和外延在扩展。从过去较为单一的医疗帮扶、学科扶持，向医疗数据、医院管理、人才培养等资源共享转变。医联体运行体制机制创新，管理模式在发生变化。如安徽提出"将部分乡镇卫生院的人财物整体交予县级医院托管"；江西针对行政部门、牵头医院、成员单位制定"医联体三重考核机制"；福建提出"赋予紧密型医联体代表政府履行办医责任"；深圳罗湖实行"将医保资金打包给医院集团"等。第二，医联体功能开始从"以疾病为中心"向"以健康为中心"转变。

在各地探索中，出现了以深圳罗湖医疗集团、江苏镇江康复医疗集团等为代表的城市紧密型医联体；以安徽天长医共体等为代表的县域紧密型医联体；以北京儿童医院儿科联盟等为代表的跨区域专科联盟；以中日友好医院远程医疗网等为代表的远程医疗协作网络。但是，在医联体快速推进中，一些深层次问题也开始浮出水面。如政府的责任如何体现，医联体内的责权利如何界定，医保制度如何适应，医联体如何考核，医联体建设如何不忘初心而避免"跑马圈地"等。这些问题不能回避，改革就是要一边干、一边看，不断总结、不断完善。

7.3.2 医务人员对医联体的态度

（1）九成医务人员不反对医联体的构建

调查显示：45.7% 的人称自己基本赞同本院参与建立区域医联体，48.2% 表示部分赞同；不赞同本院参与构建区域医疗联合体的仅占 6.1%，而 5 年前为 10.0%。可见，绝大多数医务人员是不反对医联体的，且赞同的比例有所增加。

表 7-21　医务人员参与构建区域医联体态度的 5 年比较 　　　　（%）

选项	您对本院参与构建区域医联体的态度	
	2013 年	2018 年
不赞同	10.0	6.1
部分赞成	43.1	48.2
基本赞同	46.8	45.7

注：2013 年的被调查医务人员为 5852 人，2018 年被调查医务人员为 11771 人。

医务人员期盼构建医联体理由是：促进优质医疗资源在不同级别医疗机构之间的合理流动，便于优质医疗资源的统一管理、优化组合和充分利用。医联体结合了同一区域内各医疗机构的业务基础和特点，旨在突出各自不同的医疗和康复特色，避免同质性竞争，减少无差别地对本区域病源的争夺。建立医疗联合体是推动分级诊疗、双向转诊、上下联动的有效手段。通过制度安排或政策调整来避免不同医疗机构之间的利益冲突。在社区和大医院之间有转诊的绿色通道，又有医保结算上的便利，还有上级医生的基层医生的便捷指导，因此联合体内实现社区首诊的阻力会减小。在医联体框架下的社区首诊还会激发基层医疗机构活力，引导患者有序就医，控制医药费用，提高医疗服务能力，缓解看病难和看病贵问题。

35 岁及以上的医务人员表示赞同本院参与构建区域医联体的为 52%，高出 34 岁及以下的医务人员 11 个百分比。学历越高越支持医院加入医联体。不同类型医务人员之间不存在显著性差异。医务人员未定级的医务人员赞同医院参与构建区域医联体的意向最低。中高级职称的医务人员分别有 48.6% 和 51.9% 的人基本赞同医联体，高于初级职称的 41.8%，和未定级的 42.4%。

表 7-22　不同特征医务人员参与参与构建区域医联体的态度　（%）

项目		您对本院参与构建区域医联体的态度			样本量
		不赞同	部分赞同	赞同	
总计		6.1	48.2	45.7	11771
性别 *	男	8.9	45.6	45.5	3520
	女	4.9	49.3	45.8	8251
年龄 **	<35	6.0	52.5	41.4	7027
	≥35	6.2	41.8	52.0	4744
学历 **	大专及以下	6.2	52.1	41.7	2519
	本科	5.9	48.3	45.9	6921
	研究生	6.6	43.8	49.5	2331
技术职称 **	初级	5.7	52.5	41.8	5046
	中级	6.1	45.3	48.6	4155
	高级	7.0	41.1	51.9	1917
	未定级	6.6	54.5	38.9	653

注：* 表示 $p<0.05$；** 表示 $p<0.01$。

不同类型医院间加入医联体的意愿不同，民营医院更赞同加入医联体，明确表示赞同的医务人员比例为 50.2%，不赞同的仅为 7.6%，在加入医联体的意愿方面，民营医院与县人民医院之间存在显著性差异，民营医院赞同加入医联体的医务人员比例高于县人民医院，高出 8.4 个百分比。在医联体建设中，县人民医院作为夹心层，在目前建设标准尚未明确之时，县人民医院难免会为自身利益担忧。

表 7-23　不同医院医务人员参与参与构建区域医联体的态度　（%）

项目		您对本院参与构建区域医联体的态度			样本量
		不赞同	部分赞同	赞同	
总计		6.1	48.2	45.7	11771
医务人员类型 *	医生	7.0	46.0	47.0	5316
	护士	5.3	51.0	43.6	4626
	医技人员	5.5	48.9	45.6	1089
	管理人员	5.1	45.4	49.5	740

项目		您对本院参与构建区域医联体的态度			样本量
		不赞同	部分赞同	赞同	
医院类型 **	省级综合医院	6.1	46.9	47.0	3196
	市区综合医院	5.8	48.5	45.7	4608
	县人民医院	7.6	50.7	41.8	1996
	中医医院	5.7	49.1	45.2	1070
	民营医院	4.9	45.0	50.2	901

注：* 表示 $p<0.05$；** 表示 $p<0.01$。

（2）医联体目标的实现程度

调查显示：医务人员认为本院参与区域内医联体最有可能实现的目标是"促进医疗资源共享"（73.9%）、"促进双向转诊"（63.1%），而其他选项均为超过五成。医联体建设中，各级医疗机构有其功能定位，根据疾病的轻重缓急和疑难程度，不同级别的医疗机构承担不同疾病的治疗。不论是在城市主要组建医疗集团、在县域主要组建医疗共同体、跨区域组建专科联盟还是在边远贫困地区发展远程医疗协作网，其目的都是为了各级医疗机构间分工协作，充分共享资源，促进资源纵向流动，提升医疗服务的连续性，提高优质医疗资源可及性和医疗服务整体效率。

表 7-24　医务人员对本院参与区域内医联体可能实现目标的态度　（%）

选项	您觉得，本院参与区域内医联体最有可能实现下列哪些目标?
遏制大医院扩张	19.5
促进双向转诊	63.1
提供连续性分工合作	37.3
促进医疗资源共享	73.9
提高资源使用效率	48.4
促进区域内人才合理流动	35.0
实现预防为主、医防结合	22.0
其他	0.7

注：限选 3 项；$n=11771$。

有人担心，医联体能否有效遏制大医院无度扩张、基层医疗萎缩。卫生行政部门是否缺乏对公立医院的制约和激励手段，影响其推进的决心和力度。在医联体内部，公立二级医院的盈利能力降低，三级医院的渗透会影响区域内医疗资源的掌控能力。联合体变相成为大医院"跑马圈地"的新手段，基层医疗机构成为大医院的周转站，基层卫生保障体系的基本功能受到挑战。医联体内各个层级的医疗机构各自的利益诉求不同，医疗资源合理流动的成本很高。医联体建设要适合国情，找到大小医院利益的纽带，不应一哄而上。

表7-25　不同职称医务人员对本院参与区域内医联体可能实现目标的态度　　（％）

| 选项 | 您觉得，本院参与区域内医联体最有可能实现下列哪些目标？ | | | | | | | | 样本量 |
	遏制大医院扩张	促进双向转诊	提供连续性分工合作	促进医疗资源共享	提高资源使用效率	促进区域内人才合理流动	实现预防为主、医防结合	其他	
总计	19.5	63.1	37.3	73.9	48.4	35.0	22.0	0.7	11771
初级	19.0	58.6	40.4	71.1	48.6	36.9	24.8	0.6	5046
中级	18.8	66.4	36.6	75.3	48.3	33.4	20.4	0.7	4155
高级	22.1	71.0	29.8	79.4	46.8	32.3	17.2	1.3	1917
未定级	20.5	53.1	39.8	70.3	52.8	39.1	24.8	0.2	653

注：限选3项；n=11771。

不同医院类型的医务人员对医院参与区域内医联体最有可能实现的目标的认知排序的前三位，与总体一致。在医务人员认为的可能实现的目标方面，"遏制大医院扩张"一项，省级综合医院的医务人员选择此项的比例最高，高于其他类型医院的医务人员所选的比例；"促进双向转诊"一项，省级综合医院、市（区）级综合医院、中医医院的医务人员选择此项的比例相近，且较高，高于县人民医院与民营医院中医务人员选择此项的比例；"提供连续性分工合作"一项，市（区）级综合医院、县人民医院、中医医院的医务人员选择此项的比例相近，且较高，高于省级综合医院与民营医院中医务人员选择此项的比例；"促进医疗资源共享""提高资源使用效率""实现预防为主、医防结合"三项，民营医院的医务人员选择的比例最高；"促进区域内人才合理流动"一项，县人民医院的医务人员选择此项的比例最高，高于其他类型医院的医务人员所选的比例。

表7-26　不同类型医院医务人员对本院参与区域内医联体可能实现目标的态度　　（％）

| 选项 | 您觉得，本院参与区域内医联体最有可能实现下列哪些目标？ | | | | | | | | 样本量 |
	遏制大医院扩张	促进双向转诊	提供连续性分工合作	促进医疗资源共享	提高资源使用效率	促进区域内人才合理流动	实现预防为主、医防结合	其他	
总计	19.5	63.1	37.3	73.9	48.4	35.0	22.0	0.7	11771
省级综合医院	20.8	63.7	36.5	73.2	49.6	34.3	20.9	1.0	3196
市区综合医院	19.9	64.1	37.9	73.8	47.7	33.8	22.3	0.5	4608
县人民医院	18.5	62.0	37.3	74.1	46.8	37.8	22.7	0.7	1996
中医医院	18.4	63.7	37.9	73.0	48.6	36.1	21.1	1.1	1070
民营医院	17.0	57.4	36.3	77.4	51.5	36.4	23.8	0.3	901

注：限选3项；n=11771。

不同类型的医务人员对医院参与区域内医联体最有可能实现的目标的认知排序的前三位，与总体一致。在医务人员认为的可能实现的目标方面，"遏制大医院扩张"一项，管理人员选择此项的比例最高，高于其他类型的医务人员所选的比例；"促进双向转诊"一项，医生和管理人员选择此项的比例相近，且较高，高于护士和医技/药剂人员选择此项的比例；"提供连续性分工合作"一项，护士选择此项的比例最高；"促进医疗资源共享"一项，医生和医技/药剂人员选择此项的比例相近，且较高，高于护士和管理人员选择此项的比例。

表 7-27　不同类型医务人员对本院参与区域内医联体可能实现目标的态度　　（%）

选项	您觉得，本院参与区域内医联体最有可能实现下列哪些目标？								样本量
	遏制大医院扩张	促进双向转诊	提供连续性分工合作	促进医疗资源共享	提高资源使用效率	促进区域内人才合理流动	实现预防为主、医防结合	其他	
总计	19.5	63.1	37.3	73.9	48.4	35.0	22.0	0.7	11771
医生	20.5	67.3	33.7	75.6	48.4	35.4	17.9	1.0	5316
护士	18.1	59.1	42.3	71.6	47.4	34.5	26.5	0.5	4626
医技人员	19.7	56.9	34.5	75.5	53.6	37.6	21.9	0.3	1089
管理人员	21.4	66.8	35.4	73.8	47.2	32.0	23.0	0.5	740

注：限选 3 项；$n=11771$。

（3）政府在医联体建设中的职责发挥状况

在参与调查的医务人员中，认为在医联体建设过程中，政府的职责应聚焦的排在首位的是"推动医疗、医保、医药联动"（71.8%），其次是"增加财政投入"（57.5%）和"制定运行规范"（56.1%）和"确立建设标准"（49.0%）。

表 7-28　医务人员对政府在医联体建设中的职责发挥状况的态度　　（%）

选项	在医联体建设过程中，政府的职责应聚焦在哪些方面发挥作用？
确立建设标准	49.0
制定运行规范	56.1
完善考核考评机制	51.4
推动医疗、医保、医药联动	71.8
增加财政投入	57.5
加强信息化建设	38.4
其他	0.6

注：限选 3 项；$n=11771$。

不同类型医院医务人员中，均有超过七成的人称，本院参与区域内医联体最有可能实现的目标是"推动医疗、医保、医药联动"，中医医院和民营医院的回答高于省市级综合医院的水平。

表 7-29　不同类型医院医务人员对政府在医联体建设中的职责发挥状况的态度 （%）

选项	您觉得，本院参与区域内医联体最有可能实现下列哪些目标?							样本量
	确立建设标准	制定运行规范	完善考核考评机制	推动医疗、医保、医药联动	增加财政投入	加强信息化建设	其他	
总计	49.0	56.1	51.4	71.8	57.5	38.4	0.6	11771
省级综合医院	48.8	56.9	50.3	70.7	56.4	37.5	0.9	3196
市区综合医院	49.0	55.9	52.0	71.5	58.4	39.2	0.4	4608
县人民医院	48.1	55.2	51.9	72.4	58.5	37.3	0.5	1996
中医医院	50.0	56.7	50.6	73.1	60.6	40.4	0.4	1070
民营医院	49.6	55.0	52.5	73.8	50.5	37.8	0.7	901

注：限选 3 项；n=11771。

医生群体中，62.1% 的人称对政府的主要职责是"增加财政投入"，而其他群体选择此项的均不超过六成，其中管理人员均仅占 56.4%。在管理人员看来，"推动医疗、医保、医药联动"（70.4%）乃政府推动医联体建设的主要职责，远高于对其他内容的选择。

表 7-30　不同类型医务人员对政府在医联体建设中的职责发挥状况的态度 （%）

选项	您觉得，木院参与区域内医联体最有可能实现下列哪些目标?							样本量
	确立建设标准	制定运行规范	完善考核考评机制	推动医疗、医保、医药联动	增加财政投入	加强信息化建设	其他	
总计	49.0	56.1	51.4	71.8	57.5	38.4	0.6	11771
医生	49.5	59.7	49.4	69.1	62.1	36.9	0.8	5316
护士	48.7	52.5	52.4	75.3	52.4	39.3	0.4	4626
医技人员	48.5	52.4	53.4	70.6	57.1	39.2	0.5	1089
管理人员	47.6	58.2	56.8	70.4	56.4	42.7	0.0	740

注：限选 3 项；n=11771。

7.3.3　加速构建医联体的建议

一是建立经济紧密型医联体，加快医联体内涵建设。打破分级办医的体制，建立经济紧密型医联体。推进基层首诊负责制，理顺双向转诊机制，增强医疗服务连续性和协调性。完善管理、补偿、运行和监管等配套政策。政府要落实补偿政策，将财政补偿机制与联合体的绩效挂钩。在医联体内部，公立二级医院的功能转型，盈利能力降低，医联体要能给其经济补偿。为基层预留号源、提供转诊便利。医联体的投入要公平分担。医联体内部要加强信息化建设步伐,构建个人诊疗档案的医疗信息共享平台,让基层医疗机构与大医院的信息互通,避免数据孤岛。发展基层医疗机构医疗视频系统,实现基层医生与大医院专家的多点对多点的联系。通过医疗信息化来提升医疗质量、改善服务效率、加强医院管理。

二是发挥医保的杠杆作用,推动社区首诊和双向转诊。医疗保障是一种卫生筹资制度。制订明确的打包付费方案,导致医联体按照转诊份额和各医疗机构承担的工作量来统一分配资金,调动各个医疗机构的积极性,促进大医院、基层医院优化配置,改变医患行为,报销目录设定,强制转诊,社区首诊,形成分级诊疗模式。发挥医保杠杆作用,激发区域医疗资源整合。医保部门要监督医联体双向转诊和社区首诊的实施状况,合理引导医患的行为。医联体要按照转诊份额和各医疗机构承担的工作量来统一分配资金。

7.4　医疗执业环境

内容提要

- 53.4% 的医务人员称医疗执业环境较差,比 5 年间降低了 3 个百分点;男性医务人员中 66.9% 的人认为从业环境差,高出女性 19 个百分点。
- 各级公立医院医务人员中称执业环境总体较差的比例均超过五成,而民营医院中仅为 43.7%。医生群体中感到从业环境差的占 69.4%,高出护士和医技人员 19 个百分点。
- 半数的患者称,当前我国医务人员执业环境的总体状况"一般",超过两成的患者称医疗执业环境较差。

医疗执业环境包括:工作环境、医患关系环境、媒体舆论环境和政策环境等。医疗机构执业环境的优劣关系到医疗卫生事业的健康发展状况,关系到医患关系的和谐状况,影响到医务工作者的工作态度。医疗机构执业环境不佳,则医务工作者的职业风险增加、工作满意度下降,医患关系紧张程度加剧,广大人民群众的健康受损。市场竞争的压力,网络医疗信息便捷性等使得当前的医疗环境变得很复杂。那么,医改举措是否获得了医院和社会的认可?是否赢得了百姓的好评?如何测量?医务人员是否知晓公立医院改革思路、目标和内容?

7.4.1　执业环境总体状况

(1) 超过五成的医务人员感到执业环境较差

调查显示:53.4% 的人称当前我国医疗执业环境较差,其中 25.7% 的人称"很差",认为好的人不足 5%。2013 年的调查显示:29.6% 的医务人员称当前我国医疗执业环境"很差",27.0% 称"差",二者合计为 56.6%;40.1% 称"一般",认为"好"或"很好"的占 3.4%。

男性医务人员中 66.9% 的人认为从业环境差,高出女性 19 个百分点。不同年龄的医务人员对于我国医疗执业环境的总体评价不全相同。年龄在 35~44 岁的医务人员中,

61.3% 的人称从业环境差，比年龄在 45 岁以上（54.3%）和年龄在 25 岁以下（30.8%）的人的比要高。职称越高，认为从业环境越差；高级职称者中，64.1% 的人感到当前从业环境差，比初级职称者高 47.2%。

表 7-31　不同特征医务人员对执业环境的总体评价 （%）

项目		当前我国医疗执业环境的总体状况			样本量
		差	一般	好	
总计		53.4	42.3	4.3	11771
性别 **	男	66.9	30.4	2.7	3520
	女	47.6	47.4	4.9	8251
年龄 **	<25	30.8	60.1	9.1	1262
	25-34	54.2	42.0	3.8	5765
	35-44	61.3	35.5	3.2	3067
	>44	52.9	42.8	4.3	1677
技术职称 *	初级	47.2	47.4	5.4	5046
	中级	58.7	38.3	3.0	4155
	高级	64.1	33.1	2.8	1917
	未定级	36.6	56.2	7.2	653

注：* 表示 $p<0.05$；** 表示 $p<0.01$。

（2）不同医疗机构医务人员对执业环境的差异性认知

各级公立医院医务人员中称执业环境总体较差的比例均超过五成，而民营医院中仅为 43.7%。不过，不论身处哪一类医院均有不足一成的人称执业环境较好。这样的调查结果与 2013 年的调查结果一致 [1]。

表 7-32　不同类型医院医务人员对执业环境评价情况 （%）

选项		当前我国医疗执业环境的总体状况			样本量
		差	一般	好	
总计		53.4	42.3	4.3	11771
人员类型 *	省级综合	57.3	38.8	3.8	3196
	市区综合	52.9	42.5	4.6	4608
	县人民医院	52.8	43.4	3.8	1996
	中医医院	52.8	41.9	5.3	1070
	民营医院	43.7	52.3	4.0	901

注：* 表示 $p<0.05$；** 表示 $p<0.01$。

---

[1]　张新庆. 中国医务人员从业状况调查报告［M］，北京：中国科学技术出版社，2015：179-184.

（3）三分之二的医生感到执业环境差

医生群体中感到从业环境差的占三分之二（69.4%），高出护士和医技人员19个百分点。不论何种类型的医务人员，均有不超过5%的人认为从业环境好。临床医生感到如履薄冰，并迫切希望政府能尽快采取优化措施来优化执业环境。

表 7-33　不同类型医务人员对执业环境评价情况　　　　　　　　　　（%）

选项		当前我国医疗执业环境的总体状况			样本量
		差	一般	好	
总计		53.4	42.3	4.3	11771
人员类型 *	医生	69.4	29.1	1.6	5316
	护士	40.3	53.2	6.5	4626
	医技人员	40.7	53.6	5.7	1089
	管理人员	38.9	53.4	7.7	740

注：* 表示 $p<0.05$；** 表示 $p<0.01$。

2013年的调查显示：67.7%的医生称执业环境较差，高出护士（45.8%）、医技人员（48.8%）和管理人员（47.8%）的水平。两次调查结果显示：医生群体均感到医疗执业环境不佳。

（4）5年间我国医疗执业环境在恶化

调查显示：53.4%的医务人员称医疗执业环境较差，5年前为56.6%，降低了3个百分点。5年间，我国医务人员执业环境恶化趋势得到缓解。

表 7-34　5年间医务人员对执业环境评价的变化　　　　　　　　　　（%）

选项		当前我国医疗执业环境的总体状况			样本量
		差	一般	好	
年份 **	2013 年	56.6	40.1	3.4	5858（100.0）
	2018 年	53.4	42.3	4.3	11771（100.0）

注：* 表示 $p<0.05$；** 表示 $p<0.01$。

2018年1月，中国医师协会发布的《中国医师执业状况白皮书》显示：62%的医师认为执业环境没有改善。医师对自身执业状况改善的关注度增加。个别地方政府维护医师权益的力度不到位，引起了广大医师的严重不满，影响了医师的感受，导致医师对整体执业环境改善的感觉滞后。对武汉市两家二级医院的119名临床医生调查结果显示：医生对当前医疗执业环境的满意度得分为 1.23 ± 0.57，对舆论环境的满意度最低（0.78 ± 0.67）。临床医生执业与工作环境评价和离职意向、转行意愿呈显著负相关，与专业认同度呈显著正相关 [1]。

---

[1]　谭燕，李梁，张睿，等. 武汉市两家二级公立医院临床医生对医疗执业环境和工作环境的评价 [J]. 医学与社会，2016，11：37-39.

（5）医患双方对执业环境状况的认知差异

53.4%的医务人员称，当前我国医务人员执业环境的总体较差；22.0%的患者有同样的判断；4.3%的医务人员称，当前我国医务人员执业环境的总体较好；24.3%的患者有同样的判断。医患之间对医疗执业环境状况的总体判断存在显著差异，患者群体的判断好于医务人员的判断。

表7-35　医患双方对执业环境总体状况差异性认知　　　　　（%）

选项	当前我国医务人员执业环境的总体状况			
	医务人员		患者群体	
	样本量	百分比	样本量	百分比
总计	11771	100.0	2944	100.0
很差	3027	25.7	317	10.8
差	3257	27.7	329	11.2
一般	4985	42.3	1581	53.7
好	433	3.7	551	18.7
很好	69	0.6	166	5.6

7.4.2　执业环境不佳的诱因分析

医疗从业环境可分为：政策法规环境、医院工作环境、医患人际环境、社会文化环境、媒体舆论环境等方面。有些环境因素是可控的，有些是不可控的。不同性质医院的从业者受环境影响的性质和强度差异大。医护人员工作所承受的压力、面对的职业风险、面临的医患关系、医院的管理和分配、薪资的待遇和职称晋升有关[1]。

（1）相关性分析

经过Spearman相关性检验后表明，医务人员自感医疗执业环境与工作压力、日均工作时间、红包回扣、语言侮辱、肢体冲突、媒体舆论环境均呈负相关，即工作压力越大、日均工作时间越长、遭到语言侮辱次数越多、肢体冲突次数越多、媒体舆论丑化医务人员的情况越严重、媒体越偏袒患方，医务人员自感医疗执业环境状况越差。与工作满意度、合法权益保障状况、才能发挥状况、医患关系紧张状况均呈正相关，即工作满意度越高、合法权益保障状况越好、医患关系越和谐，医务人员自感医疗执业环境越好。

① 王立英，杨莲荣，陈文峰. 医院医生对护理人员工作满意度调查分析［J］. 中国医院管理，2008，26（9）：46-47.

· 180 ·

表 7-36 影响执业环境状况的相关因素

	r_s	p
工作压力状况	-0.202**	<0.001
日均工作时间	-0.220**	<0.001
工作满意度	0.291**	<0.001
合法权益保障状况	0.358**	<0.001
医患关系紧张状况	0.274**	<0.001
语言辱骂	-0.206**	<0.001
肢体冲突	-0.083**	<0.001
媒体舆论是否丑化医务人员形象	-0.391**	<0.001
媒体是否偏袒患方	-0.333**	<0.001

注：* 表示 $p<0.05$；** 表示 $p<0.01$。

（2）医患关系紧张状况对执业环境评价的影响

那些称医患关系紧张的医务人员中，59.9% 的人同样认为我国当前医疗执业环境状况较差，那些认为医患关系和谐的人中，20.1% 的人有同样的判断。

表 7-37 医患关系紧张状况对执业环境评价的影响 （%）

选项		当前我国医疗执业环境的总体状况			样本量
		差	一般	好	
总计		53.4	42.3	4.3	11771
医患关系紧张状况	紧张	69.4	29.1	1.6	9493
	一般	40.3	53.2	6.5	2009
	和谐	40.7	53.6	5.7	269
患者对医生的信任程度	差	75.7	21.7	2.6	1395
	一般	54.2	43.0	2.8	6582
	好	43.8	48.8	7.4	3794

医院场所暴力伤医状况频频发生是从业环境恶劣的一个重要辩证。那些与患者发生肢体冲突的医务人员中，66.3% 的人称从业环境差，对照组为 52.0%。那些遭受到患者 3 次及以上辱骂的医务人员中，67.2% 的人称从业环境差，那些没有此经历的人中，40.8% 的人称从业环境差，二者相差了 27 个百分点。

表 7-38 "肢体冲突""语言侮辱"对医疗执业环境评价的影响 （%）

选项		当前我国医疗执业环境的总体状况			样本量
		差	一般	好	
总计		53.4	42.3	4.3	11771
与患者肢体冲突**	无	52.0	43.7	4.4	10622
	有	66.3	30.3	3.4	1149
语言辱骂**	0	40.8	52.8	6.4	3756
	1~2	53.6	42.8	3.6	4673
	>2	67.2	30.0	2.8	3342

注：* 表示 $p<0.05$；** 表示 $p<0.01$。

（3）工作压力状况对执业环境评价的影响

那些称工作压力大的医务人员中，59.8% 的人称我国我国当前医疗执业环境状况较差，那些认为工作压力小的人中，有 40.9% 的人有同样的判断。

表 7-39 工作压力对医疗执业环境评价的影响 （%）

选项		当前我国医疗执业环境的总体状况			样本量
		差	一般	好	
总计		53.4	42.3	4.3	11771
工作压力	小	40.9	43.9	15.2	171
	一般	37.3	57.0	5.7	3218
	大	59.8	36.7	3.5	8382

河南省医师协会组织多个专科分会问卷调查显示：80.1% 的人称执业环境差；工作压力来源排前三位的是患者的期望值高、医疗纠纷多、患者和公众对医生不信任；患者暴力频度和家属暴力频度很频繁或较频繁的数据高[1]。对深圳市 13 家医院的医生（$n=289$）问卷调查显示：医生普遍面临着工作时间长、诊疗强度大、执业环境变差、患者投诉和医患冲突不断、社会地位明显下降等职业挑战；医生比较看重医院实力，但是对医院的报酬公平性最为不满[2]。

7.4.3 执业环境状况对从业态度的影响

环境可影响人的性格、情绪。从业环境从一定程度上决定着对其职业的认同感、责任感和工作效率。从业环境好，对工作的责任感就增强，工作品质和效率得到提高，

---

① 郭金玲，姬昆，蔡晨，等. 河南省医师执业环境现况调查与发展对策研究［J］. 中国医院管理，2014，8：22-24.

② 廖澍华. 基于深圳 289 名医生问卷调查的医患关系分析［J］. 中国医院管理，2015，10：57-59.

获得患者及其家属的认可。从业环境较差，医务人员的离职意向增加。一项日本医生调查结果显示：医生工作满意度与薪酬公平性、职业发展空间、同事关系、好的医患关系[①]。

（1）执业环境状况对心理健康的影响

从业环境好，对工作的责任感就增强，工作品质和效率得到提高，获得患者及其家属的认可。从业环境恶劣，但绝大多数医务人员仍然选择坚守、沉默或转行。这说明群体性的无奈。好坏会对离职意向造成影响。那些对从业环境总体评价较差的医务人员中，68.1% 的人称有焦虑症状，而那些对从业环境总体评价较好的人中，44.1% 的人称有焦虑症状，二者相差 24 个百分点。同样，那些对从业环境总体评价较差的医务人员中，43.8% 的人称没有强迫症状，而那些对从业环境总体评价较好的人中，77.7% 的人称有强迫症状，二者相差 34 个百分点。那些对从业环境总体评价较差的医务人员中，50.3% 的人称有抑郁症状，而那些对从业环境总体评价较好的人中，21.8% 的人称有抑郁症状，二者相差 28 个百分点。医务人员自感医疗执业环境状况越好，焦虑、强迫、抑郁的频率越低。

表 7-40　医疗执业环境状况对心理健康的影响　　　　　　　（%）

项目		焦虑			强迫			抑郁			样本量
		无	少有	常有	无	少有	常有	无	少有	常有	
总计		42.3	46.4	11.3	55.9	36.1	8.0	64.7	29.1	6.2	11771
执业环境	差	32.7	51.8	15.5	47.2	41.8	11.0	57.4	33.6	9.0	6284
	一般	52.4	41.1	6.5	65.3	30.2	4.5	72.3	24.6	3.1	4985
	好	62.5	32.1	5.4	71.9	24.1	4.0	79.9	17.7	2.4	502
	r_s	-0.228			-0.199			-0.174			—
	p	<0.001			<0.001			<0.001			

（2）执业环境对职业忠诚度的影响

那些对从业环境总体评价较差的医务人员中，70.5% 的人明确表示若有再次择业机会，自己不会选择当前职业，而那些对从业环境总体评价较好的人中，39.6% 的人有明确的离职意向，二者相差 31 个百分点。那些对从业环境总体评价较差的医务人员中，79.7% 的人明确表示不希望子女学医业，而那些对从业环境总体评价较好的人中，49.2% 的人有同感，二者相差 30 个百分点。医务人员自感医疗执业环境状况与再次选择当前职业、希望子女学医的频率均呈正相关，即医务人员自感医疗执业环境状况越好，再次选择当前职业、希望子女从医的频率越高。

---

① Wada K, Arimatsu M, Higashi T, et al. Physician job satisfaction and working conditions in Japan [J]. Occup Health, 2009, 51 (3): 261-266.

表 7-41　医疗执业环境状况与职业忠诚度的影响　　　　（％）

选项		若有再次择业机会，您还会选择当前职业？			您是否希望自己的子女学医？			样本量
		不会	会	说不清	不会	会	说不清	
总计		59.6	16.1	24.3	74.4	8.7	16.9	11771
执业环境 **	差	70.5	12.9	16.6	79.7	6.4	13.9	6284
	一般	47.2	24.2	28.6	59.0	13.9	27.1	4985
	好	39.6	33.0	27.4	49.2	19.3	31.5	502

注：* 表示 $p<0.05$；** 表示 $p<0.01$。

那些对从业环境总体评价较差的医务人员中，29.3％的人称自己从事的职业"神圣或有价值"，而那些对从业环境总体评价较好的人中，66.1％的人有同样判断，二者相差 27 个百分点。

表 7-42　医疗执业环境状况对职业评价的影响　　　　（％）

选项		您对当前职业的评价如何？			样本量
		神圣或有价值	谋生手段	职业低下	
总计		39.0	47.1	13.9	11771
执业环境	差	29.3	51.5	19.2	6284
	一般	48.5	43.5	7.9	4985
	好	66.1	26.3	7.6	502
	r_s	−0.242			—
	p	<0.001			

7.4.4　政策建议

一是加强部门间协调，推动城市公立医院试点工作。要控制医疗成本、优化医疗资源布局，挤干药价水分、规范流通环节，就必须做"减法"，要调整利益格局。把"以人民健康为中心"的理念融入财政投入、预算、人事制度、管理、绩效考核之中。医改经验需要凝练成医疗卫生政策，以科学的制度建设巩固医改成果，只有综合配套改革才能发挥最大的综合效益。

二是政府肩负责任，给民营医院公平的竞争环境。社会资本办医不缺政策只缺落实。政府要转变观念，民营医院也应该视为政府的卫生资源，与政府发展公共医疗卫生事业不矛盾。单靠卫生主管部门无法解决民营医院在建设用地艰难、税收、人才引进困难、职称评定困难、医保定点歧视、价格等方面的困难。政府应肩负职责，建立政府主导的强有力的区域卫生规划，根据人群、地理和行政区划配置医疗资源。

第8章 专题调研报告

8.1 专报1：从业状况总体向好，压力大和医患关系紧张凸显

美好的医改设计蓝图和医疗卫生政策的顺利实施离不开广大医务人员和人民群众的理解支持。一线医务人员的从业条件、从业环境和从业态度是考察新医改实施效果好坏的一个重要方面，而医务人员以及患者群体是新医改效果的评价主体之一。

8.1.1 我国医务人员从业状况总体向好

（1）医务人员总量显著增加，医护比趋于合理，专业结构和学历结构得到优化

据统计，截至 2017 年年底，我国执业（助理）医师和注册护士分别达到 345 万人和 380 万人，全国的医护比达到 1∶1.1，而二级医院则高达 1∶1.46。初步扭转了 20 世纪 80 年代以来我国护士总量偏少和配比倒置局面，医疗卫生人力资源供给结构得到优化。近年来，全科医生、专科护士、药师、精神卫生、儿科医师等急需、紧缺专门人才培养得到加强。在本次调查的 45 家二、三级医院医务人员中，本科学历的占 58.8%，研究生学历的占 19.8%，二者合计为 78.6%；其中，医生群体中研究生学历者占 38.1%，省级综合医院医务人员中研究生学历的占 36.7%。我国各级医院医务人员的学历结构已经从"以大专和本科为主"转变为"以本科生和研究生为主"。

（2）医务人员实际收入待遇有较大改善，护理、儿科和妇产科等短板科室也享受到医改红利

调查显示，近一成医务人员月收入在 10000 元及以上，而 5 年前仅 2% 的人可以达到这一水平；64.6% 的医务人员月收入在 4000 至 10000 元，较 5 年前高出 26 个百分点；6.5% 的人月收入在 2000 元及以下，较 5 年前减少了 11 个百分点。通过改革，护理、儿科、妇产科等短板科室专业人员的收入水平明显提升。月均收入在 8000 元及以上的护士、儿科医护人员和妇产科医护人员分别达到 28.8%、29.0% 和 37.3%，而 5 年前分别为 2.8%、4.3% 和 5.6%。这说明，各级政府加大了对医疗机构财政投入力度，医院用于工资性支出的比例有所提高，医务人员享受到了深化医改带来的经济实惠。

（3）医务人员普遍有明确的职业发展规划，能够得到所在机构积极支持

调查显示，近八成（78.8%）医务人员有明确的职业发展规划，其中年龄 35 岁以下的人中更是高达 84.2%。职业发展首要选择前三位分别是：提高专业技能（73.7%）、考取专业证书（58.2%）和提高人文素养（53.5%）。58.7% 的医生打算进修或读学位，比 5 年前提高 6 个百分点；选择提高人文素养的比例从 5 年前的 26.6% 快速上升到 45.8%。医务人员不但普遍有明确的发展规划，还能够得到医院支持。71.6% 的医务人

员认为医院提供了继续教育的便利，其中护士的认同比例（76%）高于医生（68.5%）和医技人员（67.3%）。

8.1.2 我国医务人员执业中问题进一步凸显

（1）超负荷工作比例大幅增加，群体性身心健康不佳状况凸显

调查显示，医务人员日工作时间在 9 小时及以上的占 52.3%（其中，医生达70.7%），比 2013 年的同类调查高出了 5 个百分点。可见，医务人员日工作时间超过标准 8 小时工作时间的比例不断攀升。医务人员高负荷工作的主因是大医院的诊疗服务呈现出爆炸式增长态势。2016 年全国医疗卫生机构总诊疗人次达 79.3 亿人次，比上一年增加 10.4 亿人次（增长 13.1%），医师日均担负诊疗 7.3 人次和住院 2.6 床日。工作负荷的增大使得医务人员承担较大工作压力。71.2% 的医务人员感到工作压力较大；年龄在 35～44 岁、中高级职称者及儿科和门（急）诊医务人员中更是有近八成有同感。三级教学医院许多医生身兼数职，工作压力感最强，高达 76.7%。四成的医务人员称最大的压力源是"工作负荷大"或"加班、值夜班"。较高的工作负荷导致了群体性的身心健康状况不佳，69.4% 的医务人员感受到"疲劳"，35.3% 的人感到"抑郁"。

（2）工作满意度不高，职业忠诚度与认同感偏低

23.0% 的医务人员中对当前工作感到不满意，感到满意的占 20.4%；35～44 岁、中级职称的医务人员不满程度最高（25.1%）。尽管医务人员的实际收入状况有较大改善，但高达 71.3% 的医务人员有薪酬不公平感，比 5 年前增加了 5 个百分点；月收入水平越低、学历和职称水平越高，薪酬公平感越差。61.8% 的医生把"收入待遇低"视为最大压力源，护士群体中这一比例为 54.5%。38.2% 的医务人员认为执业中的合法权益保障状况较差，比 5 年前增加了 6 个百分点。63.2% 的医务人员称不会再次选择当前职业；78.8% 的医务人员称不会让子女学医，比 5 年前增加了 4 个百分点；医生群体中认为当前职业神圣或有价值的仅 37.5%，15% 的人甚至认为职业低下。87.1% 的患者称医生职业神圣而有价值，远高于医生的自我认知（37.5%）；45.8% 的患者希望子女将来从事医疗工作，也远高于医务人员的预期（8.7%）。

（3）医患关系持续紧张，医疗场所伤医事件屡禁不止

80.6% 医务人员认为当前我国医患关系紧张，比 5 年前多了 6 个百分点。各级公立综合医院中均有超过八成的人称医患关系紧张，而民营医院为 74.7%。医务人员遭受暴力侵权的比例增加，78.1% 的医务人员表示去年一年内被患者辱骂过，9.8% 表示去年与患者发生过肢体冲突，二者分别比 5 年前增加了 12% 和 4%。89.2% 的医务人员认为因医方而诱发医患纠纷的首要原因是"与患者沟通不到位"，排在第二和第三的分别是"医学局限性"（64.2%）和"工作压力大"（60.0%）。53.7% 的医务人员认为当前我国医疗执业环境较差，而医生群体中感到从业环境差的占 69.4%。54.8% 的人认为媒体舆论总是对医务人员形象造成负面影响，61.8% 称媒体报道医疗事件时总是偏袒患方。5 年来我国医患人际关系和媒体舆论环境在总体上仍不容乐观。

（4）医务人员的职业理想教育有待进一步提升

实地考察发现，所有医院均努力践行"以病人利益为中心"的服务宗旨，想病人之所想，急病人之所急。不过，调查发现，67.7% 的医务人员表示自己会把患者的利益

放在首位，20.7% 选择了医院利益，11.6% 选择了个人利益。需要注意的是，受到主客观因素的影响，三分之一的人把医院利益或医务人员自身利益放在首位。当患者坚持要做在医生看来没有必要的核磁共振时，高达 83.8% 的医生选择了"同意"。当前我国医生群体普遍担心患方"找麻烦"、医院及科室有创收任务、疾病不确定性及按照项目收费的制度。当一名危重病人急需手术抢救，但患者家属充分知情但仍拒绝在同意书上签字时，而 81.0% 的人选择了"做好术前准备等待指示"，仅有 4.8% 的医务人员称，此时的主治医生首先应该"立即做手术"。这表明，受到医患关系紧张尤其是恶性伤医案件频发、公立医院自负盈亏、医德医风建设等因素的影响，我国医生群体的专业自主性受限。

8.1.3　深化医改要兼顾医务人员获得感，扭转医务人员消极从业态度

（1）切实推进分级诊疗，缓解大医院工作负荷，保障医务人员身心健康

全国人大常委会尽快出台这部医疗卫生领域中基础性、综合性、全局性法律，从法律层面明确政府卫生投入，固化政府在加强医务工作者队伍建设、从业条件和环境等方面的责任，统筹协调各项医疗政策的贯彻措施、经验和教训，切实改善医务人员从业条件、从业环境。国家卫生健康委员会和国家医疗保障局要指导、推动、督促有关公立医院改革政策措施的组织落实，促进三医联动，确立并坚决落实二三级医院在医联体建设中的职责，并作为公立医院改革的重要考核指标之一，加快在全国形成有序就医的格局，促进大医院患者向基层的合理分流，减轻大医院医护人员的工作负荷。

（2）探索综合治理机制，遏制伤医案高发事态，促进医患沟通互信

医院要有合法预案和正当防卫措施。司法部门、行政主管部门或第三方调解委员会在受理医疗过失责任事件时要程序公正、公开。政府要有告诫制度和处罚措施。卫生主管部门要设立专职部门，健全患者投诉管理系统，监督检查，汇总医院患者投诉信息资料，作为政府信息公开的内容。修改《社会治安管理处罚条例》，将医疗机构纳入公共场所，条件成熟后制定《医疗机构治安管理条例》，构建警医联动机制，保障医务人员人身安全，营造良好的医疗政策法规环境。逐步建立健全医疗责任分担制度和医疗损害限制性赔偿制度。

（3）加强医德医风建设和舆论正向引导，促进文明就医

政府加强对医疗服务的监管职能，整肃医药购销领域中的不正之风，重塑医疗队伍的纯洁。弘扬职业精神，让医务人员意识到对生命的敬重，对职业的忠诚，敬业爱岗。媒体舆论要加强正面宣传，树立白衣天使形象，建立网络敏感预判预警制度，对网络群体性事件的负面影响进行监控，及时查处发布虚假恐怖信息，纠正片面或错误的媒体报道。倡导人民群众文明就医，促进人民群众对医疗工作和医护人员的正确理解。

（执笔人：张新庆　李传俊　许　群　陈　虹　张晓静）

8.2 专报2：医生群体工作负荷大，心理健康堪忧

伴随着新医改方案的有效实施，新农合、城镇医保的覆盖面扩大，报销比例增加，医保政策惠及千万家庭，医疗需求井喷，加之分级诊疗尚未全面铺开，由此导致了公立大医院人满为患，医生工作负荷加大，群体性心理症状凸显。

8.2.1 医生群体工作负荷大，身心健康问题严重

（1）青年医生比其他医务人员承受更大的工作压力

78.4%的医生感到工作压力大，明显高出护士（68.6%）、医技人员（51.8%）和管理人员（64.6%）的水平。男医生感到工作压力大的占82.5%，而女医生为74.1%。从年龄上看，作为医院中坚力量的35～44岁的医生群体感觉工作压力大的比例最高，达到82.8%。三甲医院急诊科多数青年医生整体都处于备战状态，在繁忙的工作之余还担心医疗纠纷，因为一个医患纠纷可能会毁掉自己的职业前途。三甲医院医生中81.2%称工作压力大，三乙医院为79.6%，二甲医院为74.9%，民营医院为63.4%。在科室分布上，大外科医生感到工作压力大的占85.4%，其次为急诊科（84.6%）和大内科（81.5%）。一位接受访谈的三甲医院内科副主任医师称，自己每天都如履薄冰，晚上回家也不敢关机，总担心医院出事。

（2）七成医生的日工作时间在9小时及以上

70.8%的医生日工作时间在9小时及以上，37.6%的人甚至超10小时。男医生日工作时间超过10小时的占42.8%，比女医生多10个百分点。三甲医院医生日工作时间超过10小时的占41.1%，高出三乙医院（34.5%）和二甲医院（34.5%）的水平。54.7%的大外科医生日工作时间超过10小时，急诊科（49.1%）、妇产科（44.2%）和大内科（37.4%）分列其后。如今，全国三级医院的无休息日门诊、无假日门诊趋于常态化。

（3）医生群体的身心健康状况明显低于其他医务人员水平

57.4%的医生称自己时常感到"身体疲劳、不适"，19.6%的人更是称"几乎一直有"，二者合计77.0%，明显高出护士（66.3%）、医技人员（57.0%）和管理人员（52.5%）的水平。医生群体中有焦虑症状的占64.4%，护士群体占54.7%，高于医技人员（47.4%）和管理人员（44.0%）的水平。急诊科医生中分别有22.9%和16.7%的人感到一直处于焦虑或强迫症症状之中，比其他临床科室高出6个百分点以上。拥挤的就诊人流、嘈杂的诊疗环境，让门诊医生头昏脑涨，身心疲惫。有的急诊科医生会不自觉地将这些郁闷发泄到家人身上，事后又很懊悔，如此反复就加重了抑郁症状。

8.2.2 分级医疗不畅、身兼数职、医患关系紧张成为主因

（1）分级医疗不畅，医保患者直接涌向公立二三级医院

当问及当前本院实施分级诊疗时碰到的主要困难时，被调查医生认为，排在前两位的分别是"上下转诊渠道不畅"（58.3%）和"基层诊疗能力不足"（49.6%）。而且，患者愿意到基层康复治疗的比例还不高。当医生建议患者转诊到基层进行康复治疗时，

27.7% 的患者明确表示反对，21.3% 的人说不清。两成（19.1%）的患者称，即便在病情允许的情况下，也不会选择在社区首诊。新一轮医改极大地激发了广大患者的就医需求，但基层医疗机构首诊尚未普遍落实，上下转诊不畅，新增的病患大部分涌向了公立二三级医院，而基层医疗卫生机构所占比重下降。

（2）医生整日忙碌于教学、科研和管理工作，忽视了自身的身心健康

调查显示，40.0% 的医生参与了科研，48.0% 参与了教学，26.8% 参与了管理。年龄在 45 岁及以上的医生中，48.0% 参与了科研，35～44 岁的占 49.4%，25 岁以下的仅占 20.9%。三甲医院 54.8% 的医生参与了科研，而县人民医院和民营医院仅为 13.3% 和 8.5%。大内科和大外科的医生中，参与科研的比例分别为 51.1% 和 46.3%，排在首位。被调查的三级医院中，半数以上为医学院的教学医院，这些繁重的教学、科研任务分担到医生头上。

（3）医患关系紧张，人身安全得不到保障，加重了医生的心理负担

71.5% 的医生称当前我国医患关系紧张，仅 5.2% 感到和谐。72.2% 的医生称过去一年内遭受过患方"语言侮辱"，而 5 年前为 68.7%；18.2% 的医生过去一年内遭受 5 次及以上的辱骂；11.4% 的医生在过去一年内与患方发生过肢体冲突。医患关系紧张加剧了医生们的工作压力和心理负担。那些称医患关系紧张的人中，67.2% 人感到焦虑，而那些称医患关系和谐的人中，41.0% 的人感到焦虑；那些称医患关系紧张的人中，42.5% 的人感到抑郁；那些称医患关系和谐的人中，23.0% 的人感到抑郁。那些没有遭受患者语言辱骂的医生中，48.7% 的人感到焦虑；而那些遭受患者辱骂 3 次及以上的医生中，80.2% 的人感到焦虑。伤医事件给受伤害的医护人员造成的身体、精神、心理创伤无法在短时间内消除。

8.2.3 合理分流患者，试行带薪休假，切实保障医务人员人身安全

（1）把推进分级诊疗作为公立医院改革的一项重要考核内容，形成有序就医格局

深化公立医院改革与落实分级诊疗制度并重，加速构建紧密型医联体，促进大医院患者向基层的合理分流，有效减轻大医院工作负荷。开展公立二级医院试点转型，带动基层医疗卫生机构服务能力的提高，引导患者分层就医。加强部门领导，明确卫生健康行政管理部门职责，严格对照，考核评价各地分级诊疗试点是否达到《国务院办公厅关于推进分级诊疗制度建设的指导意见》中规定的建设目标。

（2）公立医院要探索智慧医疗模式，推行强制性带薪休假制度

二三级医院充分利用以"互联网 +"为代表的智慧医疗，开展网上预约、远程医疗，改进智能化就诊流程，引导分类就诊，实施弹性排班，因地制宜，减轻一线医护人员的工作负担和工作压力。参照《劳动法》《劳动合同法》和《职工带薪年休假条例》，出台强制带薪休假制度，明确规定休假天数和请假流程，各级工会要发挥对带薪休假制度实施的监督和保障职能。

（3）完善社会治理体系，保障医护人员人身安全，促进患者文明就医

建立医警联动机制和应对恶性伤医事件的应急预案，扩大医师责任保险的覆盖面，建立非医疗过失引发的医疗损害社会补偿制度，相对统一《医疗事故处理条例》与《民法通则》《侵权责任法》中有关纠纷赔偿指导标准及最高赔偿标准。加大社会宣传力度，

普及广大患者及家属医学知识和素养，倡导全社会尊重健康守护人，促进文明就医。

（执笔人：张新庆　严首春　赵　群　郭舒婕）

8.3　专报3：正视医患矛盾，加强宣传引导，落实分级诊疗

2016 年习近平总书记在全国卫生与健康大会上明确提出，分级诊疗制度是五项基本医疗卫生制度之首，是今后医改中最重要的工作。分级诊疗制度有望让人民群众获得连续、高效、公平、可及的医疗服务，形成科学合理的就医格局。然而，当前这项惠及千百万家庭的民生工程的政策效应尚未显现出来，各地探索不一，成效也与预期相距甚远。

8.3.1　试点地区稳步推进分级诊疗，发扬了首创精神，政策效应开始显现

（1）各地积极开展分级诊疗试点，家庭医生签约服务有序推进

截至 2017 年年底，全国 31 个省市和新疆生产建设兵团均已印发分级诊疗相关文件，并启动分级诊疗工作，超过八成地级市开展试点、五成县（区）启动了分级诊疗试点。分级诊疗政策在试点地区平稳落地，稳步推进。不少地方通过提高基层医疗机构"新农合"和"城镇居民医保"报销比例、减免转入卫生院的康复治疗起付费等引导性政策，吸引群众到基层首诊，建立合理的就医格局和秩序。各地积极探索家庭医生签约服务模式。广东省家庭医生签约服务实行分类签约、有偿签约、差别化签约；上海市实行"1+1+1"的签约模式。截至 2017 年 11 月底，全国 95% 以上的城市开展了家庭医生签约服务工作，超过 5 亿人有了家庭医生。

（2）八成医务人员不反对本院参与构建医联体，五成以上的患者愿意社区首诊或下转基层康复

2017 年 4 月，国办发布《加强医疗联合体建设和发展的指导意见》以后，各省市均启动多种形式的医联体建设试点，明确了推进医联体建设的工作方案、时间表和路线图。2018 年年初，南京市 48 家核心医院与各区级医院及 140 多家社区卫生服务中心联手医联体真"联"起；北京在全市 16 个区县已经建立了 58 个医联体。分级诊疗的实施加速了紧密型医联体的构建，并赢得了广大医务人员的理解和支持。在被调查的公立二三级综合医院医务人员中，九成（89.9%）赞同本院参与构建区域医疗联合体。医务人员称，本院参与区域内医联体最有可能实现的排在前两位的目标分别是："促进医疗资源共享"（73.9%）、"促进双向转诊"（63.1%）。三分之二的患者在病情允许情况下，会选择社区首诊，五成患者愿意下转到社区康复。区域不同类型医疗机构之间的医疗资源优化整合，信息共享，激发基层医疗机构活力，让全科医师和社区居民看到加强基层诊疗的信心，基层硬件也能够发挥作用。

（3）二三级公立医院下转患者占比增加，县域内就诊率超过八成，但分级诊疗政策效果仍需时间检验

国家卫健委的统计数据表明，各省市正在积极推进分级诊疗，现已见实效。2017年上半年，全国医疗机构下转患者 239.6 万例次，高于 2016 年全年水平；三级、二

级公立医院转往基层医疗卫生机构住院的病人占比由 2016 年的 0.6%、0.5%，增长至 0.9%、0.7%，下转患者的通道逐渐顺畅。2017 年上半年，全国县域内就诊率达 82.5%，较 2016 年末增长 2.1 个百分点；高血压、糖尿病患者规范化诊疗和管理率持续上升。医疗机构功能定位逐渐明晰，下转患者数量有所增加，城市医院门诊量增速放缓。不过，从 5 年数据对比分析看，全国新增总诊疗人次仍是主要涌向各级医院，优质资源并未下沉基层，双向转诊的格局尚未真正形成。2012 年全国基层医疗卫生机构接诊 43.4 亿人次，而 2017 年 1～11 月却下降到了 39.7 亿人次。80.5% 的医务人员称，本院参与区域内医联体无法有效"遏制大医院扩张"。分级诊疗政策实施有难度，其政策效果仍需要时间检验。

8.3.2 受多重因素的限制，分级诊疗尚未达到预期效果

（1）"上下转诊渠道不畅"和"基层诊疗能力不足"是限制分级诊疗的主因

在医务人员看来，当前本院实施分级诊疗时碰到的主要困难，排在前三位的分别是"上下转诊渠道不畅"（57.1%）、"病人不配合"（50.1%）和"基层诊疗能力不足"（49.1%）。当前，我国没有统一的标准化医疗数据统计规范，不同医院的软件系统各自为政，数据不能互联互通，导致了大量的数据孤岛和信息烟囱的存在，由此加剧了上下转诊渠道不畅。九成（90.8%）的患者称在选择就诊医院时，自己首要考虑的因素是"医生水平高"；而选择"硬件条件好"（48.1%）、"收费合理"（42.5%）和"服务态度好"（39.8%）名列其后；"就医环境优劣"（25.3%）、"报销比例高低"（16.2%）并不是患者就医选择的优先考虑因素。患者不认可基层医生，社区首诊、双向转诊难以落到实处。

（2）半数患者愿意选择社区康复或基层首诊，学历、从业身份等影响意愿选择

当问及上级医生建议患者转诊到基层进行康复治疗时，51.0% 的患者表示自己愿意；明确表示反对的占 27.7%，21.3% 的患者说不清。学历越低，越愿意下转到基层进行康复治疗；高中学历的人中 56.1% 愿意，而大学及以上学历的人中，则降低到45.3%。干部身份的患者下转到基层康复治疗的意愿最低（42.7%）。三分之二（67.7%）的患者称，在病情允许的情况下，自己会选择在社区首诊，两成（19.1%）明确表示反对，13.1% 的人选择说不清。学历越高越倾向于不选择社区首诊。干部身份的患者选择基层首诊的意愿最低，为 62.0%。干部身份的患者明确表示不会选择社区首诊的为29.1%，高出农民 14 个百分点。拥有职工医保的患者表示不会选择社区首诊的比例最高，高出拥有新农合医保的患者 7 个百分点。

（3）不同医疗机构之间利益冲突明显，制度因素制约分层诊疗体系运转

医院与基层医疗机构不是"一家人"，而是各自独立的不同利益主体，医院为了自身的经济利益自然不愿将"有利可图"的病人转出。访谈中还发现，部分大医院医生更希望将一些"压床"的慢性病患者、术后患者、康复期病人转回社区，提高医院的床位周转率。当前大医院与基层医疗机构之间在隶属关系和利益分配上尚未明了，很难建立合理、有效的双向转诊激励和约束机制，医联体也很难真正做到位。虽然基层医院康复治疗的费用比大医院低但有住院总额限制，一旦超出限额，基层医院还要承担亏损，导致基层不敢接，导致了基层向上级医院转诊患者较多，但下转病人较少。

（4）不足两成患者了解国家正在推行的分级诊疗制度

调查显示，仅18.4%的患者称自己了解目前国家推行的分级诊疗政策，而不了解的人占46.6%，35.0%的人不置可否。这说明大部分患者对分级诊疗政策了解不够。女性患者比男性患者更了解分级诊疗政策。具有大学及以上学历的患者中，24.6%称自己了解分级诊疗政策，高于大专及以下学历者的水平。干部身份的患者中，31.6%的人了解分级诊疗政策。在身份为农民的患者中，59.8%称自己不了解国家的分级诊疗政策，而干部身份的患者中仅占32.2%。访谈中发现，因分级诊疗政策并没有强制执行，造成病人感到影响不大，也就不太了解了。

8.3.3 明确基层机构功能定位，加大宣传力度，加速推进分级诊疗

（1）加快建立紧密型医联体，推进家庭医生签约服务全覆盖，用制度和机制保障"大医院舍得放，基层接得住"

把分级诊疗制度特别是紧密型医联体和家庭医生签约服务列为地方政府主持的民生工程，把落实情况作为重点考核指标纳入各级政府和各行政职能部门的考核范围。限制本地区大医院扩张的势头，理顺医联体内部不同医疗机构之间的利益分配机制。尽量避免采用行政手段强组医联体，防止以行政命令来替代科学管理。卫健委要加强监督和指导，促进各地在2020年基本实现家庭医生签约服务制度的全覆盖，严格查处"签而不约""为签而签"现象。

（2）创新基层全科医生制度和机制，基层诊疗服务能力要与分级诊疗总体要求相匹配

社区基层医疗机构要兼顾公共卫生服务功能和诊疗服务的平衡。基层医疗机构诊疗范围应随着疾病谱的变化，而做出动态调整。赋予基层医疗机构充分的经营自主权，形成"优胜劣汰、多劳多得"的人事薪酬制度，留住优秀全科医生，打造出合格、称职的家庭医生团队。切实提高基层医疗机构的院长管理能力，探索实行基层院长职业化、年薪制。建立单独的全科医生职称评价制度，定向评价、定向使用。完善全科医生培养教育体系，正规医学院校培养的全科医生要入基层编制，保障收入待遇，充分发挥专长，扎根基层。

（3）加大分级诊疗宣传力度，让"患者情愿去"

注意收集医联体建设和家庭医生签约服务的典型经验，并加强总结提炼和宣传推广，发挥典型示范的带动和引领作用，为分级诊疗政策落实营造良好的社会环境。各级卫生健康行政部门要以接地气的语言将分级诊疗的理念和做法传递给人民群众，赢得认可与支持。增加中国科协医疗站点，发挥桥梁作用，及时反映医务人员心声，及时上报分级诊疗实践中的问题。

（执笔人：张新庆 李传俊 蒋 辉 姜 岳）

8.4　专报 4：落实主体责任，有效遏制医学论文造假行为

2017 年 4 月，德国施普林格（Springer）出版集团旗下的《肿瘤生物学》杂志撤回了 107 篇来自中国作者的论文，撤稿的直接原因是编造审稿人及同行评审意见，我国相关部委在彻查处理中还发现了购买论文、剽窃或篡改等不端行为。在国际范围内，这样大规模地针对同一个国家的撤稿现象实属罕见，严重损害了国家科学形象，涉及 500 多名医护人员的论文造假也令国人震惊。滋生医务人员论文造假的不良学术风气到了必须尽快扭转的时候了。

8.4.1　医学科研不端行为并不少见

（1）超过三成的医务人员称周围同行中有剽窃、捏造或篡改行为

19.7% 称周围同事存在"捏造"现象，医生群体中为 28.5%；高级职称者中，30.4% 称周围有捏造现象，高于初级职称者（12.3%）和中级职称者（22.5%）。15.6% 称周围同事存在篡改行为，而医生群体中占 23.4%。12.1% 的医务人员称周围同事存在着"虚假同行评议"。访谈中还发现，一些在职读研的青年医生为了按期毕业而从第三方中介购买科研数据或论文，让导师背黑锅，严重影响学校及导师声誉。

（2）实际的科研不端行为或许更为严重

全国医务人员状况调查结果显示，医务人员的年龄越大、学历越高，技术职称越高，认为周围人存在学术不端行为的比例越高。参与科研活动的医务人员中，称周围同事有学术不端行为的比例明显高于没有参与科研的人员的比例。34.3% 称周围同事存在抄袭，而没有参与科研的人中占 15.5%；称周围同事有篡改数据和捏造的比例分别为 21.4% 和 27.7%，而没有参与科研的人中，分别为 12.7% 和 15.5%。考虑到虚假同行评议和数据篡改相对隐蔽，不易为周围同事察觉，也许实际情况比被调查者的估计还要严峻。

8.4.2　规范知识匮乏、诚信意识淡薄和评价方式不当滋生医学科研不端行为

（1）仅一成医务人员充分了解科研诚信规范知识，竟有三成同情学术不端行为者

第四次全国科技工作者状况调查结果显示，9.4% 的人称自己对科研道德和学术规范的知识了解较多，42.5% 的人称了解一些，48.1% 了解较少或基本不了解。13.9% 的医生称自己比较了解科研诚信规范，其他医务人员中仅为 5.3%；18.5% 的医生称自己基本不了解，其他医务人员中更是达到 24.7%。总体上，医务人员主动获取科研诚信知识的意愿不高。2017 年原国家卫生计生委彻查处理 107 篇论文撤稿事件时也发现，多数医疗机构并没有组织本院职工认真学习原国家卫生计生委于 2014 年发布的《医学科研诚信和相关行为规范》、中国科协于 2015 年发布的《发表学术论文"五不准"》等文件。57.8% 的医务人员称导致学术不端行为的主因是诚信意识缺失。

（2）高额 SCI 论文奖励诱发医务人员的急功近利心态

访谈发现：医院高调重奖在国际知名刊物发表的 SCI 论文，医疗机构通常会依据

影响因子分值高低奖励数千元、数万元不同额度的经济奖励。虽说高额的论文发表奖励并不能保证医务人员负责任地发表高水平论文，但重赏之下必有勇夫，助长了相当多医疗机构和医务人员的急功近利心态，乃至学术不端行为。此外，医务人员旺盛的论文发表需求，更是形成了论文修改、买卖、投稿的灰色市场。这些都对科研不端行为具有诱导性，造成强调了论文的商品属性，而忽视了其研究属性。

（3）当前职称及绩效评定机制诱导科研不端行为滋生

医务人员的技术职称评定和年度业绩考评中，绩效评价和考评机制不健全，半数医务人员称"临床工作能力"未得到优先考虑。63.0%称"评价考评机制偏颇"是诱发学术不端行为的首因，在医生群体中则高达72.6%。三甲医院医务人员中，61.8%归咎为评价考评机制偏颇，高出其他类型医院10多个百分点。中高级职称人员中，分别有68.4%和68.4%认为"评价考评机制偏颇"，而初级职称人员中为55.6%。参与科研的医务人员中，71.7%称评价考评机制偏颇，高出没有参与科研的医务人员13个百分点。54.5%的医务人员称，在本院职称考评中"临床工作能力"指标未得到优先考虑，而在医生群体中则达到65.0%。

（4）主体责任意识缺失，调查处理科研学术不端的措施不力

全国医务人员从业状况调查显示，33.5%称主体责任意识缺乏是导致学术不端的主因；44.8%称"处罚力度小"是主因。在中高级技术职称的医务人员中，均有超过五成的人称处罚力度小，而初级职称中也占到三分之一。医疗机构在科研课题申报材料审查、论文投稿等方面的把关不严。第四次全国科技工作者状况调查结果显示，仅有16.0%的被调查医务人员称自己知道周围有学术不端行为的人受到了一定程度的处罚。医疗机构主体责任意识缺失，科研诚信宣传教育不够，处理学术不端行为机制不健全，处罚力度不足，从而让不少人产生了侥幸心理。

8.4.3 落实主体责任，有效遏制医务人员论文造假现象的滋生蔓延

（1）国家卫健委尽快出台《医学科研诚信与不端行为处理办法》，加强科研诚信宣传教育和督导检查

2014年原国家卫生计生委出台的《医学科研诚信和相关行为规范》仅是一个规范性文件，没有明确学术不端行为的查处和处理条款，建议国家卫健委尽快出台《医学科研诚信与不端行为处理办法》，并以委主任令的形式发布，提高医学科研诚信建设的法律位阶。该办法要明确科研人员、机构和卫生行政部门的主体责任，明确学术不端行为的处罚条款。与此同时，国家卫健委和各级地方卫生主管部门要加强对各级医疗机构的科研诚信宣传教育的督导检查。

（2）国家卫健委会同科技部、教育部加强不端行为查处的联动机制建设

针对本次107篇撤稿事件彻查处理中出现的共性问题，在医学科研评价体系、职称评定标准、科研基金管理等涉及体制和机制问题上，制定新政策或补充完善现有政策举措。部委层面建立专业化的科研诚信管理部门，为科研诚信教育、科研不端政策制定、调查、处罚等提供咨询与指导，促进不同部委对于科研诚信、学术不端行为在概念内涵与外延达成共识，不同部门的科研诚信评价标准和查处学术不端行为的尺度要相对统一。

（3）落实医疗机构的主体责任，分类评价，各行其职

落实医疗机构主体责任的建立，医疗机构应将论文投稿前审核登记制度、学术不端行为举报和查处制度、署名排名公示、期刊杂志社查重、课题申报前查新作为科研诚信的守门人，期刊应当建立规范、透明、高效的工作制度，对送审论文的真实性、同行评议专家的真实性进行审查。技术职称考评中要避免唯论文、唯课题经费的考核标准，铲除学术不端行为的制度土壤。

（执笔人：张新庆 李红英 蒋 辉）

8.5 专报 5：医务人员婚恋和家庭生活困惑不容忽视

占全国科技人力资源总量八分之一的医务工作者也有追求美好家庭生活的愿望和权利，但繁重的工作负荷、相对封闭的交往圈让不少医护人员难以兼顾工作与家庭，找理想伴侣不易，家庭生活满意度一般，众多因素限定了医务人员实现美满婚恋和幸福家庭生活的愿望。

8.5.1 医务人员婚恋家庭生活基本状况

（1）25～34 岁的人中近三成未婚，近七成女性未婚者感到找伴侣不易

调查显示，医务人员中未婚者占 24.1%，已婚者占 73.6%，离异者占 1.9%，其他为 0.4%。未婚的医务人员中，男性占 18.1%，女性为 26.6%；未婚医生和护士分别为 18.9% 和 30.4%。年龄在 25 岁以下的医务人员中，九成未婚；年龄在 25 岁至 34 岁的人中，仍有 28.3% 的人未婚。在未婚医务人员中，64.8% 称找婚恋对象困难。69.0% 未婚女性医务人员认为找到伴侣不容易，高于男性的比例。70.3% 未婚的麻醉科医生认为找伴侣不容易，管理科室的未婚人员中占 42.6%。这与传统观念相悖。只有 5.4% 的未婚医务人员认为找婚恋对象容易。

（2）三成医生的配偶仍是医生，但不足一成护士的配偶是医生

调查显示，已婚医务人员中，其配偶为医务人员占 34.8%，其中配偶为医生的占比 19.2%，护士为 8.1%，其他占 7.5%。已婚医生群体中，其配偶仍为医生的占 29.7%，配偶是护士的占 10.2%，配偶为其他医务人员的占 6.1%。也就是说，46.0% 的医生选择了同行为配偶。护士群体中，其配偶为医生的占 9.7%，6.2% 为护士，5.8% 选择了其他医务人员，而 78.3% 的配偶不是同行。在配偶是医务人员的人中，50.1% 对家庭生活感到满意；而配偶是非医务人员的人中，42.1% 对家庭生活感到满意。夫妻双方都为医生的人中，36.4% 的人对家庭生活满意。

（3）近五成已婚医务人员对家庭生活感到满意，家庭生活满意程度与收入状况密切相关

男性已婚医务人员对家庭生活感到满意的占 42.0%，低于女性的 50.8%；男性对家庭生活感到不满意占 18.8%，高于女性的 9.9%。调查显示，学历越高，对家庭生活感到满意的比例越低。大专及以下学历者中，52.9% 对家庭生活感到满意，本科学历者中占 48.2%，而研究生学历者中占 43.5%。技术职称越高，对家庭生活的满意度越高。初

级职称者中，48.4% 对家庭生活感到满意，高级职称者中为 53.6%。管理科室医务人员对家庭生活感到满意的比例最高，为 58.9%，急诊科仅有 42.5% 对家庭生活感到满意。调查显示，月收入影响已婚医务人员生活满意度。月均收入在 2000 元及以下的已婚医务人员中，43.2% 对家庭生活感到满意，月均收入在 2000 至 4000 的人中为 45.2%，月均收入在 6000 至 8000 的人中占 46.7%，而月均收入在 8000 元以上的人中占 55.9%。

8.5.2 职业性质影响医务人员的婚恋家庭生活

（1）"人际交往圈小"和"工作性质"是找恋爱对象难的首因

调查发现，25 岁以下未婚者占 88.7%，年龄在 25～34 岁仍然未婚的占了近三成（28.3%）。可见，35 岁以下医务人员未婚比例较高。75.1% 未婚医务人员称"人际交往圈小"是限制找到理想伴侣最大的因素，其次为"工作性质"（63.9%）和"工作强度大"（59.0%），随后是"收入水平"（37.8%），而其他影响因素"兴趣爱好"（29.3%）、"家庭状况"（19.7%）、"受教育周期"（14.2%）均不超过三成。另外，医护人员日均工作时间长、倒班制及高度紧张的工作性质，挤占了谈恋爱的时间。

（2）工作性质与强度是影响家庭生活满意度的关键因素

83.5% 医务人员称影响已婚医务人员家庭生活满意度的关键因素是"工作性质与强度"，51.7% 的医务人员选择"经济安排"，50.5% 的医务人员选择"老人和子女安排"。实地考察发现，北京协和医院大外科的骨干医生每周都有两三天为手术日，至少两天出门诊，还要带研究生，做科研，周末又忙于学术交流和讲座。其他影响家庭生活满意度的因素还有夫妻交流（33.9%）、业余爱好（29.8%）、性格相容性（22.8%）、家庭成员间关系（21%），性生活（4%）对于医务人员的家庭生活满意度影响不大。

（3）工作困难和压力影响身心健康和家庭生活

工作中的困难和压力会减少个体生活满意度。工作的环境及氛围会影响个体工作以外的生活，定期衡量工作压力对于个体的影响，能够更好地促进个体工作效率的提高。此次调查发现，医务人员的婚恋和家庭生活状况会对其工作满意度、身心状况造成影响。调查发现，77.0% 的医生称时常或几乎一直感到"身体疲劳、不适"，护士为 66.3%；医生群体中有焦虑症状的占 64.4%，护士群体为 54.7%，医护人员的这两项指标均高出其他医务人员的水平。随着工作压力的增大，未婚医务人员结婚困难程度递增，已婚医务人员家庭生活满意度下降。那些感到工作压力大的未婚医务人员中，73.0% 感到结婚不容易，高于感到工作压力小的人（44.8%）。在感到工作压力大的已婚医务人员中，44.0% 对自己的婚姻感到满意，而 67.0% 感到工作压力小的人会有同感，二者相差 23 个百分点。

8.5.3 缓解工作—家庭冲突，关爱女性医护人员，构建健康家庭

（1）关心女性医护人员的婚恋和家庭生活，采取措施解决实际困难

各级科协和工会组织要深入了解当前我国女性医护人员的婚姻和家庭状况，针对困扰恋爱和婚姻家庭的诸多现实因素制定针对性的应对策略，如扩大女性医护人员的社会交往圈，对本院双职工家庭提供特殊照顾措施等。组织丰富多彩的文体活动，例如读书会、体育运动社团、学术沙龙等。医院管理者在推进人事制度改革的过程中，

要考虑到其可能对婚姻家庭的影响考虑。

（2）把握好工作和家庭的平衡，解决医务人员的后顾之忧，提升工作满意度

工作压力、工作强度、工作性质是影响工作满意度的重要因素，而工作满意度对于婚姻家庭满意度起着关键的作用。制定合理的工作制度，在确保医院正常运行的情况下，减少工作以外的时间占用，最大限度地保证医务人员的个人生活质量，制定可行的考核指标和科学的薪酬分配制度。针对已婚医务人员的老人子女安排问题，医院应在能力范围内给予协助，如医院工会组织建立白天照护中心（照护婴幼儿、老人及假期孩子照护等），提升医务人员的满意度。

（3）加快制定医务人员相关的家庭政策体系和服务体系，推进健康家庭建设

国家卫健委要会同全国总工会、人力资源和社会保障部、民政部等部门，建立健全促进医务人员家庭和谐发展的政策体系和服务体系。卫生健康行政部门加大对困难医务人员家庭的扶助力度，注重支持家庭育儿及养老功能，努力改善家庭的健康状况和生活条件，不断增进医务人员家庭的福祉，促进家庭成员之间感情融洽、团结和睦以及夫妻感情融洽、相亲相爱，用科学的方法教育子女、处理家庭内部关系，将健康家庭建设纳入健康中国建设的总体规划。

（执笔人：林　玲　张新庆　王玉琼　张一红）

附件1：九省市医务人员从业状况调查表

受中国科协调研宣传部委托，中国医学科学院/北京协和医学院牵头开展了本次九省市45家医院问卷调查。通过了解新医改以来医务人员从业状况，为国家提供决策信息。调查是匿名和自愿的。问卷填写约十分钟，请在选项上打"√"。多数题目为单选或多选（已注明）。谢谢合作！

1. 个人信息

1.1　性别：　　　　①男　　　　　②女

1.2　年龄（岁）：
　　　①<25　　　②25～34　　　③35～44　　　④45～54　　　⑤>54

1.3　最高学历：
　　　①中专及以下　②大专　　　　③大本　　　　④硕士研究生　⑤博士研究生

1.4　技术职称：
　　　①初级　　　　②中级　　　　③副高级　　　④正高级　　　⑤未定级

1.5　技术职务类别：
　　　①医师　　　　②护士　　　　③医技/药剂人员　　　　④管理人员

1.6　月均收入（元）：
　　　①<2000　　　②2001～4000　③4001～6000　④6001～8000　⑤8001～10000
　　　⑥10001～12000　　　⑦>12000

1.7　医院类型：
　　　①省级综合医院　　　　　②市（区）级综合医院　　　③县人民医院
　　　④中医医院　　　　　　　⑤民营医院

1.8　医院级别：
　　　①三甲　　　　②三乙　　　　③二甲　　　　④二乙　　　　⑤未定级

1.9　所在科室：
　　　①大内科　　　②大外科　　　③妇产科　　　④儿科　　　　⑤急诊
　　　⑥麻醉科　　　⑦其他临床科室　　　　　　⑧医技/药剂科室
　　　⑨管理科室

1.10　用工性质：　①在编　　　　②非在编

1.11　所在省市：
　　　①北京　　　②辽宁　　　　③河南　　　　④陕西　　　　⑤宁夏
　　　⑥四川　　　⑦广西　　　　⑧江苏　　　　⑨广东

2. 工作生活与身心健康

2.1 您日均<u>工作时间</u>（小时）：
①＜8　　　②8　　　③9　　　④10　　　⑤＞10

2.2 同现有工作量相比，本科室医务<u>人员</u>配备状况：
①短缺　　　②适当　　　③超编

2.3 您是否参与了下列<u>工作</u>？（多选）
①科研　　　②教学　　　③管理　　　④外院会诊
⑤多点执业　　⑥无

2.4 您感受到的<u>工作压力</u>有多大：
①很小　　　②小　　　③一般　　　④大　　　⑤很大

2.5 您认为，医护人员开展科研工作时碰到的<u>突出问题</u>有哪些？（选3项）
①临床业务繁重　　　　　　②科研与临床脱节
③缺乏研究团队　　　　　　④缺乏科研能力
⑤缺乏科研兴趣　　　　　　⑥缺少科研经费
⑦报销程序烦琐　　　　　　⑧其他（注：＿＿＿＿）

2.6 当前，您在工作中面临的最主要<u>压力源</u>是什么：（选3项）
①担心医疗差错　　　　②担心患者投诉　　　　③收入待遇低
④加班、夜班　　　　　⑤前途渺茫　　　　　　⑥健康损害
⑦同事关系紧张　　　　⑧工作负荷大
⑨知识技能缺乏　　　　⑩其他（注：＿＿＿＿）

2.7 您的<u>婚姻状况</u>：
①未婚　　　②已婚　　　③离异　　　④其他

2.7.1 若选①（未婚），您觉得找对象困难吗？
①很容易　　②容易　　③一般　　④不容易　　⑤很不容易

2.7.2 若选①（未婚），限制您找到理想伴侣的因素主要有哪些？（选3项）
①工作强度　②工作性质　③兴趣爱好　④人际交往圈
⑤家庭状况　⑥受教育周期
⑦收入水平　⑧其他（注：＿＿＿＿）

2.7.3 若选②（已婚），配偶职业类型：
①医生　　　②护士　　　③其他医务人员　　　④非医务人员

2.7.4 若选②（已婚），您对自己的家庭生活状况满意程度如何？
①非常不满意　　　　②不满意　　　　　③一般
④满意　　　　　　　⑤非常满意

2.7.5 若选②（已婚），影响您家庭生活的主要因素有哪些？（选3项）
①工作性质与强度　　②业余爱好　　　　③夫妻交流
④性格相容性　　　　⑤性生活
⑥家庭成员间关系　　⑦老人和子女问题
⑧经济安排　　　　　⑨其他（注：＿＿＿＿）

2.8 过去一个月内，您出现"<u>身体疲劳、不适</u>"等症状的程度：

①几乎没有 ②少有 ③常有 ④几乎一直有

2.9 过去一个月内，您出现"<u>易紧张、神经过敏、心神不定或烦躁</u>"症状的程度：

①几乎没有 ②少有 ③常有 ④几乎一直有

2.10 过去一个月内，您出现"<u>力不从心、难决定或需反复检查</u>"等症状的程度：

①几乎没有 ②少有 ③常有 ④几乎一直有

2.11 过去一个月内，您出现"<u>苦闷、兴趣减退，悲观或易哭泣</u>"等症状的程度：

①几乎没有 ②少有 ③常有 ④几乎一直有

3. 工作满意度与职业发展

3.1 您对当前工作岗位的<u>总体满意度</u>如何？

①非常不满意 ②不满意

③一般 ④满意 ⑤非常满意

3.2 您的<u>薪酬</u>（包括工资和奖金）与<u>工作付出</u>之间的关系如何？

①付出大于收入 ②收入与付出相符

③付出小于收入

3.3 您觉得技术职称晋升公平性如何：

①不公平 ②无意见 ③公平

3.4 若有<u>再次择业</u>机会，您还会选择当前职业吗？

①不会 ②会 ③说不清

3.5 您是否希望自己的子女学医：

①不会 ②会 ③说不清

3.6 您对当前<u>职业</u>的评价是：

①神圣 ②有价值 ③谋生手段 ④职业低下

3.7 在执业中，您的合法<u>权益</u>得到保障的状况：

①差 ②一般 ③好

3.8 医院是否为您提供了<u>继续教育</u>方面的便利：

①未提供 ②提供

3.9 在未来几年内，您在<u>职业发展</u>上的首要选择是什么？（选3项）

①无具体安排 ②考取专业证书

③进修或读学位 ④参与科研

⑤提高操作技能 ⑥提高人文素质

⑦其他（注：_____）

3.10 本科室"需要的人进不来，富余的人流不出"现象是否严重：

①是 ②否

3.11 国家应逐步取消公立医院的人事编制：

①是 ②否 ③说不好

3.12 您认为，当前本院青年医生最应加强下列哪些方面的**职业素养培育**？（选3项）
　①医学基础知识　　　　　　②临床技能
　③沟通技能　　　　　　　　④专业价值、态度、行为和伦理
　⑤人群健康和卫生体系　　　⑥信息管理
　⑦批判性思维和研究

4. 医患关系与职业操守

4.1 您觉得当前的**医患关系**：
　①很紧张　　②紧张　　　③一般　　　④和谐　　　⑤很和谐

4.2 患者对您的**信任程度**如何：
　①很不信任　②不信任　　③一般　　　④很信任　　⑤信任

4.3 去年，您遭受患方"**语言侮辱**"的次数：
　①0　　　　②1~2　　　③3~4　　　④>4

4.4 去年，患方与您发生"**肢体冲突**"的次数：
　①0　　　　②1~2　　　③>3

4.5 您认为，因**医方**原因而造成的医患关系紧张突出表现在：（选3项）
　①医患沟通不畅　　　　　　②多开药或多检查
　③漏诊、误诊　　　　　　　④医学局限性
　⑤服务态度差　　　　　　　⑥工作压力大
　⑦其他（注：_____）

4.6 从医方角度看，导致医患**沟通**不畅的主要原因是什么？（选3项）
　①专科局限性　　　　　　　②病情危急或复杂多变
　③疗效不确定　　　　　　　④沟通意识缺乏
　⑤沟通能力不足　　　　　　⑥沟通时间不够
　⑦防备患者的心理过重　　　⑧其他（注：_____）

4.7 当患者坚持要做在医生看来没有必要的核磁共振时，医生会不会为患者开出检查单？
　①会　　　　②会，但我会告诉他，自己并不愿这样做　　　③不会

4.8 当医患之间发生利益冲突时，通常谁的利益会被放在首位：
　①患者利益　　②医院利益　　③个人利益

4.9 设想一名危重病人急需手术抢救，患者家属充分知情但仍拒绝在同意书上**签字**，您觉得，此时的主治医生首先应该做的是什么？
　①立即做手术　　　　　　　②放弃做手术，采取保守治疗
　③做好术前准备等待指示　　④其他（注：_____）

4.10 您认为，妥善解决医患纠纷的最佳方法是：
　①医患协商　　②诉讼　　　③第三方调解
　④行政调解　　⑤其他（注：_____）

4.11 您周围的同事是否存在下列学术不端行为？（多选）
　①捏造　　　②篡改　　　③抄袭　　　④虚构同行评审意见　⑤无

4.12 我国医学不端行为屡禁不止的根本原因是什么？（选3项）

①诚信意识淡薄　　　　　②处罚力度小

③期刊评审不严　　　　　④评价考评机制偏颇

⑤中介机构的诱导　　　　⑥SCI论文奖励

⑦医院责任未落实　　　　⑧其他（注：_____）

4.13 在本院职称考评中，"临床工作能力"指标是否得到了优先考虑？

①是　　　　　　②否

4.14 您认为本院在哪些方面的文化建设做得比较好？（多选）

①精神文化　　②行为文化　　③制度文化　　④物质文化　　⑤以上皆不选

4.15 当前，贵医院文化建设中存在的突出问题是：（选2项）

①价值导向不明　　　　　②流于形式

③资金投入少　　　　　　④领导不重视

⑤其他（注：_____）

5. 新医改与从业环境

5.1 当前我国医疗执业环境的总体状况：

①很差　　　　②差　　　　③一般　　　　④好　　　　⑤很好

5.2 媒体舆论对医务人员形象带来负面影响的程度

①无　　　　　②偶尔　　　③有时　　　　④总是

5.3 大众媒体报道医疗纠纷事件时偏袒患方的程度

①无　　　　　②偶尔　　　③有时　　　　④总是

5.4 您觉得，新一轮深化医改"保基本、强基层和建机制"目标的实现程度如何：

①未实现　　　②部分实现　　③实现　　　　④说不清

5.5 您对目前我国实施的公立医院改革效果满意吗？

①非常不满意　②不满意　　　③一般　　　　④满意　　　⑤非常满意

5.6 您觉得，本院实施分级诊疗制度所碰到的主要困难是：（选3项）

①担心病源流失　　　　　②病人不配合

③上下转诊渠道不畅　　　④机构间利益不好分配

⑤医保政策缺乏引导　　　⑥基层诊疗能力不足

⑦监管不力　　　　　　　⑧其他（注：_____）

5.7 您觉得，限制本院医生多点执业的突出因素有哪些？（选3项）

①机构间责、权、利分配不明确　　　　②医院不支持

③诊疗科目与注册的执业范围不一致　　④医疗质量安全隐患

⑤难以提供连续性服务　　　　　　　　⑥工作负荷大

⑦其他（注：_____）

5.8 您对本院参与构建区域医联体的态度：

①不赞同　　　②部分赞成　　③基本赞同

5.9 您觉得，本院参与区域内医联体最有可能实现下列哪些目标?（选 3 项）

①遏制大医院扩张 　　　　②促进双向转诊

③提供连续性分工合作 　　④促进医疗资源共享

⑤提高资源使用效率 　　　⑥促进人才合理流动

⑦实现预防为主、医防结合 　⑧其他（注：_____ ）

5.10 在医联体建设过程中，政府的职责应聚焦在哪些方面发挥作用?（多选）

①确立建设标准 　　　　　②制定运行规范

③完善考核考评机制 　　　④推动医疗、医保、医药联动

⑤增加财政投入 　　　　　⑥加强信息化建设

⑦其他（注：_____ ）

5.11 当前，您最关注下列哪些医疗卫生主题词?（选 3 项）

①健康中国 　②社会办医 　③分级诊疗 　④医联体 　⑤医事服务费

⑥多点执业 　⑦药品零差价 　⑧三医联动 　⑨其他（注：_____ ）

5.12 您对改善医院从业条件和从业环境有何建议：

_____

_____

_____

谢谢您的参与!

附件2：九省市患友问卷调查表

受中国科协调研宣传部委托，中国医学科学院／北京协和医学院牵头开展了本次九省市问卷调查，了解您的就医感受及对医护人员从业状况的认知，为国家深化医改提供决策参考。调查是匿名和自愿的。问卷填写需十分钟，请按要求打"√"。谢谢合作！

1. 个人信息

1.1 性别：
①男　　　　　②女

1.2 年龄（岁）：
① <25　　　　② 25～34　　　③ 35～44　　　④ 45～54　　　⑤ >54

1.3 最高学历：
①初中及以下　②高中／中专　③大专　　　　④大学及以上

1.4 职业类型：
①工人　　　　②农民　　　　③干部　　　　④职员　　　　⑤自由职业者
⑥学生　　　　⑦其他

1.5 医保状况：
①职工医保　　②城镇居民医保　　　③新农合
④商业保险　　⑤无

1.6 就诊医院类型：
①三级综合　　②二级综合　　③中医医院
④民营医院　　⑤基层医疗机构

1.7 患者类型：
①住院病人　　②门诊病人　　③急诊病人　　④出院病人
⑤患者家属　　⑥其他

1.8 您就诊的医院所在省市：
①北京　　　　②辽宁　　　　③河南　　　　④陕西　　　　⑤宁夏
⑥四川　　　　⑦广西　　　　⑧江苏　　　　⑨广东　　　　⑩其他

2. 就医感受

2.1 您对本次就医过程的总体满意度如何：
①很不满意　　②不满意　　③一般　　　④满意　　　⑤很满意

2.2　在就诊中，医生是否做到解释病情并用心倾听：
　　　①是　　　　　②否　　　　　③未留意

2.3　当您对诊疗服务过程或结果不满意时，您会采取怎样的应对措施：（多选）
　　　①沉默　　　　　②与医方沟通　③投诉
　　　④媒体曝光　　　⑤医闹　　　　⑥其他

2.4　您是否怀疑医生让自己做了不该做的检查项目：
　　　①否　　　　　②是　　　　　③说不清

2.5　您是否怀疑医生让自己吃了不该吃的药：
　　　①否　　　　　②是　　　　　③说不清

2.6　患病后，您是否出现下列心理变化：（多选）
　　　①恐惧　　　　②焦虑　　　　③怀疑　　　　④自责
　　　⑤攻击　　　　⑥孤独　　　　⑦以上皆不选

2.7　您对"医生"职业的评价是：
　　　①神圣　　　　②有价值　　　③谋生手段　　④职业低下

2.8　您认为，医务人员的劳动价值是否被低估：
　　　①是　　　　　②否　　　　　③说不清

2.9　您会让自己的子女学医吗：
　　　①会　　　　　②不会　　　　③说不清

2.10　在选择就诊医院时，您首要考虑的因素是：（限 3 项以内）
　　　①交通便利　　②硬件设备好　③医生水平高　④收费合理
　　　⑤报销比例高　⑥服务态度好　⑦就医环境好　⑧其他

3. 医患关系

3.1　您对当前医患关系的总体评价是：
　　　①很紧张　　　②紧张　　　　③一般　　　　④和谐　　　　⑤很和谐

3.2　您对医护人员的信任程度是：
　　　①很不信任　　②不信任　　　③一般　　　　④信任　　　　⑤很信任

3.3　您认为，因患方原因而导致医患关系紧张的主要原因是：（选 3 项）
　　　①与医方沟通不畅　　　　　②对医护人员的态度和行为不满
　　　③不信任医护人员　　　　　④疗效不尽如人意
　　　⑤患者不合理的就诊要求　　⑥不熟悉医院标识、诊疗流程
　　　⑦医疗费用超出承受能力　　⑧其他（注：_____）

3.4　您认为，导致患者与医生沟通不畅的主要原因是什么？（选 3 项）
　　　①专科局限性　　　　　　　②病情危急或复杂多变
　　　③疗效不确定　　　　　　　④医生的沟通意识缺乏
　　　⑤医生的沟通能力不足　　　⑥沟通时间不够
　　　⑦防备患者心理过重　　　　⑧其他（注：_____）

3.5 您认为，妥善解决<u>医患纠纷</u>的最佳方法是：
①医患协商　　②诉讼　　　　③第三方调解
④行政调解　　⑤其他（注：＿＿＿＿＿）

3.6 当患者坚持要求医生开不必要的检查时，医生该不该这样做：
①应该　　　　②不应该

3.7 当患者与医生之间发生了实际的<u>利益冲突</u>时，谁的利益被放在了首位？
①患者利益　　②医院利益　　③医生利益

3.8 设想一名危重病人急需手术抢救，患者家属虽然充分知情但仍担心会有不确定风险或伤害发生，仍<u>拒绝</u>在同意书上<u>签字</u>，此时的主治医生该怎么办？
①立即做手术　　　　　　②放弃做手术，采取保守治疗
③做好术前准备等待指示　④其他

4. 医改评价

4.1 当前我国<u>执业环境</u>的总体状况：
①很差　　②差　　③一般　　④好　　⑤很好

4.2 <u>媒体舆论</u>对医务人员形象带来了什么影响？
①无　　②正面　　③负面　　④说不清

4.3 <u>媒体报道</u>医疗纠纷事件时的态度？
①不偏不倚　　②偏袒患方　　③偏袒医务人员　　④说不清

4.4 您是否了解目前国家推行的分级诊疗政策？
①很不了解　　②不了解　　③一般　　④了解　　⑤很了解

4.5 新一轮深化医改"<u>保基本、强基层和建机制</u>"的目标已经基本实现，您是否赞同以上说法？
①很赞同　　②赞同　　③一般　　④不赞同　　⑤很不赞同

4.6 您觉得，当前我国"看病难、看病贵"问题是否得到有效缓解：
①是　　②否　　③说不清

4.7 假若医生建议您转诊到基层进行康复治疗，您是否愿意：
①愿意　　②不愿意　　③说不清

4.8 您是否愿意与家庭医生建立稳定的契约服务关系：
①愿意　　②不愿意　　③说不清

4.9 在病情允许的情况下，您是否会选择在社区首诊：
①会　　②不会　　③说不好

4.10 您对医疗机构改进医疗服务态度、条件和环境等方面还有哪些建议或意见？

＿＿＿＿＿＿＿＿＿＿＿＿＿＿＿＿＿＿＿＿＿＿＿＿＿＿＿＿＿＿＿

＿＿＿＿＿＿＿＿＿＿＿＿＿＿＿＿＿＿＿＿＿＿＿＿＿＿＿＿＿＿＿

谢谢您的参与！

附件3：医务人员从业状况调查类论文发表一览

1. 医务人员从业总体状况

[1] 张新庆，王洪奇，陈晓阳. 中国医务工作者从业状况调查［J］. 科技导报 2009，18：118-119.

2. 工作压力与身心健康

[1] 涂玲，张新庆，任南，彭红. 我国医务工作者的心理健康现状、问题和对策［J］. 医学与哲学，2009，30（7）：44-46.

[2] 涂玲，张新庆，李映兰. 我国护士群体身心健康现状及分析［J］. 医学与哲学（人文社会医学版），2012，33（6）：51-53，73.

[3] 张新庆. 医生职业压力纵深比较［J］. 中国医院院长杂志，2014（7）：47-49.

[4] 张新庆. 医生心里有点儿苦［J］. 中国卫生，2014，346（6）：34-37.

[5] 赵琪，马晶，张新庆，等. 我国医护人员执业满意度及身心健康状况调查［J］. 中华医院管理杂志，2016，32（6）：438-440.

3. 工作满意度

[1] 周湘涛，杨同卫，张新庆. 城市社区医务人员工作满意度调查分析［J］. 中国卫生政策研究，2009，11（2）：34-36.

[2] 张新庆，王志杰，李红英. 全国80家医疗机构工作满意度差异性分析［J］. 中国医院管理，2010，34（4）：34-35

[3] 王丽，赵海燕，张新庆. 十省市护士工作满意度状况及诱因分析［J］. 中华护理教育，2011，1：560-562

[4] 王丽，张新庆，李恩昌，李超. 我国45家医院医务人员工作满意度状况调查［J］. 医学与社会 2014，12，87-89.

[5] 林玲，李恩昌，张新庆，廖巍. 全国九省市医务人员职业忠诚度状况调查及分析［J］. 中国卫生事业与管理，2015，321（3）：233-236.

[6] 林玲，李红英，张新庆. 九省45家医院医务人员薪酬公平感状况及诱因分析［J］. 中国医院管理，2015，35（1）：26-27.

4. 医患关系

[1] 李翟懿，王志杰，张新庆，刘雪莹. 暴力侵犯医生权利现状的原因分析［J］. 中国医学伦理学 2009（5）：103-105.

［2］Xinqing Zhang and Margaret Sleeboom-Faulkner. Tensions between Medical Professionals and Patientsin Mainland China［J］. *Cambridge Quarterly of Healthcare Ethics*，2011，20（3）：458-65.

［3］赫艳杰，张新庆，兰礼吉. 八省市护患关系紧张状况、诱因与对策［J］. 中国医学伦理学，2011，24（6）：740-742，754.

［4］张新庆. 医患紧张存在认知差异［J］. 中国医院院长杂志，2013，11：54-65.

［5］林玲，张新庆，陈虹. 温岭杀医案的伦理反思［J］. 现代医院管理，2014，12（4）：2-5.

［6］张新庆，刘延锦，涂玲，胡燕. 当前我国医患关系紧张状况总体评价［J］. 现代医院管理，2014，12（4）：6-9.

［7］王丽，袁钟，李红英，张新庆. 我国医患关系紧张的诱因与对策［J］. 现代医院管理，2014，12（4）：10-13.

［8］王亮，李梅君，张新庆. 王志杰. 暴力侮辱伤医状况的调查分析［J］. 医学与哲学，2014，35（9A）：47-49，73.

［9］高文慧，张新庆，李闪闪，李红英和蒋辉. 九省市45家医院临床科室医务人员对医患关系紧张状况的认知分析［J］. 东南大学学报（哲学社会科学版），2018，20（4）：124-129.

［10］Ru Jian Jonathan Teoh，Lu Fang，Xinqing Zhang. Workplace violence against healthcare professionals in China：A content analysis of media reports［J］. *Indian J Med Ethics*，Published online on February 20, 2019. DOI：10. 20529/IJME.2019.006.

5. 人才队伍建设

［1］张新庆. 是什么限制了护士的职业发展［N］. 健康报，2011-08-08.

［2］张新庆. 护士长的能力究竟怎么样［N］. 健康报，2011-10-17.

［3］李恩昌，张新庆，曹作华. 我国护士群体论文发表状况、问题与对策［J］. 中国医学伦理学，2011，24（4）：438-441.

［4］杨翠兰，张新庆. 我国科室护士长队伍建设中问题与对策［J］. 中国护理管理杂志，2011，11（8）：56-58.

［5］向丽娟，胡亚东，兰礼吉和张新庆. 护士专业素质状况的调查分析［J］. 医学与哲学2012，33（7A）：57-59.

［6］张新庆. 中国护士短缺状况调查［J］. 澳门镜湖护理杂志，2012，3.

［7］张新庆，高文慧，韩跃红. 我国医院人才队伍建设的现状、问题与对策［J］. 现代医院管理，2015，13（4）：2-5.

［8］张一红，张新庆，王丽. 我国医务人员才能发挥状况不佳的诱因与对策［J］. 现代医院管理，2015，13（4）：6-9.

［9］郭海燕，谷蓓蓓，张新庆. 徐静姿. 住院医师规范化培训中的问题与对策［J］. 现代医院管理，2015，13（4）：10-12.

6.医改与医疗执业环境

［1］张新庆，陈虹，刘大钺，谢文，刘秋生．十家民营医院执业环境不佳的诱因分析［J］．中国卫生政策研究，2009，2（10）：40-448．

［2］张新庆，陆莉娜，袁玉兰．北京市民营医疗机构发展状况调查与对策分析［J］．中国医院 2010，14（4）：40-42．

［3］张新庆．论医护合作［J］．昆明理工大学学报，2013，13（4）：1-5．

［4］张新庆．分级诊疗：医患各自怎么看？［J］．中国卫生，2014，350（10）：38-41．

［5］张新庆．破除以药补医的阻力与信心［J］．中国卫生，2014，351（11）：34-36．

［6］张新庆，赵琪，马晶等．我国医务人员对改善医疗服务行动计划的认知与参与情况调查［J］．中华医院管理杂志，2016，32（6）：419-422．

［7］李闪闪，张新庆．分级诊疗制度蕴含的知情选择伦理价值［J］．中国医学伦理学，2019，2：263-267．

［8］张新庆．促进"健康公平"须不忘初心［J］．中国卫生，2019（3）：40．

7.医学人文

［1］杨同卫，张新庆．我国护士职业价值观调查分析［J］．经济视角，2010（22）：45-47．

［2］张新庆，杨莉，韩跃红．医德建设要抓住要害，以人为本：基于对十省市医德状况调查的分析．刘俊荣、张强和翟晓梅主编，当代生命伦理的争鸣与探讨［M］．北京：中央编译出版社，2010：332-342．

［3］ZHNAG Xinqing. Reflection on Family Consent: Based on a Pregnant Death in a Beijing Hospital［J］. *Developing World Bioethics*, 2012, 12（3）: 164-168.

［4］李京儒，张新庆，刘奇，李闪闪．中国医务人员对不必要核磁共振检查需求的态度及影响因素分析［J］．科技导报，2018，36（2）：13-19．

附件4：常用术语中英文对照

卫生人力　health workforce

医生　physician

住院医师　residency

护士　nurse

医技人员　laboratory health worker

药剂人员　pharmaceutical personnel

卫生政策制定者　health policy maker

工作满意　job satisfaction

薪酬　salary

补偿　compensation

付出与回报不平衡　effort-reward imbalance

压力　stress

工作压力　work stress

工作负荷　workload

工作超时　working overtime

带薪休假　no loss of income during vacation

工作家庭冲突　work-home conflict

倦怠　burnout

职业倦怠　professional burnout

负面影响　negative effect

职业忠诚度　professional commitment

离职　absenteeism

离职意向　turnover intention

工作自主性　job autonomy

专业自主性　professional autonomy

尊重　respect

机密　confidentiality

知情同意　informed consent

隐私　privacy

专业精神　professionalism

医疗　medical care

护理　nursing

患者　patient

患者需要　patient need

患者满意度　patient satisfaction

患病经历　patients' experiences

患者期望　patients' expectations

事业成功　career success

事业发展　career development

动机　motivation

信念　belief

职业社会化　professional socialization

医学教育　medical education

住院医师培训　residency training

道德承诺　moral commitment

道德职责　moral duty

胜任力　competency

领导　leadership

社会责任　social responsibility

medical careers and career intentions

医患关系　physician-patient relationship

医患纠纷　medical dispute

医疗差错　medical error

医疗过失　medical malpractice

医疗疏忽　medical negligence

工作场所暴力　workplace violence

暴力发生率　prevalence of violence
　　　　　　incidence of violence

口头和躯体暴力　verbal and physical abuse

公立医院　public hospital

民营医院　private hospital

急诊室　emergency department

重症监护室　Intensive Care Unit（ICU）

医院治理　hospital governance

医院工作环境　hospital work environment

医疗体制　health care system

医疗体制改革　health care system reform

媒体　media

组织文化　organization culture

领导行为　leadership behaviors

组织承诺　organizational commitment

工作条件　working conditions

社会化媒体　social media

全球化网络　global networks

中华医学会　Chinese Medical Association

美国医学会　America Medical Association